U0314124

献给

黎宗琦女士

统计百家丛书

陆守曾文集

陆守曾 著

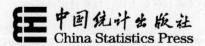 中国统计出版社
China Statistics Press

图书在版编目(CIP)数据

陆守曾文集 / 陆守曾著. —— 北京：中国统计出版
社，2016.11

ISBN 978—7—5037—8034—9

Ⅰ.①陆… Ⅱ.①陆… Ⅲ.①医学统计—文集②卫生
统计—文集 Ⅳ.①R195.1—53

中国版本图书馆 CIP 数据核字(2016)第 255022 号

陆守曾文集

作　　者/陆守曾
责任编辑/杨映霜
封面设计/张　冰
出版发行/中国统计出版社
通信地址/北京市丰台区西三环南路甲 6 号　邮政编码/100073
电　　话/邮购(010)63376909　书店(010)68783171
网　　址/http://www.zgtjcbs.com/
印　　刷/河北鑫宏源印刷包装有限责任公司
经　　销/新华书店
开　　本/710×1000mm　1/16
字　　数/310 千字
印　　张/19
版　　别/2016 年 11 月第 1 版
版　　次/2016 年 11 月第 1 次印刷
定　　价/49.00 元

编辑说明

改革开放以来，我社每年都有一些统计论著问世，这些统计论著的出版，为我国的统计理论建设作出了积极贡献，取得了良好的社会效益。但是，由于这些统计论著一直是每年分散出版，再加上时间的因素，使得这些富有思想性的论著不利于读者的系统收藏和整理。为了改变这种状况，我们特设置"统计百家丛书"，专门收集出版统计论著方面的优秀著作，以使这些统计优秀著作以一种整体形象出现，形成规模，这样既便于读者阅读和使用，又便于系统保存，为后来者留下系统的参考图书。这是我们编辑出版"统计百家丛书"的第一个目的。

任何事业的兴旺发达都与它的理论发展与创新密不可分，从这个意义上说，统计事业的兴旺发达，也有赖于统计理论的发展与创新。发展与创新是新世纪赋予我们的历史责任，作为为统计事业服务的出版者，我们自觉负有促进统计理论繁荣、培育统计理论研究人才的责任。所以，"统计百家丛书"是为繁荣我国的统计理论建设而创立的，它的宗旨就是为我国广大的有志于统计理论研究的人员提供一个言论的舞台。一切热爱统计事业、并为统计事业的发展刻苦思考、不断探索的有志之士，都有可能把自己的一家之言在这个舞台上公之于众。这是我们编辑出版"统计百家丛书"的第二个目的。

我们不谋求"统计百家丛书"中的每一本论著都能高屋建瓴，或者是鸿篇巨制，但是，我们可以保证，在"统计百家丛书"中，每一本都是作者热爱统计事业，并为统计事业而艰苦努力的呕心沥血的拳拳之作。它们或者是对改进统计方法的创新性探讨，或者是对改革统计制度的大胆直言，或者是两者兼而有之。无论如何，它们所有的内容都将见证中国统计事业的进步与发展，并为中国的统计事业留下宝贵的理论财富。这是我们编辑出版"统计百家丛书"的第三个目的。

如果"统计百家丛书"得到了您的喜爱，并使您开卷有益的话，那么，我们的第四个目的就达到了。希望更多的人来关注"统计百家丛书"！

"统计百家丛书"编辑部

前 言

　　我选择医学统计学为终身事业，已经 64 年。当初，毅然的决定有什么机缘？有什么原因？后来，又有什么条件使我始终执着不懈？就以对这方面的回忆作为本《文集》的"前言"吧。

　　（一）1952 年初的某一天，南京，在原中央大学医学院公共卫生科的一间小会议室里，郭祖超教授为我们 5 名公共卫生专业本科生讲授医学统计学。这个会议室中央放着一张长条桌，我们 5 个人被指定分坐两侧，郭教授站在条桌的一头，他后面横立着一块大约 2 米 ×1 米的黑板。在我们背后，各摆开一排杂样的凳子或椅子，已经端坐着十余位旁听者；尽管在我们身边还有好几把与长条桌配套的椅子空着，却无人来坐，可能是在旁听者和我们学生之间有一条无形的"线"，他们不便越过。郭教授说的第一段话大意是：这门课程专为这 5 位学生开设，共 120 学时，其中包括课堂实习；你们可以在课中提问，但必须在我讲完一个段落时。各位旁听者就不要提问了，不能影响他们的学习。接着，郭教授开讲了。我意想不到的是，就从这一刻起，我竟然完全被斯人、斯时、斯地的一切深深地、牢牢地吸引住，被带进一个从未见识过的、妙不可言的境界。这就是我此生第一次聆听名师讲授医学统计学。如今已过去 64 年，我实实地未曾离开本专业半步！同时，郭祖超教授当然就成为我最崇敬的恩师，在我毕生的事业中，他始终引领、激励、推动我前行。回顾这段往事，那是我刚刚步入大学四年级下学期，正彷徨于今后的出路乃至一生志向的关键时刻。这个突然降临的幸运一下拨开了我眼前的迷雾，我义无反顾地全心投入医学统计学事业中。

　　（二）在上世纪 50 年代初，医学统计学是个冷门学科，难见其发展前景，我却对它如此痴迷，有两个原因：一是我本钟爱数学。原以为进了医学院，就事实上了断了同它的亲密，虽不舍，也只能割爱。而医学统计学的出现，不但使数学这个"尤物"又回归到我身边，而且拥有这份强势的助力，更增添了我投入本专业的信心。二是医学统计学的特殊魅力吸引了我。嗣后随着学习的步步深入，我逐渐"触摸"到它的真谛：既抽象又具体；既严格又灵活；既深邃又显而易见；既是客观存在，又包含主观判断；等等。在医学领域近百个学科当中，医学统计学没有生物学的形态和功能，也不能用来治病，

1

尤如一门"另类",却正中我的喜爱。

（三）在医学领域，如果有人想用一用医学统计学，来帮助自己完成所从事专业的某项科研或其他工作，那么，看点书，或听点相关的课，一般就可以解决了。但是，如果要选择它作为长期从事的专业，那是有条件的。几个？两个半。第一，喜欢它。只要细心体验，统计数据是有"灵性"的。它们的出现和分布既有变异性，又有特异性；抽样误差作为随机现象，看似毫无章法，其实始终遵循着某种规律。经常与这样的对象为伴，观察它，欣赏它，摆弄它，分析它，从中提炼出信息，寻找其规律，再作出判断，当然就充满乐趣。第二，有悟性。医学统计学面向的是医学范畴的问题，又同时遵循统计学原理，它把两者结合而形成自己的"个性"。从业者必须靠自己的悟性和努力来理解它，各人的结果可能是不同的，别人难以帮助。有人虽然十分喜爱本专业，也确实下过苦功，但最终遗憾地未得其门而入。第三，在应用领域拥有一个或几个项目，认准其科学价值，投入进去，锲而不舍，数年或数十年，取得成果。我曾有机会以医学统计学的优势投入地方病研究、中西医结合研究、解放军卫生工作研究，每个项目均达数年或数十年，并取得了一些成果；此外，还涉猎过体育统计、教育统计等方面的项目。然而，由于项目众多，看似琳琅满目，实则杂乱无序，又互不关联，亦并非我之初衷。须知在当年，囿于历史原因，个人自主选择项目的空间极为有限，大多是被授予什么任务，就完成什么项目。因此，从业者如果由于主观或客观上的原因，在这方面未能如愿以偿，也仍然可以在本学科达到较高的造诣。所以，这只能算得上"半个条件"，亦仅是我的建议而已。

我已进入耄耋之年，在风云变幻的几十年里，有幸始终沐浴在我酷爱专业的光耀之中，不断汲取到知识的精髓。我愿把所历、所为、所思、所悟奉献予同行学者，尤其是青年学者。

本"文集"收录了本人1955～2012年间发表的论文、综述、学术研讨、科普文章、短篇、杂文共48篇。请读者批评、指正。由于时间跨越半个多世纪，早期文章中一些专业名词与现在不一样，例如："显著性测验"对应于"假设检验"，"有显著性"对应于"有统计学意义"，"全体"即"总体"，"团体设计"即"平行组设计"，"变异数分析"即"方差分析"，"典型抽样"即"分层抽样"等。为了真实反映当时学术界的传承和通用状况，本次编辑出版时保持了原样，未做任何修改。

我衷心感谢陈峰教授和他的优秀团队为本"文集"的出版所做的一切！感谢肖静、荀鹏程二位老师的支持和帮助！

陆守曾谨识

2016年4月30日于南通

目 录

1 实验设计中关于统计方面的几个问题

由于研究工作的开展,对研究中有关统计资料的处理方法也就逐渐感到需要。无论从实验的设计、资料的收集、整理和分析以致一张表的设计和一幅图的绘制等若能适当地采用一些必要的统计方法,对研究工作的计划、进行和所得结果的解释都是有益的,而统计方法在研究工作中的应用首先就在于实验设计方面。当然,有的研究工作是需要统计处理的,有些是不需要的,这里所讨论的实验设计以前者为限。至于采用各种实验设计所得结果的统计分析方法则不在本文讨论范围之内。

在需要统计处理的研究中运用了合理的实验设计将会有助于获得预期的效果,得出正确的结论;而由于设计方法的不周密或不合理,小则丧失一部分有用的知识,大则不能得到正确的结论以致损毁了全部实验而完全得不到结果。例如,有一个实验要比较一种间接的测定维生素丙的方法是否可代替标准测定法(二种)而得到同样正确的结果。我们从同一样品中取出同样的样本若干个,由甲、乙、丙三位实验者分别用二种标准方法与一种简捷方法各重复测定若干次以观察其区别与误差,安排如下:

实验者	方　　法	次　　数
甲	第一种标准测定法	1 2 3……N
乙	第二种标准测定法	1 2 3……N
丙	简 捷 测 定 法	1 2 3……N

以上排列表示实验者甲用第一种标准测定法重复操作 1,2,3,……至 N 次,实验者乙或丙亦各用第二种标准测定法或简捷测定法重复操作 N 次。如果简捷测定法所得到的维生素丙含量的平均数较之二种标准方法的结果相差很大(即在统计上相差显著),那么是否就可以认为简捷测定法不可靠呢? 这个结论还是值得商榷的。因为实验者甲、乙、丙三人的技术条件对三种测定方法各自起着不同的影响,因为没有二个人所得到的结果会完全相同,这种人为的因素渗进了实验的结果但未被区别开来,假定这三种方法的结果本来并无

真正的差别,仅由于实验者丙的技术水平较差以致结果不准确,这样就误把实验者之间技术水平的相差当作了简捷测定法和标准测定法之间的相差,其结论自然就不正确了。比较合理的实验设计应该这样安排:

方　　法	每次实验者						
	甲	乙	丙	甲	乙	丙	………………
第一种标准测定法	1	2	3	4	5	6	………………N
第二种标准测定法	1	2	3	4	5	6	………………N
简捷测定法	1	2	3	4	5	6	………………N

上面的排列表示实验者甲、乙、丙同时用三种方法操作并重复若干次,这样,实验者技术条件不一致的因素将同样加诸各种测定法并与各种方法间的相差分别开来,三种方法所得的结果也就真正能够代表他们的优劣了,如果简捷法一组所得的平均数和另二组之间的差别仍然很大(相差显著)则可以认为简捷法尚不甚可靠;而当三组结果一致(相差不显著)时即可认为简捷测定法与标准测定法所得结果并无甚出入而可以以之代替了,由此可见实验设计在研究工作中的重要。后一种设计方法是根据"随机区组"来的,下面第三节还要讨论。

现就需要统计处理的医学研究工作中有关小样本方面的实验设计提出以下四个问题以供参考,并请指正。

一、全体、样本与抽样方法

全体是研究的全部对象,而实际进行调查研究或实验室中观察的动物则往往只是这个全体中的一部分,也就是样本。真正的全体有时是完全假想的,例如研究一种新疗法的疗效,开始时只试用于极少数的病人,但其目的显然是要使这种新疗法适用于所有同样性质的病人,因此,这个假想中的全体便包括了所有接受这种新疗法治疗的全部病人(假使研究成功的话),像这样的全体是当时无法确定其数目的;另外也有可能确定的全体,例如调查某地钉螺体内日本血吸虫的自然感染百分比,这个真正的感染百分比是当时存在的,通过当地某一时间内对全部钉螺的调查是可以获得的,但在一定的人力、物力和时间的条件下,往往不易做到或并无必要,而通过对一定数量钉螺的调查同样可以得到在实用上有价值的数字(自然感染百分比)。至于象实验室中的小白鼠、蚊虫密度、人体的血像检查、饮水水质的检查等等则只是用样本来对全体作出若干推论了。既然对样本的研究是为了说明全体,那么在取样以前必须对希望了解的全体定出明确的界限,当样本被总结以后,研究者必须审慎地对实际被抽样的全体做出结论,而只有当所有样本能够代表全体,成为全体的一个"具体而微"的"缩影"时,这种结论才有价值。

为了使样本能够代表全体,取样时应遵循以下两个条件。

(1)对各个单位的选择应严格客观地进行,要排除任何成见,亦即按照随机的原则抽取。有些有经验的研究者,他对全体具有亲切的知识,他所选择的样本可能对全体作出良好的估计,但这种"抽样"的危险性远比机遇因素能自由作用者为大,因为这种主观的人为的选择往往易于产生偏性特别在变异度方面常较实际情形为小[1]。随机的意义在于避免偏性,而有偏性的样本是不适于代表全体的。如像在打靶实习时瞄准的方向都向着红心,但由于初学者的技术不熟练,子弹往往打在红心的四周,当射击许多次以后,可以见到弹痕是向各个方向散布开来而仍以红心作为中心趋势的,这就是一种无偏性的散布,虽然不是每次都中红心,但多次射击的弹痕仍可对红心的位置作出良好的估计。可是当枪筒本身不正时,则即使每次射击都瞄准的红心,而弹痕的散布必趋向于另一方向,这就是由枪筒不正所造成的"偏性",这时弹痕所围绕的便不是红心了,若用这些弹痕所围绕的中心来估计红心的位置便不会得到正确的结果。随机取得的样本(无偏性的样本)可以运用机率的原理以显著性测验或可信限等统计方法来阐明其结论的误差范围,而不是随机取得的样本则不能运用这些方法,其对全体估计的可靠程度自亦无法推测了。

(2)被抽样的单位应足够的多,这是要求样本的大小应该合宜,过小的样本是不能用来代表全体的。关于这一点在第二节中还要详细讨论。

常用的抽样方法有以下三种:

(1)随机抽样——被研究的单位是由整个全体中随机选出的,在这全体中的每一个单位都有同等被选取的机会。例如自然界蚊虫密度的估计和血液常规检查中的皮肤取血都应该是在随机状态下从全体中抽取的一小部分,这就是随机样本。但当捕蚊者技术水平相差悬殊时各种密度便不能作客观地比较,而取血时若已刺破皮肤再用力挤压所得的血液其检查结果也就不能完全代表全身血液的实际状况了,因为前者使每一蚊虫落到某一样本中的机会并不均等,而后者因血浆被挤出较多而使血液稀薄,这是在随机取样时所必须注意的。

(2)机械抽样——按照一定的机械的顺序抽取被调查的单位,而各单位的排列或散布必须与这种机械的顺序完全无关。常用的机械抽样有目次法和棋盘法。目次法例如某地调查日本血吸虫病的流行情况时将抽查村按户籍每一户抽查一户[2],因为公安部门的户籍顺序是与日本血吸虫病的流行无关的,这便使得到十分之一户口数的机械抽样的样本。棋盘法如血球计数,因为血球在计数盘上的散布是随机的,而盘上的方格则机械地割分,二者无关,这样也就得到了随机的样本。另如流行病调查中利用城市中的街道将地区划成方格,对于按机械方法规定的一定数目的方格内的区域则进行调查亦是棋盘法的例子。

(3)典型抽样(亦称分层抽样)——预先把被研究的全体分成若干典型组,然后再在各组内进行随机或机械抽样。例如调查某地蚊虫密度时,各蚊虫在城区和郊区的分布既不同,而野外树林和牛棚猪圈中各个时间的密度变化亦相当大,幼虫在稻田中的散布甚至中央和边缘亦不一致,这样,调查时就必须先对各种类型的地区分成组,再进行抽样,若需要一些地区作对照时亦应适当地选择。曾有人在实验"六六六"的杀虫效能时以城区作郊区的对照,这样的实验设计即使在喷洒"六六六"后郊区的蚊虫密度显示下降亦是不足以说明其功效的,因为失去了合理的比较,这是企图把不同质的两个样本的结果混淆在同一个全体内的设计方法,当然是极不合理的。

二、样本大小之确定及其条件

随机的抽样方法和样本的适当大小是保障样本代表性的两个重要条件。抽样方法不合宜则不易得到无偏性的样本,而过小的样本也同样不能对全体作出有价值的推论。例如有一个研究几种中草药镇咳作用的实验[3],该实验用猫 39 只分八组(包括对照组)进行,最多的一组用 11 只,最少的两组各仅一只。从统计上看,用一头动物的组是不能作出结论的(若是典型的一例,则为另一问题,它不属于统计处理的范围,但若实验时亦仅用一头动物亦无从决定其是否典型)。因为动物个体间的变动很大,实验中所产生的误差是不能从一头动物计算出来的,因而也就无法测定其可靠程度,故原文对仅用一只猫的实验组所作的结论是尚待商榷的。其实这个实验在设计时若每组(包括实验组)都用猫五只则总数为 40 只,只比原用之 39 只增加一只,但所得的结论要可靠的多了。可见合理地运用实验设计方法并不是一定要很高的条件,往往可以利用原来的仅有条件作若干适当安排就可能得到较好的效果。至于样本究竟要大到什么程度才合适,是否越大越好,这就必须对全体的变异(如标准差)先略有知识,否则关于样本大小的确切数字是无法凭空决定的,应参考过去文献所载,或由初步实验的结果提供若干资料方可据以作出合理的估计,常用的估计样本大小的方法如下:

(1)测量资料中样本大小的估计——有许多量数如身高、体重、胸围、身体表面积、体温、药物剂量、营养素含量、摄入热量等都是测量资料,另如呼吸次数、脉搏次数、血球计数、昆虫密度等都是计数的,一般来说其原始资料中没有小数,但这类资料的性质和特点都与测量资料相似,这些资料在一定同质的条件下都可以求平均数和标准差,处理方法亦相同,其样本大小的估计可用下式[4]:

$$N = \left(\frac{ts}{x}\right)^2$$

[t]为常态曲线下与一定机率相当之界限,若需使结果精确至95%则用t=1.96,精确至99%则用t=2.57,可参考常态曲线机率表[5],[s]为标准差,[x]为样本平均数与全体平均数间之差数,[N]即样本应有之大小。如某营养实验以鼠9头均先后饲以黄豆鸡蛋粉与全奶粉以测定各鼠每日钙之存留量[6],结果饲以全奶粉时钙之存留量平均数较饲以黄豆鸡蛋粉时多1.91毫克,标准差为4.78毫克,但经显著性测验结果并无显著差别,问若再进行同样实验时应将鼠增至几只? 用上式即得

$$N = \left(\frac{1.96 \times 4.78}{1.91}\right)^2 = 24.1$$

故应将鼠增至25只。此系个别的比较时样本大小的估计方法,若为团体间的比较则用下式(7)(第三节中对这二种实验设计方法将进一步讨论):

$$N = 2\left(\frac{ts}{x}\right)^2$$

[s]为二个样本合并之标准差,[N]系指每个样本的大小,余同前式。例如上述同一报告中用鼠两组进行,甲组12只,饲以黄豆鸡蛋粉;乙组9只,饲以全奶粉,均测定其每日氮之存留量。结果甲组所得平均数较乙组多20.82毫克,合并标准差为28.06毫克,经显著性测验后为不显著,但其结果中似有区别之趋势,不显著之产生可能因样本太小,用上式计算可得出二组之估计样本各应用14只鼠。算式为

$$N = 2\left(\frac{1.96 \times 28.06}{20.82}\right)^2 = 13.9$$

当仅知全距而不知标准差时可利用二者之关系估计标准差之近似值。下表中[N]系样本大小,[R/s]系全距与标准差比值之平均数。如过去文献所载调查我国二十一岁男子226人之体重[8],其全距为

$$73.5 - 44.0 = 29.5(公斤)$$

下表中相当于 $N=200$（因与 266 最接近）之 $R/s=5.5$，故

$$s=29.5/5.5=5.36（公斤）$$

即为该年龄男子体重标准差之估计值，从原始资料直接计算之标准差为 5.43 公斤，可见二者极接近。

全距与标准差之比值(1)

N	R/s	N	R/s
2	1.13	20	3.73
3	1.69	30	4.09
4	2.06	50	4.5
5	2.33	75	4.81
6	2.53	100	5.02
7	2.7	150	5.3
8	2.85	200	5.5
9	2.97	300	5.8
10	3.08	500	6.1
15	3.47	700	6.3

（2）计数资料中样本大小之估计——统计中另一类资料是计数的，例如康氏反应阳性与阴性人数，某病患者人数，某种疗法治疗后痊愈、进步、无效及死亡人数，药物试验中动物之死亡与生存头数，自然界中感染疟原虫之蚊虫等都属于计数资料，这类资料往往可以求出百分比（或千分比等），其样本大小的估计用下式：

$$N=\left(\frac{t}{p_1-p_2}\right)^2\left[p_1(1-p_1)+p_2(1-p_2)\right]$$

$[p_1]$ 与 $[p_2]$ 为两个样本各自的百分比（或千分比等），$[N]$ 为每个样本的大小，其他同前二式。例如某市 1953 年用血浆疗法试治流行性乙型脑炎患者 63 人，病死率 20.6%，同时用一般疗法治疗同样患者 58 人，病死率为 32.8%，但经显著性测验为不显著，原文谓"根据统计分析，不能证明血浆治疗在降低病死率上具有肯定的功效，两组间之差别因材料太少缺乏充分的依据，说明其并非由于机率使然，所以血浆的疗效有待于与其他各地区作比较或收集更多的资料再作进一步的分析。"[9] 如果问再作进一步的分析时至少应增加人数至若干为宜，则可将此项初步结果代入上式：

$$N = \left(\frac{1.96}{0.328 - 0.206}\right)^2 [0.328(1 - 0.328) + 0.206(1 - 0.206)] = 99.1$$

结果表示应将二种疗法之病例均至少增至 100 人。

（3）间杂性资料中样本大小之估计——一致性全体中样本越大可使误差越小，但在间杂性资料中则未必如此，此时应先行分组，然后再在各组中分别抽样。如果全体共有 35000 个单位，按其组成和变动可分为 3 组（见下表），问欲在此全体中抽取 1000 个单位的样本，各组应抽取多少？计算方法如下表（1），结果表示第 1, 2 和 3 组各应抽取 338, 519 和 143 个单位，得到共 1000 个单位的典型抽样的样本。

间杂性资料中样本大小之估计

分组	各组次数 K	标准差 σ	$K\sigma$	样本大小 $n = K\sigma(N/S)$
1	10000	13	130000	338
2	20000	10	200000	519
3	5000	11	55000	143
合计	35000	—	$s = 385000$	$N = 1000$

各组确实之变异未知时可用样本之估计值，若仅知各组间之比例而不知标准差时则可使 n 与相当之 k 成正比，虽其精确度不若上表，但已尽可能地利用了仅有的知识了。

三、实验设计方法

实验设计应根据需要与可能而选取适当的方法。兹举出以下六种设计方法供作参考。

（1）个别的比较——对同一个观察单位先后进行两次观察，而以两次记录的相差作为研究的结果。如在某种贫血症的疗效研究中可对治疗前与治疗后的血球计数作比较的观察，然后以其先后两次计数的相差求的平均值。另如试验某种药物短期间对蚊虫的杀灭能力亦可用各实验区施药先后的蚊虫密度之相差平均值作为衡量效果的数值（此时之观察单位是施药之各实验区）。这种对每一个单位先后作两次观察，而在第二次观察之前施以某种处理的实验设计，其优点是各单位在两次观察中其本身的各种条件大致相同，因此，一般说来其差数本身并未含有误差（但各差数之间仍然是有的），只要控制严密，记录正确完整，就可以得到比较可靠的结果。在选择观察单位时必须是同质的，各单位与实验结果有关的各种条件如年龄，性别，体重，健康状况或病情之轻重等必须尽量使之一致。二次观察记录差数之平均值可作"t值"测验（其全体平均值为零）。

与个别比较类似的方法是配对，因为有些实验是不可能对同一单位进行二次观察的。例如临床治疗中，一般是不能把二种疗法先后施于同一病人的，要比较这二种疗法何者为优可将病人按病情之轻重及其他有关条件配对。又如某些被实验的动物在一次实验后即牺牲。亦可按照窝别，性别，原始体重等配成每二只为一对。配对后可用黑白各半之玻球一袋，随机取出一球若为黑色则第一对中第一个动物予以甲种处理，第二个动物则予以乙种处理；放回玻球，在袋内彻底搅匀后再随机取出一球，如为白球则第二对中第一头动物予以乙种处理，而第二头动物予以甲种处理，如此继续进行至最后一对。若处理方法在二种以上时则各组动物应同样增加，袋内玻球种数亦同样增加（各种颜色之玻球数仍应相等）。这样，每一对（或组）中各动物的有关条件都控制地相似了，只是受到不同的处理而得到各自的结果。所以，用二个（或二个以上）动物的配对观察也可看作是同一个动物先后二次（或多次）观察的设计一样，其统计处理方法亦同。

（2）团体的比较——有些研究是不宜对每个个体作先后观察亦不应配对的。例如要研究青春发育期间男性和女性某些生理常数的变化，这时我们可以控制的因素是年龄，性别以及一般的健康状况等条件，但我们没有理由把张姓男子和李姓女子作为观察的配对，这是没有根据的。又如某种急型传染病的预防接种试验中，只要分成接种与对照二组，通过一个感染的时期之后各有一个发病率而比较其发病率。在测验两种药物对小白鼠的半数致死量时则各小白鼠按所用药物分成二组，各组均将得出一个半数致死量，此时比较的内容是两个半数致死量，这些都是集团的结果。实验设计时可将小白鼠按体重排列，而以装黑白各半之玻球一袋随机摸取一枚，若为黑色则第一鼠予以甲种处理，放回袋内，搅混后再取第二球，若为白色则第二鼠予以乙种处理（注意此处理随机摸球之方法与前面所用者不同），如此一直进行至最后一鼠，结果两组的组数不一定会完全相等，但两者也不会相去太远，因为黑白球出现的机遇是相等的，只是通过随机取样的方法有些偶然的差别罢了，而这种二组数目并不完全相等的设计并不妨碍实验的结果。这种统计处理在测量资料中可用两个样本平均值相差的"t值"检验法，多于二组时玻球种类亦应同样增加，各种球数仍相等，结果用变异数分析法处理之；计数资料可用χ^2（Chi—square）测验。

统计上还有用各种随机数目的方法来使抽样随机化，随机数目表及其使用方法可参阅专著(1)(10)。

（3）随机区组之实验设计——这种实验设计最初用在农业方面，先将土地分成若干"区组"，每个区组又都分成几个小区，同一区组内的各小区予以不同的处理，这样，只要同一区组内土壤的肥瘠条件相同，则各种处理的条件便易于控制的一致了。在医学研究中亦可用类似的设计方法，如将鼠十窝，每窝三头，再依其体重等有关标志按顺序排列起来，然后在一个袋内放入黑、白、红球各一枚，令黑色表示甲种处理，白色表示乙种处理，红色表示丙种处理，随机摸取一球，如为黑色则第一窝第一球予以甲种处理，黑球不放回，再在袋内摸出一球，若为红色则第一窝之第二鼠予以丙种处理，而该窝之第三鼠则予以乙种处理（注意此处理所用之随机抽样方法与以上两种均不相同），同样可决定第二窝各鼠之处理分配。这样的设计中，同窝的三头动物应尽量使其相似，全部实验的三十头动物亦应作可能的控制，至于同一窝内各鼠应得到何种处理则完全由随机方法决定。如此则每种处理所得到的条件就非常接近了。这里的窝就相当于上面的"区组"，而同一窝中的各鼠则与同一区组中的"小区"相当。实验结果用变异数分析法处理[1][4]，把全部变异（总变异）析为处理间，窝间和误差三部分，实验中除各种处理不同外，对于动物的窝别亦加以控制，而所得的误差也就不包括各窝间的差别在内，也就单纯的实验误差。

（4）拉丁方之实验设计——随机区组的设计还只控制了实验的一个方面（各小区间），而拉丁方的设计是控制了纵横二个方面的（相当于各区组间与各小区间，或上例各窝间与同窝之各鼠间），因此其设计就更为严密。例如四个实验者对四头动物进行四种处理时，先以随机方法决定实验者为甲、乙、丙及丁，动物为 I、II、III 及 IV 号、处理为 A、B、C 及 D 四种，则可排列如下：

	甲	乙	丙	丁
I	A	B	C	D
II	B	A	D	C
III	C	D	B	A
IV	D	C	A	B

各种处理在每横行和每直行都只出现一次，上面的排列表示实验者甲应对 I 号动物施行 A 种处理，对 II 号动物施行 B 种处理，对 III 号动物施行 C 种处理，对 IV 号动物施行 D 种处理，余可类推。这种设计使实验者和各动物均能接触各种处理，至于哪位实验者应对几号动物施行何种处理则由随机方法决定，主试者并无主观选择。拉丁方在统计处理时也用变异数分析法，而将全部变异析为实验者之间（各直行间），动物之间（各横列间），各处理间和误差四个部分，这样误差既不包括各实验者之间及各动物之间的变动，其数值——实

验误差自然会减小,若并无其他因素夹杂在内则误差一项便可认为纯由个体间所产生的变异了。

拉丁方实验设计的原则是使各种处理在每行每列中都只出现一次,且必定出现一次,而行与列的数目都必须和处理种类或观察次数相同(如上例实验者、动物数与处理种类均为四个),其式样则可以变化或调换,个数亦可以增多,兹列其一部分标准格式如下[10]:

4×4拉丁方:

```
A B C D        A B C D        A B C D
B C D A        B D A C        B A D C
C D A B        C A D B        C D A B
D A B C        D C B A        D C B A
```

5×5拉丁方:

```
A B C D E      A B C D E      A B C D E
B C D E A      B C A E D      B D A E C
C E B A D      C E D B A      C E D B A
D A E B C      D A E B C      D A E C B
E D A C B      E D B C A      E C B A D
```

(5)回转实验之设计——以二种处理施与二组动物(或其他实验单位)而轮回应用时称为回转实验。如对第一组各动物施以 A、B 二种不同的处理共四次,其顺序为 ABAB,则同时第二组各动物之处理顺序应为 BABA,这样在第一组各动物受到 A 种处理的同时,第二组各动物则受到 B 处理,反之亦然。这时假使在四次观察中由于其他偶然因素而产生对记录之影响,则这种影响将同样作用于 A、B 二种处理,而各在第一组或第二组发生之机遇也是完全相等的,设四次观察各在 I、II、III 及 IV 四个时期进行(各时期间隔应相等),则 A、B 二种处理施用之顺序可以排列如下:

	I	II	III	IV
第一组各动物	A	B	A	B
第二组各动物	B	A	B	A

设计时各动物之有关条件应使之相同,而二组动物数亦应相等,若每组只进行三次观察亦可排列如下:

10

	I	II	III
第一组各动物	A	B	A
第二组各动物	B	A	B

在不能对同一动物进行二次以上观察之实验可仿随机区组的方法在同一组内(相当于区组)将各动物分别观察(相当于小区),亦按顺序进行,其意义是相仿的。回转实验的结果可用单一自由度的方法处理,详细步骤不赘[1][4]。

(6)析因实验之设计——析因实验是二种药剂(或二种食品,二种方法等)在质与量的联系中用以测验二者质的差别和量的差别,如果其差别是显著的,则可进一步推断甲药剂相当于乙药剂的估计药力(或营养价值,效能等)而用百分比表示二者间的相对关系。例如某实验在测定标准大黄粉与大黄药剂的研究[11]中,对每对白鼠均先后施以二种药剂各三次,其剂量为80,40与20毫克/每对白鼠(设计中剂量之高低应成倍数关系),记录每对白鼠之湿粪数作为变量,先用单一自由度法测验所得湿粪数在施用标准大黄粉与大黄制剂后相差的显著性(即"质"间相差的显著性),继测各药剂高低剂量间相差之显著性(即"量"间相差的显著性),结果均为非常显著,表示二种区别之存在,再求其估计药力及其标准误,得164%±28%,表示标准大黄粉之药力平均约为该种大黄制剂之164%,而其95%概率之变动范围则在164%±(1.96)(28%),即109%－219%之间(计算方法过繁,可参考原著[11]及专著[4]第十三章全文)。

析因实验亦可用拉丁方之设计,处理方法仿此。

四、实验设计中应注意的事项

在实验设计中除了注意样本的随机抽样和足够的数量,并采用某些设计方法外,还应注意以下几个问题:

(1)在设计实验时即应同时考虑到最后的统计处理方法——不同的实验设计应用不同的统计方法处理,而一定的处理方法亦必须依据具有一定条件的资料方可进行。例如有一比较酒石酸锑钾加葡萄糖与不加葡萄糖时对小白鼠的毒性的试验,以其半数致死量(LD_{50})之相差是否显著以作结论,但在加葡萄糖组中所用各种剂量所得小白鼠之死亡百分比均大于50%,按LD_{50}必须当既有死亡在50%以上剂量亦有不及50%死亡百分比之剂量记录时方可求得,此处则无法估计该组之半数致死量究竟为若干,且此结果分析时该研究机构已迁移他处,一切有关实验室的设备,人员,动物,季节,气候等条件均有所变更,故亦不宜于再行补充其记录中之缺项,全部实验就因为设计时考虑未臻周密而得不出结论,共用小白鼠181头亦就白白牺牲了。可见实验设计时必须对资料的收集方法,记录内容和最后统计处理方法等预先作出通盘的计划,否则事后是难以补救或根本无法补救的。

(2)重视对照组——在研究工作中往往需要用对照组来作为实验组比较的标准,虽然"对照"的形式各有不同(如第三节中所介绍的各种设计方法所提及者),但其重要性是与实验组等同的,不重视对照组的结果往往使比较的标准失去其可靠性,实际上也就是降低了整个实验结果的说服力。例如某实验将小白鼠一批各接种日本血吸虫尾蚴五十条,然后注射锑剂治疗,经过一定时期后检视其体内之成虫数,另用小白鼠一头,注射同样数量尾蚴而不予锑剂治疗作为对照。但由于生物现象的个体变异很大,同样接种五十条尾蚴经过一段时间之后检视各动物体内的成虫数不会都是相等的,所以这里所用一只小白鼠的结果是不能作为比较的标准的(其标准误亦无法计算),实验组既然失去了对照,自难以确定其疗效如何了。在类似的实验设计中,最好使对照组与实验组所用动物数相等,至少亦应相去不远,因为要使实验的结果确实可靠,对照组与实验组是同样重要的。

(3)重视反面的证据——有些调查研究中常须提供反面的证据。例如某校发生类似食物中毒的大批病例,经调查后分析其患病者与某日午餐进食与否之关系如下:

	人数	患者	未患者
用午餐者	1092	572	520
未用午餐者	12	1	11

资料中当日午餐用膳人数中半数以上均发病,而未用午餐者12人仅一人发病,表示当日午餐可能与此次食物中毒有关,假若当日未用午餐的人数中发病亦达半数,则虽然用午餐的人中发病很多(正面证据),但由于未用膳的人中亦同样有不少病例发生,表示反面的证据不够,这样看不出"午餐"与"发病"二者的关系了,则中毒之来源亦未必来自午餐而可能是其他的来源了。此例中"用午餐者发病多"和"未用午餐者发病少"对于说明午餐可能即为中毒之来源一事是具有同等重要的意义的,可见调查研究中反面证据的重要。

(4)记录必须正确完整,粗略的资料或已经残缺的记录是不能以任何统计方法来弥补的——某校体格检查中进行体重测量,以公斤为单位,原始记录中已将小数进位或舍去,而在计算平均体重时用了三位小数,试问这些小数是哪里来的?显然是原始资料后面加了几个零计算出来的,既然真正的小数位已在记录中被取舍又怎能另外加上许多零呢?像这样的小数,至少末位小数是完全虚构的,要知道原始资料中未曾达到的精确度用任何统计方法也是不能得到的。另如某生理研究中测定了一批健康男子的身高和体重估计身体表面积之方程式,但被测者的实测项目如下(有"✓"者表示该项目经过测定):

	甲	乙	丙	丁	戊	已	庚	…………
身高	✓	✓	✓	✓	✓			…………
体重		✓	✓	✓	✓	✓		…………
身体表面积			✓	✓	✓		✓	…………

这里虽然每个项目都测量了五个人,但其中仅三个人有完整的记录,在计算时也就只能运用这三个人的资料进行了,而统计上是无法补救的。须知任何精巧的统计方法也决不可能补救在原始资料中已经缺乏的内容,统计方法的精确程度也必须与资料的精确性相适应,对过于粗略或残缺不全的原始资料即使采用最精细的统计分析方法其所得结果也难免是虚构的。合理地运用统计方法则可以从已有的原始资料中,把尽可能多的蕴藏着的有用的知识提炼出来,充实研究的结论,并推论其可靠程度。

参考资料

[1] G. W. Snedecor：Statistical. Methods, 4th. edition, The Iowa College Press, 1953.

[2] 南京市江浦区 1952 年冬季突击防治血吸虫工作总结(内部文件).

[3] 黄庆彰:中药的镇咳作用,中华医学杂志,11,849—852,1954.

[4] 郭祖超:数理统计学在医学研究中的应用,第四军医大学教学简讯,1,36 —41,2,67—76,1955(内部文件).

[5] 廖佐夫:统计学原理,时代出版社,1953.

[6] Reid, E., The calcium, Phosphorus, and nitrogen retention of rats on soybean-egg powder and whole milk powder diets. Chinese Journal of Physiology, 9. 4. 307—314, 1935.

[7] 郭祖超:医学与生物统计方法,正中,1948.

[8] Tsai, C. and wu, C. H., A statistical study of the vital capacity of senior middle school and college students, Chinese Journal of Physiology, 14, 1：95—116. 1939.

[9] 南京市 1953 年流行性乙型脑炎防治研究工作总结(内部文件).

[10] R. A. Fisher and F. Yates：Statistical Tables for Biological，Agriculture and Medical Research，4th. edition，Oliver and Boyd，1953.

[11] 楼之岑：植物性泻药的生物测定方法，药学学报，1，1，49—71，1953.

（《教学简讯》第三、四期合刊 1955 年 11 月 1 日）

2 长春市 1955 年和 1958 年男女性人口简略寿命表

我国建国十年来,在中国共产党的正确领导下,卫生保健事业同整个社会主义事业的飞跃发展一样,也取得了巨大的成就。表现在全国人民的生活在不断地改善,健康水平在不断地提高。寿命表包括着一些很重要的人口学指标,是反映居民健康状况的重要方法之一。本文提出长春市 1955 年和 1958 年男女性人口简略寿命表,作为该市居民健康水平在此时期内变化的确切的描述,并对主要指标的某些现象进行初步探讨。

资料和方法

本文编制 1955 年寿命表所需的人口数系采用长春市 1953 年人口普查资料和 1956 年年末户籍资料按下列公式计算的平均人口[1]

$$平均人口 = \frac{P_{x+n} - P_x}{\log P_{x+n} - \log P_x} \tag{1}$$

上式 P_x 为 x 年的人口数,P_{x+n} 为 $x+n$ 年的人口数,其商为自 x 年至 $x+n$ 年间的平均人口数。1955 年的死亡人口数系采用同年全年的。以上是所搜集到的可以用来计算该市 1955 年人口寿命表的仅有的三份资料,其中数字均根据有关部门的调整数作了修正,同其他地区同类资料对比的结果表明,所采用的数字是可靠的。1958 年的人口数系该市 1957 年年末和 1958 年年末人口的平均数,死亡人口是同年全年的。以上全部人口数和死亡人口数均为全市的资料,年龄均属实足年龄。

寿命表与其他统计表同样,有表的主辞和宾辞。主辞为人口的年龄分组,一般以一岁、五岁或十岁为一组。前者为完全表,后二种称简略表。完全表和简略表的意义是相同的。宾辞主要包括以下四个标识:(1)活到 x 岁的尚存人数(l_x);(2)由 x 岁起到 $x+n$ 岁开始以前的死亡机率($_nq_x$)或生存机率

$(_nP_x = 1 - _nq_x)$；(3)由 x 岁到不满 $x + n$ 岁的死亡人数($_nd_x$)；(4)自 x 岁开始的平均期望寿命($\overset{\circ}{e}_x$)。编制寿命表的方法很多，通常先求出各年龄组的死亡机率$_nq_x$或生存机率$_nP_x$，然后推算出尚存人数 l_x 及年龄组死亡人数$_nd_x$，最后计算出平均期望寿命 $\overset{\circ}{e}_x$。

本文考虑到所搜集资料的特点，在计算主要指标方面均采用李光荫编制的"北京市城区 1950 年与 1953 年男女性人口简略寿命表"[2]所用的方法。即先求出年龄别特殊死亡率$_nm_x$，再用下列公式算出$_nq_x$值：

$$_1q_0 = 1 - e^{-_1m_0(0.9539 - 0.5509_1m_0)} \tag{2}$$

$$_1q_1 = 1 - e^{-_1m_1(0.9510 - 1.9210_1m_1)} \tag{3}$$

$$_3q_2 = 1 - e^{-_3m_2(3 + 0.2160_3m_2)} \tag{4}$$

$$_5q_x = 1 - e^{-_5m_x(5 + _5m_x)} \tag{5}$$

求出各年龄组的死亡机率$_nq_x$后，再以假定同时出生的 100,000 人为基数，计算出各年龄组的尚存人数 l_x 与死亡人数 $_nd_x$。因晚年各年龄组的人口数及死亡人数均甚少，死亡率呈现显著的波动现象，故自 80 岁以后各年龄组的 l_x 值采用配合曲线的方法求出曲线回归方程式，予以修匀。所用方程式的通式[3]为：

$$\hat{Y} = e^{a - bx} \tag{6}$$

式中 x 为个年龄组的下限，$\hat{Y}$ 即为修匀后的 l_x 值。然后再根据下列公式求出各年龄组的完全平均希望寿命 $\overset{\circ}{e}_x$ 值。

$$\overset{\circ}{e}_x = T_x / l_x \tag{7}$$

未满 10 岁各年龄组的 T_x 值的计算应先由下列公式计得各组人口的延年数 $_nL_x$：

$$_1L_0 = 0.276l_0 + 0.724l_1 \tag{8}$$

$$_1L_1 = 0.410l_1 + 0.590l_2 \tag{9}$$

$$_3L_2 = -0.021l_0 + 1.384l_2 + 1.637l_5 \tag{10}$$

$$_5L_5 = -0.003l_0 + 2.242l_5 + 2.761l_{10} \tag{11}$$

然后再根据下列公式计算人年累计数 T_x：

$$\left. \begin{array}{l} T_0 = _1L_0 + T_1 \\ T_1 = _1L_1 + T_2 \\ T_2 = _3L_2 + T_5 \\ T_5 = _5L_5 + T_{10} \end{array} \right\} \tag{12}$$

10 岁以上各年龄组的人年累计数则用下列通式计算:

$$T_x = -0.20833l_{x-5} + 2.5l_x + 0.20833l_{x+5} + 5\sum_{\alpha=1}^{\infty} l_{x+6\alpha} \qquad (13)$$

计算结果列于表 1 及表 2。

表 1 长春市 1955 年和 1958 年男性人口寿命表

年 龄 $x \sim (x+n)$	1955 年				1958 年			
	l_x	$_nq_x$	$_nd_x$	$\dot{e}_x$	l_x	$_nq_x$	$_nd_x$	$\dot{e}_x$
0—	100,000	0.04268	4,268	62.39	100,000	0.04767	4,767	64.57
1—	95,732	0.02881	2,758	64.16	95,233	0.01774	1,689	66.79
2—	92,974	0.03648	3,392	65.05	93,544	0.01896	1,774	66.99
5—	89,582	0.01510	1,353	64.46	91,770	0.00742	681	65.26
10—	88,229	0.00559	493	60.41	91,089	0.00595	542	60.73
15—	87,736	0.00540	474	55.74	90,547	0.00395	358	56.08
20—	87,262	0.00814	710	51.03	90,189	0.00490	442	51.29
25—	86,552	0.00635	550	46.43	89,747	0.00630	565	46.53
30—	86,002	0.01240	1,066	41.71	89,182	0.00785	700	41.81
35—	84,936	0.01635	1,389	37.20	88,482	0.01112	984	37.12
40—	83,547	0.02328	1,945	32.77	87,498	0.02106	1,843	32.51
45—	81,602	0.03461	2,824	28.49	85,655	0.03191	2,733	28.15
50—	78,778	0.05360	4,223	24.42	82,922	0.04541	3,765	23.90
55—	74,555	0.07408	5,523	20.65	79,157	0.06963	5,512	20.00
60—	69,032	0.10212	7,050	17.09	73,645	0.09302	6,850	16.30
65—	61,982	0.13318	8,255	13.74	66,795	0.14933	9,074	12.71
70—	53,727	0.20783	11,166	10.46	56,821	0.26972	15,326	9.47
75—	42,561	0.31387	13,359	7.52	41,495	0.37307	15,481	7.01
80—	29,202	0.59599	17,404	4.77	26,014	0.60137	15,644	4.70
85—	11,798	0.78505	9,262	3.19	10,370	0.78987	8,191	3.15
90—	2,536	0.92035	2,334	1.95	2,179	0.92336	2,012	1.91
95—	202	0.98515	199		167	0.98204	164	
100—	3	0.99802	3		3	0.99860	3	
105—								

表 2　长春市 1955 年和 1958 年女性人口寿命表

年龄 $x \sim (x+n)$	1955 年				1958 年			
	l_x	$_nq_x$	$_nd_x$	$\overset{\circ}{e}_x$	l_x	$_nq_x$	$_nd_x$	$\overset{\circ}{e}_x$
0—	100,000	0.04629	4,629	59.79	100,000	0.04708	4,708	63.01
1—	95,371	0.03060	2,918	61.68	95,292	0.01777	1,693	65.11
2—	92,453	0.04467	4,130	62.61	93,599	0.02457	2,300	65.23
5—	88,323	0.01678	1,482	62.48	91,299	0.00858	783	63.90
10—	86,841	0.00726	630	58.50	90,516	0.00529	479	59.43
15—	86,211	0.00822	709	53.92	90,037	0.00722	650	54.73
20—	85,502	0.01467	1,254	49.34	89,387	0.01054	942	50.11
25—	84,248	0.02048	1,725	45.03	88,445	0.01371	1,213	45.62
30—	82,523	0.02823	2,330	40.92	87,232	0.02455	2,142	41.21
35—	80,193	0.03105	2,490	37.04	85,090	0.02360	2,008	37.19
40—	77,703	0.03649	2,835	33.14	83,082	0.02972	2,469	33.02
45—	74,868	0.04528	3,390	29.30	80,613	0.04035	3,253	28.06
50—	71,478	0.05644	4,034	25.57	77,360	0.05350	4,139	25.06
55—	67,444	0.06759	4,559	21.94	73,221	0.06755	4,946	21.33
60—	62,885	0.09354	5,882	18.35	68,275	0.09613	6,563	17.69
65—	57,003	0.12211	6,961	14.97	61,712	0.13823	8,530	14.29
70—	50,042	0.17433	8,724	11.69	53,182	0.23062	12,265	11.16
75—	41,318	0.28741	11,875	8.61	40,917	0.28586	11,697	8.75
80—	29,443	0.46938	13,820	6.04	29,220	0.46441	13,570	6.24
85—	15,623	0.65864	10,290	4.19	15,650	0.61719	9,659	4.50
90—	5,333	0.82974	4,425	2.83	5,991	0.80971	4,851	3.04
95—	908	0.94163	855	1.59	1,140	0.90965	1,037	1.89
100—	53	0.98113	52		103	0.97087	100	
105—	1	0.99933	1		3	0.99033	3	

讨　论

　　1. 从寿命表人口的年龄分配(见图 1)看来,无论男性或女性,75 岁以前的 l_x 值 1958 年均高于 1955 年,特别是青壮年时期高出更甚。这表明夭折现象大大减少。

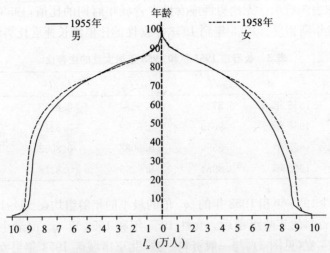

图 1 长春市 1955 年和 1958 年男女性人口寿命表 l_x 值

2. 从同年度男女性 l_x 值的比较(见图2,3)看来,无论 1955 年或 1958 年,在青壮年时期男性 l_x 值皆高于女性,这和许多国家的情形不一样[4,5,6];但女性生育年龄期间的 l_x 值 1958 年比 1955 年更接近男性,同时两性 l_x 值曲线的"交叉点"1955 年约在 80 岁处,而 1958 年则迁至约 75 岁附近,这表明女性 l_x 值高于男性的年龄有向小年龄组推移的趋势。

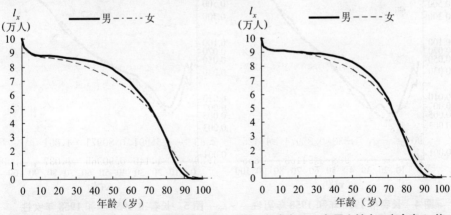

图 2 长春市 1955 年男女性人口寿命表 l_x 值   图 3 长春市 1958 年男女性人口寿命表 l_x 值

3. l_x 值为半数时的年龄:男性 1955 年为 71.7 岁(北京市城区 1953 年男性为 68.5 岁),1958 年为 72.2 岁;女性 1955 年为 70.0 岁(北京市城区 1953 年女性为 69.5 岁),1958 年为 71.3 岁。三年间男性后延了 0.5 岁,而女性后延了 1.3 岁,为男性的 2.6 倍。

4. 1955 年及 1958 年男女性 l_x 值每隔 20 岁的生存比（Survival ratio，l_{x+n}/l_x）如表 3 所示。无论男性或女性在青壮年时期的比值，1958 年皆高于 1955 年，晚年则相反。1955 年到 1958 年女性的比值增长速度比男性快。

表 3   长春市 1955 年和 1958 年男女性的生存比

		l_{20}/l_0	l_{40}/l_{20}	l_{60}/l_{40}	l_{80}/l_{60}
男性	1955 年	0.8726	0.9574	0.8263	0.4230
	1958 年	0.9019	0.9702	0.8417	0.3532
女性	1955 年	0.8550	0.9088	0.8093	0.4682
	1958 年	0.8984	0.9295	0.8218	0.4280

5. 男性 1955 年和 1958 年的 $_nq_x$ 值的最小的年龄组均在 15～19 岁（见图 4），较一般资料的年龄组稍后。女性 1955 年和 1958 年 $_nq_x$ 值最小的年龄组均在 10～14 岁（见图 5），与一般资料一致（北京市城区 1953 年男女性 $_nq_x$ 值最小的年龄组均在 10～14 岁[2]；哈尔滨市东付家区 1953～1955 年男女性 $_nq_x$ 值最小的年龄组均在 10 岁[7]。男性 65 岁以前，女性 60 岁以前的 $_nq_x$ 值 1958 年均低于 1955 年。1958 年男女性青壮年时期的 $_nq_x$ 值均无高峰，上升时较为平坦（见图 6、7）。

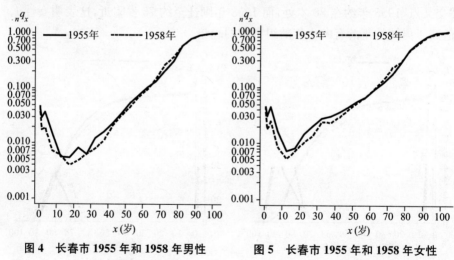

图 4   长春市 1955 年和 1958 年男性
人口寿命表 $_nq_x$ 值

图 5   长春市 1955 年和 1958 年女性
人口寿命表 $_nq_x$ 值

6. 无论男性或女性 1 岁以内年龄组的 $_nq_x$ 值 1958 年均稍高于 1955 年，这是由于该市 1958 年有麻疹流行的缘故。虽然如此，1958 年男女性的总死亡率仍比 1955 年分别降低了 13.2% 和 20.7%。

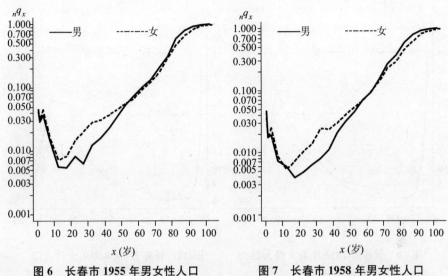

图 6　长春市 1955 年男女性人口
寿命表$_nq_x$ 值

图 7　长春市 1958 年男女性人口
寿命表$_nq_x$ 值

7. $_nd_x$ 值最小的年龄组男性 1955 年和 1958 年均在 15～19 岁，女性均在 10～14 岁。10 岁以后 $_nd_x$ 值最高的年龄组男女性皆在 80～84 岁。以上各 $_nd_x$ 值除女性的最小值外，其余的年龄组均较北京市 1953 年寿命表的 $_nd_x$ 值的相当年龄组（该市最小年龄组男女性均为 10～14 岁，最大年龄组男性在 70～74 岁，女性在 75～79 岁）后移（见图 8～图 11）。

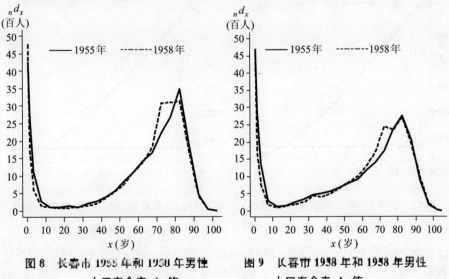

图 8　长春市 1955 年和 1958 年男性
人口寿命表$_nd_x$ 值

图 9　长春市 1958 年和 1958 年男性
人口寿命表$_nd_x$ 值

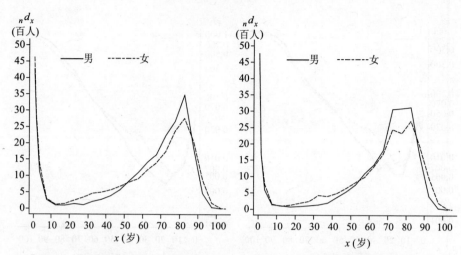

图 10　长春市 1955 年男女性人口
寿命表 $_n d_x$ 值

图 11　长春市 1958 年男女性人口
寿命表 $_n d_x$ 值

8. 男性 $\mathring{e}_0$ 值 1955 年为 62.39 岁,1958 年为 64.57 岁(见图 12),三年内平均寿命增加了 2.18 岁,女性 $\mathring{e}_0$ 值 1955 年为 59.79 岁,1958 年为 63.01 岁(见图 13),三年内增加了 3.22 岁。女性平均寿命增加的岁数为男性的近 1.5 倍。

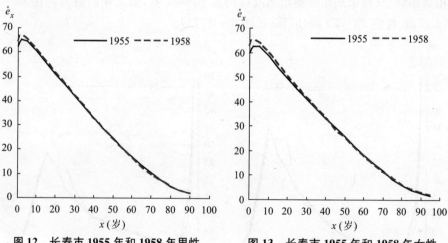

图 12　长春市 1955 年和 1958 年男性
人口寿命表 $\mathring{e}_x$ 值

图 13　长春市 1955 年和 1958 年女性
人口寿命表 $\mathring{e}_x$ 值

在同年龄异性之间的 $\mathring{e}_x$ 值的比较中(见图 14、15),各年龄组的平均希望寿命 1955 年在 40～44 岁一组以前男性高与女性,以后则女性高与男性;而 1958 年则仅在 35～39 岁一组以前男性高于女性,以后均为女性高于男性。

可是女性的平均希望寿命高于男性的现象亦有逐渐向小年龄组方面推移的趋势。

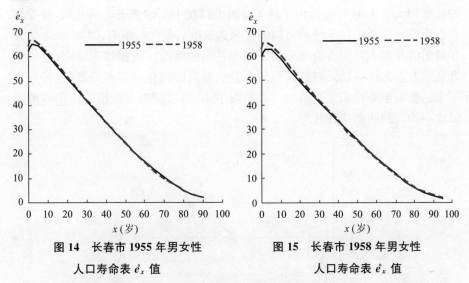

图 14 长春市 1955 年男女性人口寿命表 $\dot{e}_x$ 值　　图 15 长春市 1958 年男女性人口寿命表 $\dot{e}_x$ 值

9. 男性 $\dot{e}_x$ 值在 35～39 岁年龄组以前 1958 年高与 1955 年，以后则反而低于 1955 年，女性自 40～44 岁年龄组前后亦出现类似的现象。但 1958 年的居民卫生状况随着整个社会条件的不断改善肯定的要比 1955 年时期为优越，同时男女性的平均寿命均明显地提高了，为何在 35～39 岁或 40～44 岁以后各年龄组的 $\dot{e}_x$ 值 1958 年却反而低于 1955 年呢？作者认为：这是由于 1958 年较之 1955 年在 40 岁以前各年龄组的"死亡比重"均大大缩小了，而在 40 岁以后各年龄组则相对地增大了的缘故。这意味着在 1955 年的条件下，某些将死于 40 岁以前的人在 1958 年较优越的条件下延长了寿命，活到 40 岁以后方始死亡。因此。1958 年的死亡人口年龄分配同 1955 年的相比较时，40 岁以前的比重减少了，而 40 岁以后的比重则相对地增大了。兹用下列算式求得当两个年度总人口数的年龄组百分分配相同时，1958 年和 1955 年死亡人口按年龄组的百分分配的比值(见图 16)。

$$各年龄组的比值 = \frac{1958 \text{ 年某年龄组死亡人口占总死亡人口的 \%}}{1955 \text{ 年该年龄组死亡人口占总死亡人口的 \%}}$$
$$\times \frac{1958 \text{ 年某年龄组人口数占总人口数的 \%}}{1955 \text{ 年该年龄组人口数占总人口数的 \%}}$$

假如没有上述各年龄组死亡人口的比重向高年龄组方向移动的现象时，则所得各年龄组的比值均应接近于 1。但正如图 16 所示者，40 岁以前的各组比值均小于1(10～14岁年龄组例外，详后)，而40岁以后各组则均大于1，呈现横"S"形的两个峰，此现象与上述的认识是一致的。至于10～14岁年龄组的比重稍大于1，这可能是由于该年龄组人口在十年前正当乳幼儿期，曾受到长春市临解放前国民党统治时期的极恶劣的生活条件的影响，因而1958年该年龄组的死亡人口所占的比重大于相邻各组的缘故。根据临床观察，这一代儿童多有患佝偻病、肺结核、风湿性心脏病及角膜软化症等疾患者，这种残留下来的影响至今尚未完全消失。否则图中40岁以前各年龄组的比值将随年龄成一均匀的凹陷曲线状态。

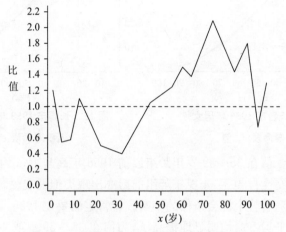

图16　长春市1958年死亡人口年龄百分分配
与1955年死亡人口年龄百分分配的比值

结　　语

1. 长春市男女性1958年的人口寿命表各项指标均比1955年有明显进步，特别表现在青壮年一代的寿命延长，夭折现象大大减少。这对增强建设社会主义的劳动力上有重大意义。

2. 中年以前的平均希望寿命男性高于女性；中年以后则女性高于男性。女性的平均希望寿命有逐渐赶上以至最后全部超过男性的趋势。

3. 由于青少年夭折现象的迅速减少，一时出现了老年平均希望寿命相对降低的现象，此现象在今后随着居民健康水平的继续提高必将逐渐消失，未来人口的平均希望寿命亦将全部超过过去。

参考文献

［1］A. Я. 波雅尔斯基等著，人口统计学，（华士林等译），93 页，统计出版社，1956.

［2］李光荫，医学史与保健组织 1(2)：S1，1957.

［3］陆守曾，曲线回归（未发表）.

［4］Dublin，L. I.，Length of Life，324，332，The Ronald Press Company，New york，1949.

［5］Виноградова，Н. А.，Организбция Здразоохранения，ВСССР，233 − 267，МЕДГИЗ.，МОСКВА，1958.

［6］齐藤洁，公众卫生学，95—99，金原出版株式会社，东京 1956.

［7］杨建白，医学史与保健组织 2(1)：9，1958.

（《人民保健》即《中华卫生杂志》1960 年第三号）

3　中国海员截缩简略寿命表(1979－1983 年)

摘要　本文报告了 1979～1983 年期间的中国海员截缩简略寿命表。研究结果表明:海员在 15 周岁时平均预期寿命为 57.87 岁,较同期居民低 0.5 岁;年龄在 35 岁以上的海员,健康水平有所下降,提示长期航海工作可能导致死亡危险性的增高;海员死亡年龄中位数为 56.56 岁,其死亡模式之特征不是以老年人口为主。据此,笔者认为海员在岗工作年限不宜过长,如能在 45 岁以后改为岸上工作,可望延长寿命。

关键词　海员　寿命表　平均期望寿命　死因

　　寿命表为综合评价人群健康水平的通用工具,但用寿命表描述中国海员的健康状况,尚未见文献报导。中国海员目前共有六万余人,一般为终身职业,他们的劳动条件、生活环境、营养状况、精神文化生活等均有特殊性,构成了一个特殊的男性人群。因此,有必要研究海员的死亡水平和死因,探明其规律,提出海员疾病防治的重点,从而为探讨海员能承受的航海年限及适宜的年龄上限提供科学依据。我们先后收集了交通部下属的海员及其死亡资料,在编制了广州、上海海员截缩寿命表[1,2]之后,本文提出全国海员 1979～1983 年五年的截缩简略寿命表。

资料与方法

　　本文研究对象包括交通部下属的广州、上海、青岛、天津、大连五大港口海运局和远洋公司的水上和有水上工龄的职工。按个案调查了 1979 年 1 月 1 日至 1983 年 12 月 31 日的全部在册、退休、调离、死亡及 1979 年 1 月 1 日前退休的海员资料。在已建立人事数据库管理系统的单位,由计算机提供在册海员资料。于 1984～1986 年,先后调查海员共 59992 人,此为交通部提供的海员总数之 59.8%。死亡资料由各单位人事部门提供名单,然后通过工会核实病案资料,判定其死因;对少数疑难个案,均进行家访或信访核实。本组资料在数量上对中国海员有充分的代表性,死亡数字准确。

本寿命表所用人口数一律以人年表示,不满一年者以 0.5 人年计数。全部数据通过微机整理出 1979~1983 年中国海员人年的年龄别频数表和死亡人口的相应频数表,作为编制寿命表的基础数据。研究期间共调查海员 258979.5 人年,其中死亡 659 人,粗死亡率为 2.54‰。

本寿命表采用 Reed-Merrell 法[3]计算,以 15 周岁为起始年龄进行编制。为使本寿命表具有可比性,另将 1982 年人口普查中得到的 1981 年该五个城市的男性人口及其死亡资料分别合并,用同样方法编制 1981 年五市男性居民截缩简略寿命表,作为参照。后者是在中国海员寿命表年限的中期。

结　　果

(一)寿命表指标(表 1)(附图)。

表 1　中国海员(1979—1983)和五市居民(1981)截缩简略寿命表

年龄 (岁)	海　员				居　民			
	$_nq_x$	l_x	$_nd_x$	$\mathring{e}_x$	$_nq_x$	l_x	$_nd_x$	$\mathring{e}_x$
15—	0.001478	100000	148	57.89	0.003130	100000	313	58.39
20—	0.002475	99852	247	52.97	0.004199	99687	419	53.57
25—	0.003330	99605	332	48.09	0.004341	99268	431	48.78
30—	0.003468	99273	344	43.25	0.005282	98837	522	43.98
35—	0.007794	98929	771	38.39	0.007385	98315	726	39.20
40—	0.011105	98158	1090	33.67	0.010544	97589	1029	34.48
45—	0.017793	97068	1727	29.02	0.017635	96560	1703	29.81
50—	0.035970	95341	3430	24.49	0.029596	94857	2807	25.30
55—	0.049787	91911	4576	20.31	0.052070	92050	4793	20.99
60—	0.087775	87335	7666	16.23	0.090521	87257	7898	16.99
65—	0.135177	79669	10769	12.53	0.119352	79358	9471	13.42
70—	0.262840	68899	18109	9.07	0.249358	69887	17427	9.87
75—	0.405846	50790	20613	6.37	0.379266	52460	19896	7.28
80—	0.739333	30177	22311	3.99	0.549326	32564	17888	5.20

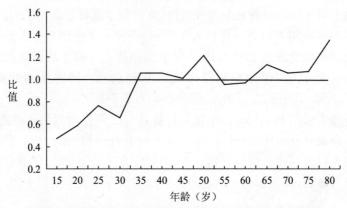

附图　中国海员和五市居民死亡概率之比值(海员/居民)

1. 海员在 15 周岁时的平均预期寿命为 57.89 岁,当地同年龄男性居民为 58.39 岁,前者比后者低 0.5 岁。

2. 海员各年龄组的平均预期寿命均略低于居民。

3. 两个人群的死亡概率曲线的关系大致可分为二段:15～34 岁,35 岁及以上。计算海员年龄别死亡概率与居民相应的年龄别死亡概率之比值,可以清楚地看到:15～34 岁年龄段的比值小于 1,35 岁及以上各年龄段的比值大于 1(55～64 岁段有轻微交叉)。故可认为 35 岁以上年龄段的海员死亡水平呈略高于当地同龄居民之趋势(见附图)。

4. 海员各年龄组的 l_x 值略高于居民,70 岁处交叉,这一现象之形成是海员在 35 岁以下死亡概率低于居民所致。海员寿命表中位数 V_{50} 为 75.19 岁,按寿命中位数所在年龄组的平均预期寿命 $\mathring{e}_{75}$ 为 6.37 岁计算,寿命表中有一半人可活到 81.56 岁;居民的寿命中位数 V_{50} 为 75.62 岁,寿命表中有一半人可活到 82.90 岁。

(二)死亡年龄分布

1. 从海员和同期居民死亡人数的年龄构成比及其累积百分比的比较(表 2)可见,海员死亡年龄中位数为 56.56 岁,居民为 68.93 岁。

2. 海员总死亡人数中,55.84％死于 60 岁以前,而居民中仅有 29.09％死于这个年龄之前。

3. 恶性肿瘤(占 30.05％),损伤和中毒(占 20.78％),脑血管病(占 13.96％)和心脏病(占 13.20％)为海员死因的前四位。恶性肿瘤的死亡年龄中位数为 57.88 岁,损伤和中毒死亡的死亡年龄中位数为 34.81 岁,且 97.82％死于 60 岁前,与一般居民相比,这是相当突出的;脑血管病和心脏病的死亡年龄中位数为 65～67 岁,这两种疾病对老年海员的生命威胁较大。

讨 论

寿命表是以年龄组死亡率为基础计算的,却不受人口年龄结构的影响,它是反映一个人口集团死亡水平的综合性指标。从本寿命表分析看,中国海员与同期居民 $\dot{e}_x$ 曲线和 l_x 曲线比较的总趋势,均显示海员的总死亡水平略高于居民,而 $_nq_x$ 曲线的比较,显示海员在 35 岁前死亡概率明显低于当地居民,这一现象之形成可能包含着"健康工人效应"(health worker effect)的因素,即海员均曾通过较严格的体检筛选,该人群的死亡危险性原本低于自然人群。海员在 35 岁及以上年龄段的死亡水平高于当地居民,到高年龄段,这种差距有增大之趋势,说明海员此时的死亡危险性增高,似与航海因素有关。一个人群的死亡水平除受职业因素影响外,是由各种社会因素如经济生活水平,医疗

表 2 中国海员和五市居民死亡年龄分布

年龄 (岁)	全死因				海　员			
	海员		居民		恶性肿瘤		损伤和中毒	
	构成比 (%)	累积百 分比(%)	构成比 (%)	累积百 分比(%)	构成比 (%)	累积百 分比(%)	构成比 (%)	累积百 分比(%)
15—	0.15	0.15	1.13	1.13	0	0	0	0
20—	2.58	2.73	1.79	2.92	0	0	11.68	11.68
25—	6.68	9.41	2.01	4.93	4.04	4.04	21.17	32.85
30—	7.13	16.54	1.67	6.60	8.08	12.12	17.52	50.37
35—	7.89	24.43	1.57	8.17	6.56	18.68	17.52	67.89
40—	7.28	31.71	1.92	10.09	8.08	26.76	12.41	80.30
45—	6.37	38.08	3.92	14.01	6.56	33.32	5.84	86.14
50—	9.26	47.34	6.22	20.23	8.59	41.91	7.30	93.44
55—	8.50	55.84	8.86	29.09	13.13	55.04	4.38	97.82
60—	9.10	64.94	11.85	40.94	13.13	68.17	0	97.82
65—	9.56	74.50	11.51	52.45	12.63	80.80	1.46	99.28
70—	12.14	86.64	16.87	69.32	9.09	89.89	0	99.28
75—	6.83	93.47	15.41	84.73	8.09	97.97	0.72	100.00
80—	5.01	98.48	10.45	95.18	1.52	99.49	0	—
85—	1.52	100.00	4.82	100.00	0.51	100.00	0	—
合计	100.00	—	100.00	—	100.00	—	100.00	—

卫生措施,文化精神素养,社会心理状态等综合作用的结果。海员在远洋航行过程中,单调而刻板的船上生活短则数月,长则经年,可能会产生心理和情绪的变化,从预防的观点考虑,应对海员个人的行为功能,工作的紧张状态等给予关注。此外,海途生活漫长,营养素配比失当,又缺乏完善的医疗保健措施,对海员的健康均将产生不利影响,以至使中壮年海员的死亡危险性升高,这种危害因素似乎还持续至退休年龄以后。以上论及的指标变化特征提示:海员职业似不宜持续至退休年龄,如果能够在45岁后改为岸上作业,预计可延长海员的寿命。

从海员死亡年龄分布可见,在全死因死亡人口中,有一半以上的海员死于退休年龄前,说明在1979～1983年期间,海员死亡模式之特征不是以老年人口死亡为主。值得注意的是,恶性肿瘤和损伤中毒两种死因使在岗海员过多、过早地丧失了生命。由此可见,加强在职海员思想安全教育和劳动保护措施,改善在岗海员的医疗保健及营养监护,提高他们的健康水平实属必要。

(本工作受到中国远洋总公司人事处孙克诺,广州海运局,广州远洋公司,上海海运局,上海远洋公司,青岛远洋公司,大连远洋公司,天津远洋公司的人事部门、工会、防疫站(卫生科)大力支持和协助;仲齐庆、季苹、季宏高、林海文、蔡辉、吴杰、刘延贵、辛怡等参加了部分资料的收集和整理。胡克震、龚淑华、高尔生、杨士泉为本文收集参照资料提供了帮助,在此一并致谢。)

A Cutting Abridged Life Table of Seamen in China, 1979—1983

Ge Zuxun, Lu Shouzeng, Department of Hygiene,

Nantong Medical College, Jiangsu

We have investigated 258979 seamen including 659 death during 1979—1983 in China, and constructed a cutting abridged life table of Chinese seamen, 1979—1983 and compared with that of concurrent males from same area.

The results showed that expectation of life of seamen at age 15 was 57.89, which was 0.50 years less than that of contrast. But the trend of probability of seamen death over age 35 was higher than that of contrast. It is worth notice that the median of death age of seamen was 56.56. The median of death age of injury and poisoning was 34.87 and 97.82% seamen died before 60 years. We believed that the seamen should not be a career for life.

Keywords: Seamen Life table   Expectation of life   Cause of death

参考文献

[1] 葛祖恂,陆守曾.广州海员简略寿命表(1979～1983 年).中国卫生统计,
　　1986;(18):18.

[2] 葛祖恂,陆守曾.1979－1983 年上海海员简略寿命表及几种主要死因对
　　寿命的影响.南通医学院学报,1988;2(1):1.

[3] Reed L J, Merrell M. A short method for constructing an abridged life
　　table. Amer. Jour. Hyg. 1939;30(2):33.

(《中国卫生统计》1989 年第五期)

4 浅谈人口平均寿命

我国人口平均寿命有多长？解放前缺乏可靠的全国性资料,但根据局部地区或某些人群资料的推算,大约在 30～40 岁之间,如南京市 1935 年为 39 岁。解放后,随着人口登记制度的逐步建立,大大提高了人口资料的质量。据 1973～1975 年资料计算,我们江苏男子平均寿命已达 66.1 岁,女子达 70.4 岁。1981 年全国男子平均寿命为 66.4 岁,女子为 69.4 岁。

平均寿命这样快速地增长,显然是与解放后有效地控制了作为主要死因的各种烈性传染病有密切关系。现在,死亡的主因已让位于心脏病、脑血管疾病和恶性肿瘤,而对后者的防治要比传染病困难得多,所以今后平均寿命的继续延长将会逐渐减慢。

男女平均寿命之差也是一个受重视的课题。一般情况是:平均寿命越长,女子平均寿命超过男子平均寿命就越大。目前按全国人口计算的平均寿命以日本为最高,女子 80.2 岁,男子 74.5 岁,二者相差 5.7 岁之多。我国过去不但平均寿命低,而且女子又低于男子。近 30 年来,随着我国平均寿命的增长,女子平均寿命早已超过男子,且差距正在扩大,逐渐接近于世界上长寿国家的数字。

习惯上把 80 岁以上人口数所占的百分比称长寿水平。据 1984 年发表的《我国第三次人口普查 10% 抽样资料》所载,我国的长寿水平为 6.6%,比 1953 年的 4.5% 和 1964 年的 4.3% 均有上升。若按各地区分别计算,则新疆最高,达 11.9%;江苏排在第六位,达 7.6%;最低的省只有 3.3%。同一资料还提出:我国共有百岁以上老人 3765 人,占总人口的百万分之 3.8。这些指标都从不同角度反映了我国人民当前的健康水平。

平均寿命的计算的基础是人口数及出生、死亡等的登记、调查资料。尤其是婴儿死亡登记,对寿命表的编制起着十分重要的作用。如果婴儿死亡登记有遗漏,则将人为地降低婴儿死亡率,同时提高了平均寿命,这当然是不真实的。此外,老年人的死亡率的高低,对于平均寿命也有较大的影响。

由此可见,要想得出准确的我国、我省或局部地区的人口平均寿命,必须大家来关心人口资料的登记和调查工作。

（《江苏健康报》1985 年第十期第三版）

5 长春市 1955～1958 年人口出生率的季节变动

　　出生率水平是反映社会因素和自然因素对人口学指标综合影响的一个重要方面。它是人类生育过程的客观规律之一。对某地区一定时期内出生率水平及其变动的调查研究有助于当地妇婴保健措施的制定和某些物资供应计划的制定。因此,此项研究具有现实意义。

　　作者将长春市历年人口资料中确切可靠的和自然变动相对稳定的 1955－1958 年连续四年作为观察的时间范围。观察的地区范围为长春市区内的全部现居人口,不包括郊区。

附表　长春市 1955－1958 年出生率的季节变动

月别	出生率定基指标(%)*		
	男婴	女婴	男、女婴合并
1	119.0	121.9	120.4
2	119.3	120.1	119.7
3	141.2	146.9	143.9
4	138.3	141.0	139.6
5	126.1	133.0	129.4
6	106.8	111.0	108.8
7	100.0	100.0	100.0
8	104.6	111.9	108.1
9	100.4	103.9	102.1
10	109.3	107.8	108.6
11	114.6	122.5	118.4
12	116.9	116.3	116.6

以 7 月份指标为 100%。

　　计算方法:用加权平均数法计算历年逐月的平均人口,作为各该月出生率指标的基数；再以每月实际登记的出生人数作为各该月相应的出生率指标的频数。计算上述四个年份每年每月的出生率。发现历年出生率的月别动态十分一致，且绝对水平亦相仿；乃将四年内各相同月的指标平均，得四年间的综合指标。再以出生率最低的七月份指标作为 100％，计算其他十一个月的定基指标。全部计算过程均按男婴、女婴和男女婴合并三种总体分别进行，结果见附表及附图。

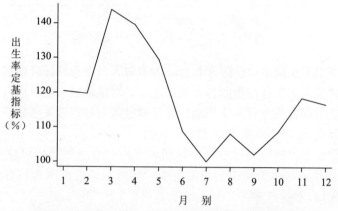

附图　长春市 1955－1958 年人口出生率的季节变动

结果：所得结果表明长春市 1955－1958 年男、女婴出生率均有明显的季节变动现象，两性变动的趋势一致。即 3－5 月最高，6－10 月最低，11、12 与 1、2 月居中。最高月平均达最低月的 143.9％，高低之差女婴略甚于男婴。

本文资料由长春市统计局供给，并承该局李琴同志大力协助，特此感谢。

（《吉林医科大学学报》1961 年第三期）

6 身体发育调查中关于年龄分组的商榷

一、问题的提出

人体在发育过程中,标志发育的任何一个指标均随年龄的增长而增长。对个体发育的连续性追踪观察中,没有年龄分组的问题,只有观察间隔期长短的差别。但通常身体发育的调查研究都是在一个短时期内对某地区各年龄人口进行普查或随机抽样的资料进行统计分析,并以此作为当地一定时期内的儿童、少年或青年在各相当年龄发育水平及过程的估计。由于各年龄组所观察的对象不是同一批人,因而对调查结果的影响可能有以下三个方面:①个体变异;②年龄大小;③各年龄组内的平均确切年龄。在具体资料中,这三方面的影响是综合在一起表现出来的,很难完全分开。其中个体变异的影响是事物的客观存在,无论在普查或随机抽样调查时都不可能消除,只能用保证其"同质性"的抽样方面和充分大量调查以反映出真实的状况。后两个方面的影响与年龄分组的组距大小密切相关。这两种因素不但影响对个体发育评价结果的准确性;同时还显著地影响所得平均指标的绝对水平。故在身体发育的调查研究中,年龄分组究竟应该采取何种方法,是一个值得探讨的问题。

目前采用的年龄分组有以下四种:

1."确切年龄"。如初生儿在初生当天(24 小时内)的身体测量,其实足年龄为零岁零月零天。亦有人建议所有身体发育调查均必须在某周岁生日的当天测量[1]。如十周岁的儿童必须在每个人的第十次生日那天测量。

2. 自满某周岁生日的当天起至满下一个周岁前一天止为该周岁的年龄组距。如实足年龄为十周岁者包括所有刚满和已超过十周岁而尚未满十一周岁生日的人在内。

3. 自满某周岁生日前半年起至满本周岁生日后半年的前一天止为该周岁的年龄组距[2]。如实足年龄为十周岁者包括所有刚满九周岁半而尚未超过十周岁半的人在内。

4. 婴幼儿按一个月、二个月、三个月、六个月的年龄组距分组,方法仿第 2 种分组。

本文就上述各种方法予以评价,并提出作者的看法,以资商榷。

二、讨论

上述第一种方法对初生儿是适用的,但对其他年龄的人则颇不便。用这样的"确切年龄"研究身体发育,必须继续进行一年的测量工作才能获得一份完整的资料。由于每天都可能有若干人需要测量,人力、物力、时间和组织安排方面都有不少实际困难。即使这些方面的技术性问题解决了,而在个体评价时也必须用每个观察对象某次生日当天所测量的结果才能进行,也不便于及时了解发育状况。第 2 种方法是目前最常用的,虽然比较方便,但这种年龄分组的组距也只是习惯的用法,并无科学依据。第 3 种方法比较少见,它只是在分组时比第 2 种方法提前了半个组距,而使生日当天恰为该组的"中点",两者的性质原是相同的。第 4 种方法多用于婴幼儿的研究,具体运用时组段的划分尚不统一。综合上述情况,目前在身体发育调查研究的年龄分组方法上,有这样两个问题需要解决:①"确切年龄"的方法究竟有无必要;②按一周岁分组的方法(不包括婴幼儿)究竟是否合理。

"确切年龄"方法提出的根据是为了保持统计资料的同质性,避免因年龄上的差别(同一周岁内的差别)对其平均指标的影响;和避免评价时各个体的实际年龄(月龄、或按天计算者)与作为评价标准的指标的年龄之间的不一致性。但按一周岁为组距分组的组内年龄因素是否确实影响了所计算的发育指标的结果呢?而"确切年龄"的方法又是否就是能够保持调查资料"同质性"的唯一途径呢?作者认为,应该对此进行探讨,并寻求既能避免年龄分组对所得指标结果和评价准确性的影响,又便于目前推行的、切实可行的年龄分组方法。

兹以某市 1960 年 10 月所测十岁女童的身体发育资料为例,计算该组 154 名儿童的"月龄"与身高、体重、坐高、胸围之间的四个相关系数,结果见表 1。月龄的分组是按刚满十周岁至未满十周岁零一个月者为"0 月－1 月"组,余类推。一周岁共分十二个组,前六个月和后六个月各六个组。身高、体重、坐高、胸围的组距分别为 2 厘米、1 公斤、1 厘米、1 厘米。所得相关系数及其机率值表明,除坐高一项外,十二个月组的月龄与身高、体重、胸围各标识间均有非常显著或显著的正相关关系;而六个月组的月龄与上述四个标识间的八个相关系数中,五个为正,三个为负,且机率均大于 10%,即不能说明其间有相关关系。至于有正有负是随机抽样的偶然结果,不足为奇。

表 1　某市十岁女童的月龄与身体发育主要指标的相关系数

	十二个月龄组		前六个月龄组		后六个月龄组	
	相关系数	机率	相关系数	机率	相关系数	机率
身高	0.2718	<0.01	0.1492	>0.10	0.0144	>0.10
体重	0.2339	<0.01	0.1326	>0.10	−0.0801	>0.10
坐高	0.1272	>0.05	0.1412	>0.10	−0.0075	<0.10
胸围	0.1851	<0.05	0.1619	>0.10	−0.0185	>0.10

由上面不同年龄分组的相关系数结果看来,可见按一周岁为组距所计算的大部分主要指标都受到月龄(同一周岁内者)大小的影响,即虽属同一周岁内的儿童,其月龄大者发育水平也高些,反之低些。因此,这种分组方法对指标的大小和个体发育评价的准确性都是有影响的。而在按半周岁为组距分组计算的全部主要发育指标则均与月龄的大小无显著关系,表明此时已看不出发育水平因月龄之增长而增长的现象。个体在此范围(半周岁)内的散布大致是均匀的、随机状态的,这是因为在半周岁分组的条件下,月龄对发育水平的影响尚远不及观察单位本身的个体变异大。故使用半周岁的年龄分组法研究身体发育时,"组内年龄"因素的影响已无足轻重,基本上可不必予以考虑,即可以认为各组内的观察单位在"年龄"方面已具有较好的同质性,在统计上也已经具备了计算平均数和进行个体评价的可靠条件。同时,这一结果并间接说明了"确切年龄"的方法虽在理论上可保证资料的"同质性",而实际上并无必要。因为既然在按半周岁分组的组内已基本上消除了"年龄"对各主要发育指标水平的影响,那么即使用"确切年龄"的方法,所取得的资料也不会比前者有多大进步,其同质性不会再有显著的增进,而个体间的变异亦仍将在各组内出现。换句话说,用"确切年龄"方法后,所得各指标的"变异数"不会再比用半周岁分组时降低。何况前者尚存在着不少实用上的困难,自不宜加以推广使用了。

表 2　长春市 1957 年七、八周岁儿童按半周岁的人数分配

	七周岁			八周岁		
	男	女	合计	男	女	合计
上半周岁	53	58	111	197	208	405
下半周岁	342	278	620	290	285	575

关于各年龄组内平均实足年龄是否一致,是身体发育研究中年龄分组问题在另一方面的反映;实质上就是同一组被测个体在受测量当时的实足年龄人数分配问题。就每一个年龄分组的全部人口而论,由于出生率可能存在着季节变动的现象[3],同一周岁内月龄的人数分配也并不是绝对均匀的;但更重要的还是入学期限长短的影响。这种影响在刚入学儿童的年龄组尤为显著。例如 1957 年长春市儿童的身体发育调查中,得表 2 的人数年龄分配。

其中 $7-7\frac{1}{2}$ 岁的人数与 $7\frac{1}{2}-8$ 岁者之比为 1:5.6(111:620),$8-8\frac{1}{2}$ 岁与 $8\frac{1}{2}-9$ 岁者之比为 1:1.4(405:575)。这显然不是偶然的结果。可以推论,除了出生率季节变动的影响之外,刚入学儿童的实足年龄人数分配是没有太大的偏性的,至少"上半岁"和"下半岁"的人数应接近。但当入学后时间越长(半年以内),则"上半年"的人数越少,"下半年"的人数则相对增多。如果学校是一年一度招生的,而入学的年龄又都在七周岁以上,那么,在开学半年之后就不会再有 $7-7\frac{1}{2}$ 岁的学生了(个别转学者除外)。这种年龄分配上的特点由于我国社会主义教育事业的日益发展和教育制度的日臻完善,学生的年龄必将更加划一。因此对身体发育研究中年龄分组的要求也更加细致和准确。这一情况同样说明目前仍沿用的一周岁分组法是有缺点的。

本文所提出的以半周岁分组的方法,由于对各年龄组相关系数的分析,表明适用于七周岁至青春发育期为止的身体发育研究。至于青春发育期之后的分组,可仍按一周岁为组距。使用半周岁分组法研究身体发育时,除一般应注意的问题[4]外,尚须注意以下几点:①实足年龄的记录必须确切,由阴历的出生日期推算阳历时可查阅中西历对照表[5];②每周岁的人数应稍多些,尽量使每半周岁的人数不少于 100 名;③如采用不等年龄组距,在分析增长情况时应特别注意组距"加权"的影响。

三、小结

1. 根据身体发育实测资料的相关法分析,认为七周岁以上的儿童、少年的身体发育调查研究以按实足年龄每半周岁分组分析为宜;个体评价时亦应根据同样分组进行。

2. 按"确切年龄"测量、计算和评价身体发育实际上并无必要;而目前广泛采用的按一周岁为年龄分组的方法是有缺点的。

参考资料

[1] 李光荫:医学史与保健组织,1,5,1957。

[2] 李继硕:新医学报。

[3] 张效福 陆守曾:长春市 1955—1958 年人口出生率的季节变动(见本专刊)。

[4] 荣耀隆:中华儿科杂志,2,98,1960。

[5] 薛仲三等:两千年中西历对照表,三联,1956。

(《吉林医科大学学报》1961 年第三期)

7 用常态相关面评价个体身体发育的探讨

评价儿童与少年的个体身体发育的统计方法很多,但均各有优缺点,尚不能使使用者完全满意。本文仅介绍运用统计上的"常态相关面"(Normal correlation surface)评价个体发育的方法,并进行初步探讨。至于迄今尚沿用的各种评价方法,则不予讨论。读者可参考另文。[1]

"常态相关面"是统计上分析两个标识间关系的方法之一。简单的说,两个标识之间存在简单相关的关系;而当其中一个标识确定为某一数值时,另一个标识之个体分配则呈"常态"状态。反之,两个标识交换时亦得类同之结果。人体的构成是一个统一的有机体。在身体发育的过程中,许多标识之间都是呈现相关关系的。如身高与体重、身高与胸围、身高与坐高、胸围与肺活量等。试以同一批某地区、某年、同民族、同性别、同年龄的大量随机抽样的身高与体重实测资料为例,则此样本中各个个体总的分配趋势是:身高较高时体重亦较重,反之亦然;而当身高为某一水平(常为一个组段)时,则身高在此水平的各个个体的体重分配呈常态,并以由身高推算体重的回归线为中心而对称分配。反之亦然。在立体的图形上,就形成为平面上两个相关的标识与其垂直面上个体的常态分布结合起来的"常态相关面"。

本文以吉林省白城市于 1960 年 10 月所调查的中小学学生身体发育实测资料[2]中十岁女童的身高与体重原始记录为例,计算其常态相关面,并行评价、讨论。

计算方法

计算方法大致上可以分为以下四个步骤:①制相关表;②计算相关系数、回归系数及其他有关数值;③列出一定范围的常态相关面的方程式;④作常态相关面图。

1. 制相关表

由于身体发育调查资料必须是大量的,故先制成相关表再行计算较为方便。制相关表的原理可参考专著[3][4]。计算过程见表1。

2. 计算相关系数、回归系数及其他有关数值

根据相关表的结果可计算以下各数。

例数：$N=156$；

平均数：$\bar{x}=129+\dfrac{-72}{156}\times 2=128.08$　$\bar{y}=24.5+\dfrac{85}{156}\times 1=25.04$

变异数：$s_x^2=\dfrac{1294-\dfrac{(-72)^2}{156}}{156-1}\times 2^2=32.5360$

$$s_y^2=\dfrac{1145-\dfrac{(85)^2}{156}}{156-1}\times 1^2=7.0883$$

标准差：$s_x=\sqrt{32.5360}=5.70$　$s_y=\sqrt{7.0883}=2.66$

离均差平方和：

$$\sum(X-\bar{x})^2=\left[1294-\dfrac{(-72)^2}{156}\right]\times 2^2=5043.0768$$

$$\sum(y-\bar{y})^2=\left[1145-\dfrac{(85)^2}{156}\right]\times 1^2=1098.4616$$

$$\sum(X-\bar{x})(Y-\bar{y})=\left[915-\dfrac{(-72)(85)}{156}\right]\times 2\times 1=1908.4616$$

相关系数：$\quad r=\dfrac{1908.4616}{\sqrt{5043.0768}\,\sqrt{1098.6859}}=0.8108$

回归系数：$\quad b_{y\cdot x}=\dfrac{1908.4616}{5043.0768}=0.3784$

$$b_{x\cdot y}=\dfrac{1908.4616}{1098.6859}=1.7370$$

回归方程式：$\hat{Y}-25.04=0.3784(X-128.08)$ 或 $\hat{Y}=0.3784X-23.4255$

$\hat{X}-128.08=1.7370(Y-25.04)$ 或 $\hat{X}=1.7370Y+84.5855$

3. 列出一定范围的常态相关面的方程式

计算常态相关面的方程式[5]如下：

$$Z=\dfrac{N}{2\pi\sigma_x\sigma_y\sqrt{1-\rho^2}}e^{-\frac{1}{2(1-\rho^2)}\left[\frac{X^2}{\sigma_x^2}-\frac{2\rho xy}{\sigma_x\sigma_y}+\frac{y^2}{\sigma_y^2}\right]} \tag{1}$$

但我们运用常态相关面的方法，目的在于得到一定范围内之界限，而不是

常态相关面的各点高度。因此须用下列公式求出常态相关面各横断部位(即平面)的圆周(通常为椭圆)：

$$\frac{X^2}{\sigma_x^2} - \frac{2\rho_{xy}}{\sigma_x \sigma_y} + \frac{y^2}{\sigma_y^2} = \lambda^2 \tag{2}$$

(2)式中的 λ^2 可由下式得出

$$P = 1 - e^{-\frac{\lambda^2}{2(1-\rho^2)}} \tag{3}$$

(3)式中的"P"表示包括总体例数的范围。当此范围确定时，λ^2 即与相关系数成函数关系。

如令 $P = 50\%$，表示(2)式的圆周内将包括半数的个体在内。此时 λ^2 值可由下式求得：

$$\lambda^2 = 1.3863(1-\rho^2) \tag{4}$$

如令 $P = 95\%$ 或 99% 时，λ^2 值可分别由(5)及(6)式求得：

$$\lambda^2 = 5.9915(1-\rho^2) \tag{5}$$

$$\lambda^2 = 9.2103(1-\rho^2) \tag{6}$$

把上面的相关系数 r 代替 ρ，就得到当所包括的个体范围为 50%、95% 及 99% 时，λ^2 值分别为 0.4750、2.0527 及 3.1555。以此数代入(2)式，再以($X-\bar{x}$)及($Y-\bar{y}$)分别代替 X 及 Y，以 s_x 及 s_y 分别代替 σ_x 及 σ_y，并仍以 r 代替 ρ，就得到下面三个不同范围的椭圆方程式。

包括个体为 50% 者：

$$\frac{(x-128.08)^2}{32.5360} - \frac{2(0.8106)(X-128.08)(Y-25.04)}{5.70 \times 2.66} + \frac{(Y-25.05)^2}{7.0883} = 0.4750$$

包括个体为 95% 者：

$$\frac{(x-128.08)^2}{32.5360} - \frac{2(0.8106)(X-128.08)(Y-25.04)}{5.70 \times 2.66} + \frac{(Y-25.04)^2}{7.0883} = 2.0527$$

包括个体为 99% 者：

$$\frac{(x-128.08)^2}{32.5360} - \frac{2(0.8106)(X-128.08)(Y-25.04)}{5.70 \times 2.66} + \frac{(Y-25.05)^2}{7.0883} = 3.1555$$

如果拟采用平均数、减几倍标准差的方法定出个体所包括的范围，则可用与标准差倍数相当的机率代入(3)式，计算过程是相同的。

表1　吉林省白城市十岁女童的身高体重相关表，1968年10月

体重（公斤）Y ＼ 身高（厘米）X	112~	114~	116~	118~	120~	122~	124~	126~	128~	130~	132~	134~	136~	138~	140~	142~	144~	f	y	fy	fy²	Σfy (−)	Σfy (+)	计	Σfxy
18~													1					1	7	7	49		8	8	56
19~							1										1	6	6	36	216		25	25	150
20~		1	1	1	4	1								1				9	5	45	225	1	23	22	110
21~			2		1	1												5	4	20	80	13	13	0	52
22~			1	1	4	6		2	1									16	3	48	144	2	34	32	96
23~			1		1	8	1	1	2	1								15	2	30	60	1	23	22	44
24~	1	1			1	3	2	4	3	2	1	1	1					22	1	22	22		22	22	22
25~					1	1	3	6	4	1	2					1		20	0			24	6	−18	−17
26~							4	12	6	2	1	2		1			1	32	−1	−32	32	54	7	−47	47
27~							2	3	1	4	2	1	2		1			14	−2	−28	56	56	40	−21	63
28~								1		2	1	3						6	−3	−18	54	21		−24	54
29~											4	1		2	1			6	−4	−24	96	29		−29	116
30~										1		1					1	3	−5	−15	75	14		−14	70
31~															1			1	−6	−6	36	8		−8	48
f	1	1	4	1	12	20	18	28	18	14	16	9	6	4	2	1	1	156		85	1145				915
x	−8	−7	−6	−5	−4	−3	−2	−1	0	1	2	3	4	5	6	7	8								
fx	−8	−7	−24	−5	−48	−60	−36	−28	0	14	32	27	24	20	12	7	8	−72							
fx²	64	49	144	25	192	180	72	28	0	14	64	81	96	100	72	49	64	1294							
Σfx (−)	8	7	24	5	48	54	40	32	24	1															
Σfx (+)									6	23	34	22	32	22	14	8									
计	−8	−7	−24	−5	−48	−47	−40	−21	−18	22	34	22	32	22	14	8		−72							
Σfxy	56	49	144	25	192	141	80	21	0	22	68	66	128	110	84	56	64	915							

4. 作常态相关面图

有了上面三个方程式，就可按一般作几何图的方法定出所需要的座标点。三个椭圆各自的 X 值极大点和极小点〔如包括 50% 范围者为（121.35，22.49）和（134.81，27.59），余见表 2〕则由以 X 推算 Y 的回归方程式与各个椭圆方程式分别联解得出。全部计算结果列于表 2。依表 2 的座标点绘成三个椭圆图，即图 1 中的三个椭圆。其中内圆为包括个体 50% 范围者，中圆为包括 95% 范围者，外圆为 99% 范围者。

评价方法

首先应对常态相关面的主要性质有所了解。图 1 上有观察点 156 个，为所测十岁女童 156 人的身高体重在相关图上的座标。小椭圆是根据表 2 第 1、2 栏的各座标点绘成的，理论上应包括观察点的 50%，实际上包括了 55.8%（共 87 个点），稍有出入，这主要是由于体重的分配稍有偏态的缘故。中圆和大圆分别根据表 2 第 1、3 栏和第 1、4 栏绘成，理论上应分别包括观察点的 95% 和 99%，实际上各包括了 95.5%（共 149 个点）和 98.7%（共 154 个点）均十分接近。图 1 上的两条交叉直线即回归线。其一系由身高推算体重，另一系由体重推算身高者。两直线交叉点即为身高与体重平均数的位置。在图上还可以看出，由身高推算体重的回归线与各椭圆圆周的交点即各该椭圆在横轴上的极小点和极大点，在此横轴范围内的任何 X 值（身高）在 Y 方面（体重）的个体分配序列（Array）都以此回归线为中心而对称，且理论上呈常态分配。同样道理，由体重推算身高的回归线与各椭圆圆围的交点即该椭圆在纵轴上的极小点和极大点，在此纵轴范围内的任何 Y 值（体重）在 X 方面（身高）的个体分配序列亦都以此回归线为中心而对称，且理论上呈常态分配。可见常态相关面既反映了 X 方面与 Y 方面的"运动的"平均数的关系，即横面上的回归线；又反映了 X 值（或 Y 值）的任一"切面"上的 Y 值（或 X 值）分配的个体变异现象，即纵面上的常态形。所以它既是相关的又是常态的。从图上又可看出，椭圆的长轴与观察点的散布趋势是一致的。当身高与体重的发育增长过程越密切相关，则椭圆应越细长，两回归线的夹角（锐角）亦越小，相关系数 r 则越大（指其绝对值）；反之，当身高与体重的发育增长过程越是参差不齐，即身高与体重的增长比例在个体间的差别越大时，则椭圆越显粗短，两回归线的夹角（锐角）亦越大，相关系数 r 则越小。前者以直线为极限，此时 $r=1$；后者以正圆为极限，此时 $r=0$，而两回归线的夹角则成直角。以上是有关常态相关面的主要性质。

表2 常态相关面各横断面椭圆的座标

X值	Y值					
	50%范围者		95%范围者		99%范围者	
110.74	···		···		18.48	
112	···		···		17.20	20.71
114	···		···		16.96	22.46
114.10	···		19.75		—	—
116	···		18.53	22.41	17.07	23.87
118	···		18.59	23.86	17.38	25.07
120	···		18.87	25.09	17.80	26.16
121.35	22.49		—		—	—
122	21.96	23.52	19.31	26.17	18.31	27.17
124	22.04	24.95	19.85	27.14	18.90	28.09
126	22.51	26.00	20.48	28.02	19.56	28.95
128.08	23.21	26.87	21.23	28.85	20.31	29.77
130	24.01	27.53	21.99	29.54	21.07	30.47
132	25.03	28.01	22.86	30.18	21.92	31.13
134	26.41	28.15	23.83	30.74	22.84	31.72
134.81	27.59		—	—	—	—
136			24.90	31.18	23.83	32.24
138	···		26.11	31.48	24.92	32.67
140	···		27.56	31.54	26.12	32.98
142	···		30.00	30.62	27.50	33.12
142.06	···		30.33		—	—
144	···		···		29.21	32.93
145.42	···		···		31.60	

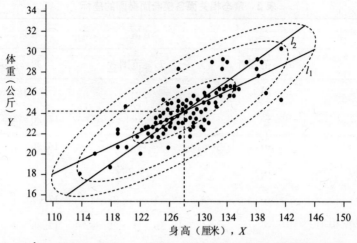

$l_1: \hat{Y} = -0.3784X\text{-}23.1255$ 　内圆：包括个体50％范围之常态相关面圆周
$l_2: \hat{X} = +1.7370Y+84.5855$ 　中圆：包括个体95％范围之常态相关面圆周
$\hat{x} = 1.7379Y+84.5885$ 　　外圆：包括个体99％范围之常态相关面圆周

图1　白城市十岁女童的身高体重相关圆及常态相关面圆周,1960年10月

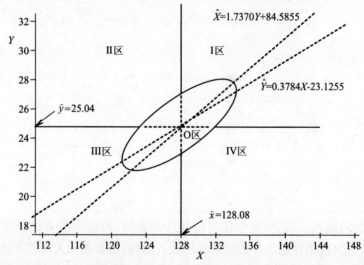

图2　白城市十岁女童用常态相关面评价身高体重发育分区圆,1960年10月

　　运用常态相关面评价儿童及少年身体发育状况是根据某个个体的某两个实测标识(如身高与体重)在相应的图上的座标位置而进行的。"相应的图"是指同地区、同民族在一定时期内由同年龄、同性别人口中实测资料所计算出来的常态相关面图。为了便于实际应用,作者建议将图面分成下列五个区。每个区标志一定的发育类型,见图2。各区的位置、含意及评价方法如下。

O区：图2中部椭圆内的部分，包括个体的范围约占总体的50%；划入此区内的个体，发育程度为中等。距身高与体重的平均水平较近，且身高与体重的比例亦较匀称，接近平均水平。

I区：图2 XX' 线以上，YY' 线以右而除外O区的部分，包括个体的范围小于总体的25%；划入此区内的个体其身高与体重均高于平均水平；在回归线附近者身高与体重的比例较匀称，离回归线远者匀称程度较差，但本区所标志的发育状况总的说来都是较优良的，其身材在同年龄、同性别的组内较为高大。

II区：图2 XX' 线以上，YY' 线以左而除外O区的部分，通常本区所包括的个体数很少；划入此区内者其体重虽高于平均水平，但身高则低于平均水平，体型较粗矮；医务人员应予以注意。

III区：图2 YX' 线以下、YY' 线以左而除外O区的部分，包括个体的范围小于25%；划入此区内的个体其身高与体重均低于平均水平；体型矮小，发育不良，医务人员最应予以注意。

IV区：图2 XX' 线以下，YY' 线以右而除外O区的部分，通常本区所包括的个体数不多；划入此区内者恰与II区相反，即身高虽高于平均水平而体重则低于平均水平；体型较细高；医务人员亦应予以注意。

讨　论

用常态相关面的方法评价身体发育是有许多优点的。第一，它能够确切地标志出个体在其同质总体内的位置；不但可以看出个体发育在某两个标识上的绝对水平，而且可以反映出发育匀称的程度以及欠缺的方面。第二，显示出任一 X 值（如身高）"切面"上 Y 值（如体重）方面的个体离差；在大量观察中，这种离差是以常态分配的状态反映出来的，可避免由回归法以单一的平均数作估计的缺点。第三，对个体进行连续观察时，可看出发育过程变化的动向，以及时反映出保健工作的效果和问题。第四，用常态相关面的方法评价个体身体发育状况，只要制出了常态相关面图（如图2），确定了各区的位置之后，在使用时是十分便利的，不需任何计算，可谓又快又好。综合上述各点，作者认为，运用常态相关面评价个体身体发育的方法比目前仍沿用平均数法、体型图法、相关法等为优；应制成各年龄性别人口身体发育的成套的常态相关面图，以供当地在一定时期内评价之用。

结　语

1. 本文介绍了用统计上常态相关面的方法评价儿童、青少年的个体身体发育，认为此法较目前沿用的其他统计评价方法为优。

2. 简单讨论了常态相关面的有关理论。

参考资料

[1] 杨建伯：人民保健，2，7，390，1960.

[2] 本校卫生系儿童少年卫生教研室资料.

[3] 郭祖超：医学与生物统计方法，第五、六章，1948.

[4] Snedecor. G. W.：Statitical Methods，1953.

[5] 薛仲三：高等统计学，325—329，1949.

（1964 年 6 月第八届全国儿科学术会议大会发言）

8 计量资料原记录准确性的统计检查法

统计资料分"计数的"与"计量的"两大类。前者如人口数、发病人数等,后者如每个人的身高、年龄等。计数资料通常只有抽样误差;计量资料除抽样误差外,还有"测量误差"。抽样误差在抽样调查中是不可能完全避免的,但可用统计上的方法如实地反映出来。测量上的误差则不然,一旦发生,就无法以统计上的方法处理,因为后者的产生没有一定的规律。本文将就计量资料的测量误差之存在和如何及早发现此种误差并予以及时纠正两个问题加以讨论。

一、测量误差是存在的

计量资料以每一个被观察单位的具体的"量值"为统计基础。统计上的"量"是有单位的。不同的单位通常标志不同的精确度。如青少年的体重以"公斤"为测量单位,初生婴儿的体重以"克"为测量单位等。但以单位表示量值只是相对可靠的,是在一定的允许误差的范围内的准确记录。如对体重的测量允许误差为不超过 0.1 公斤,则在以公斤为单位时,保持第一位小数的准确性即可满足对资料的要求。而实际上我们所见到的计量资料并不都是能够达到上述要求的。例如在儿童和青少年的身体发育研究中,一般要求体重测量准确度要达到 0.1 公斤,身高、坐高、胸围的准确度要达到 0.1 厘米。而这些标识的原始测量记录的第一位小数常呈显出"特异"的数值分配现象。表 1 系某市 7—18 岁男、女性人口 3356 例的上述四个标识末位数(即第一位小数)各数值的分配。

从表 1 内的数值分配情况可以看出,无论是身高、体重、坐高或胸围,其原始记录的末位数都是绝大部分集中在"0"和"5"两个数上,前者占 29.32%～57.90%,后者占 20.44%～40.76%;其他的数值出现次数均相对减少,除有一个为 12.96%外,其余均在 10%以下,其中将近 2/3 皆不及 5%,最少者仅0.03%(即在 3356 例中仅出现一例)。这种分配上异常集中的现象显然由于测量误差所造成,是无可置疑的了。

二、测量误差的检查法

计量资料,特别是身体发育测量资料的变动都是持续的、比较均匀的,随着不同年龄的增长而递增的。不能设想一个人的身高会从 10 岁时的 130.0 厘米突然跃增到 11 岁时的 130.5 或 131.0 厘米而不经过中间的 130.1、130.2、……130.9(其中还包括 130.11、130.12、……130.19 等,余类推)厘米的逐渐增长过程。在这一变化的过程中,实际上的身高被归入 130.0、130.1 ……130.9 等各组的"机率"应该是相等的。因为除了年龄组对发育的速度具有不同的影响外,数量本身的变化并无多滞留在一些数值而在另一些数值时却很快越过的现象。因此,当大量调查时,这种相等的机率将会反映在第一位小数各数值出现的次数上,即自"0"到"9"的任何一个第一位小数出现的机会都是相同的,各占 1/10 而当调查进行中的积累例数尚未达到大量时,上述各数值的出现机率则应受机率论的规律所约束。基于这一认识,我们就可以用机率论的方法来规定出在各个不同的总体例数的水平上,每一个第一位小数可能出现的最少次数和最多次数,并以此最少到最多的范围对测量误差进行检查,以便及时发现错误。

表 1 某市 7—18 岁男、女人口的身高等四个标识末位数数值分配,1960 年

第一位小数	例数				百分分配(%)			
	身高	坐高	体重	胸围	身高	坐高	体重	胸围
0	984	1380	873	1943	29.32	41.12	26.01	57.90
1	162	230	273	10	4.83	6.85	8.13	0.30
2	257	142	435	6	7.66	4.23	12.96	0.18
3	219	133	124	1	6.53	3.96	3.69	0.03
4	198	56	162	4	5.90	1.67	4.83	0.12
5	686	1058	686	1368	20.44	31.53	20.44	40.76
6	271	37	276	7	8.07	1.10	8.22	0.21
7	241	92	234	4	7.18	2.74	6.97	0.12
8	200	192	197	11	5.96	5.72	5.87	0.33
9	138	36	96	2	4.11	1.08	2.86	0.06
合计	3356	3356	3356	3356	100.00	100.00	100.00	100.00

表 2 各末位数出现次数的机率(当 $n=50$)

出现次数	机 率
0	$(0.9)^{50} = 0.005154$
1	$50(0.9)^{49}(0.1) = 0.028630$
⋮	⋮
r	$\dfrac{n!}{r!\,(n-r)!}(0.9)^{n-r}(0.1)^r$
⋮	⋮
49	$50(0.9)(0.1)^{49} = 450 \times 100^{-50}$
50	$(0.1)^{50} = 1 \times 10^{-50}$
合计	1

根据以上的分析,以总体例数为 50 举例,推算"0"至"9"的十个末位数各出现 0 次、1 次、2 次、……50 次的机率。表 2 就是用二项式推算的各组机率。当 $n=50$ 时,"出现次数"中全部出现(即 50 次)和全不出现(即 0 次)的机率是极小的,接近此二种情况(如 1 次、49 次、48 次等)的机率也是非常少的。或者说,都是实际上不可能的。因此习惯上把这两种极端的情形按照它们的机率各除去 2.5% 或 0.5%,则所剩中间部分为 95% 或 99%,这就是通常所谓的可信限(confidence interval)。兹将测量资料的总体例数为 50、……100、150、……1000 等时,其末位数(如第一位小数)的各个数值的出现次数按 95% 和 99% 可信限范围列于表 3,以便查阅。

表 3 95% 和 99% 可信限范围

总体例数	95% 可信限(%)		99% 可信限(%)	
	下限	上限	下限	上限
50	3	22	2	26
60	4	21	3	23
70	4	20	3	21
80	4	19	3	20
90	5	19	4	19
100	5	18	4	19
120	6	17	4	18
150	6	16	5	17
200	7	15	6	17
250	7	14	6	16
300	7	13	6	15
500	8	12	7	14
1000	8	12	8	13

表 4　用表 3 方法检查举例

末位数	出现次数		
	(1)	(2)	(3)
0	8	19	37
1	9	7	1
2	9	4	7
3	13	14	5
4	7	5	6
5	10	17	19
6	16	11	6
7	6	8	8
8	10	10	7
9	12	5	4
合计	100	100	100

运用表 3 检查测量资料的可靠性是很方便的。假如某次身体发育调查已测量了 100 名儿童的体重，可先将此 100 个体重记录的末位数（即第一位小数）各数值的出现次数统计出来，设所得结果如表 4。表中第 (1) 种结果所有各数均在 95％的可信限 5－18 之间，说明测量较可靠；第 (2) 种结果中有的次数已达到 99％可信限的"边缘"（4－19），尤其是"0"数的出现次数达 19 次，"5"数达 17 次，应引起特别注意；第 (3) 种结果则已远远超出了 99％可信限的范围，在随机抽样的条件下几乎不可能出现的情况在这里却一再出现（如 37、1），说明这项测量工作十分粗糙，所记录的末位数是不可靠的，并将影响分组分析结果的正确性。

提　要

以 3356 例身体发育调查的实测原始资料说明"测量误差"是存在的。同时介绍了用二项式原理的方法检查上述误差，以评价资料的准确性。

（《吉林医科大学学报》1961 年第三期）

9 变异数的显著性测验及其相应的
平均数显著性测验

计量资料由于其集中性,故可计算平均数;由于有变异性(亦称离中性),故须计算变异数。目前对样本的分析,往往只注意其集中性,对平均数进行显著性测验及其他分析;而对于变异性方面则常常忽视,多不进行变异数的显著性测验,亦不作其他分析。这是计量资料分析中的一个偏向。须知"集中"和"变异"同是样本的统一体中互相矛盾着的两个方面;他们互相对立,又互相依存;取消任何一方,样本就不能存在。因此,在分析一个样本或一组样本时,必须对上述两个方面同时考虑,才能作出全面的判断和结论。

在测验样本平均数间差异的显著性时,其无效假设(null hypothesis)为"各样本自同一个常态的全体中随机抽出,或被抽样的各全体具有相同的平均数和变异数"[1]。故如果获得差异"显著"的结果,则可能有以下三种情况:

(1)各组平均数间差异显著;

(2)各组变异数间差异显著;

(3)各组平均数和各组变异数间差异均显著。

可见即使是单独测验平均数间差异的显著性时,不考虑变异数的影响也是不行的。因为当我们不能排除上述(2)、(3)种情况时,单独选择第(1)种情况来估计结论也是不可靠的或不全面的。

下面讨论的是单独测验变异数间差异显著性的方法;和当各样本变异数差异显著时,测验其平均数之间的差异显著性的方法。共分三种情况讨论:两个样本的比较;各样本例数相等时,三个以上样本的比较;各样本例数不相等时,三个以上样本的比较。

一、两个样本的比较

在比较克山病人与健康人血清中谷氨酰丙氨转氨酶(GPT)的研究[2]中,获得表1的结果。可见克山病人GPT的测定值不但平均数约为健康人的2

倍,标准差更为其 4 倍。故平均数与变异数均须测验其差异的显著性。

表1　克山病人与健康人转氨酶(GPT)测定结果比较

	例数	平均数(GPT 单位)	标准差	变异数
克山病人	48	167.3 ± 17.2	119.3	14227.91
健康人	55	80.7 ± 3.8	28.0	784.19

先作变异数一致性的显著性测验。

$$F = \frac{14227.91}{784.19} = 18.1$$

此法均以变异数大的作分子,且其自由度为"n_1",另一样本的自由度则为"n_2". 本例 $n_1=47, n_2=54$。又由于此法所得 F 值均大于 1 故机率应按全部面积之半计算。查 F 值表[3]中 $n_1=50$(最接近 47 者),$n_2=55$(最接近 54 者)时 $F_{0.01}=1.90$,此例所得 F 值为 18.1,远远超过此点,即机率 P 远远小于 2%,表示两样本的变异数之间相差非常显著。再接通常测验平均数的差异显著性的方法比较两样本平均数

$$t = \frac{167.3 - 80.7}{\sqrt{(17.2)^2 + (3.8)^2}} = 4.92$$

由于已知两样本的变异数相差非常显著,故用标准误的加权平均数法计算 $t_{0.001}$ 界。公式如下:

$$t = \frac{\dfrac{s_1^2}{N_1}t_1 + \dfrac{s_2^2}{N_2}t_2}{\dfrac{s_1^2}{N_1} + \dfrac{s_2^2}{N_2}}$$

代入即得

$$t_{0.001} = \frac{\dfrac{14227.91}{48} \times 3.551 + \dfrac{784.19}{55} \times 3.460}{\dfrac{14227.91}{48} + \dfrac{784.19}{55}} = 3.547$$

以本例的 t 值 4.92 与之比较,可见机率 $P<0.001$,表示平均数间的差异也非常显著。平均数之间的和变异数之间的差异与原文的结论是相符的。结论谓:"健康人与克山病人转氨酶的平均值之间,有非常明显的差异;健康人的 GPT 单位变动范围较小,而克山病患者的变动范围较大,此点与病人心肌改

变有关系。"[2]

两样本的变异数相差显著时,可用上述标准误加权计算近似的 t 值界限。这种方法当两个样本的例数相差悬殊,而原来的 t 值又介于同同两个样本相应的 t 值(指同一机率界限值)之间时极为重要;而当原来的 t 值已超过或小于同任何一个样本相应的 t 值界限时则可省略。因为由于加权法推算的 t 值不会超出两样本原来的相应 t 值的范围。故前一种情况可能改变结论而后一种则不能。

二、三个以上样本的比较(各样本例数相等者)

有人在研究核黄素缺乏时,测定了动物尿中的氨氮排出量(六天量,毫克)[4]。实验共分三组,每组 12 例,其原始测定值记录如表 2。

表 2　三组动物的尿中氨氮排出量(毫克)

第 1 组(缺乏组)		第 2 组(限食量对照组)		第 3 组(不限食量对照组)	
30	32	43	54	82	76
27	36	45	37	66	83
35	26	53	47	66	72
35	41	44	57	86	73
29	33	51	48	56	59
33	31	53	42	52	53

先作三组变异数一致性的显著性测验,如表 3。[5]

表 3　表 2 资料的变异数一致性测验(初步计算)

	$\sum (X-\bar{x})^2$	S^2	$\log S^2$
第 1 组	190.6667	17.3333	1.2388821
第 2 组	383.6667	34.8788	1.5425615
第 3 组	1558.6667	144.6970	2.1513607
合计	—	193.9091	4.9328043

变异数的平均值:

$$\bar{s}^2 = \sum s^2 / N = 193.9091/3 = 64.6364$$
$$\log \bar{s}^2 = 1.8104772$$

$$N\log\overline{s}^2 = 3 \times (1.8104772) = 5.4314316$$

$$\frac{\sum \log s^2}{\text{差数}} = \frac{4.9328043}{0.4986273}$$

$$\chi^2 = 2.3026 \times (k-1)(N\log\overline{s}^2 - \sum \log s^2)$$
$$= 2.3026(12-1)(0.4986273)$$
$$= 12.63$$

自由度 $=3-1=2$　$P<0.01$

校正系数：

$$C = 1 + \frac{N+1}{3N(k-1)} = 1 + \frac{3+1}{3(3)(12-1)} = 1.0404$$

校正的 $\chi^2 = \chi^2/C = 12.63/1.0404 = 12.14$。

$P<0.01$。测验结果表明三组的变异数之间差异是非常显著的,故不能用表 2 的原始记录结果直接测验各组平均数之间的差异显著性,而需进行代换。代换的方法很多,如用对数、三角函数、指数、倒数等。本例采用 $\log(X/10)$ 代换原来的 X 值,则表 2 资料改变为表 4 者。根据表 4 资料再作变异数一致性测验,见表 5。

表 4　以 $\log(X/10)$ 代换表 2 资料的数值

第 1 组		第 2 组		第 3 组	
0.477	0.505	0.633	0.732	0.914	0.881
0.431	0.556	0.653	0.568	0.820	0.919
0.544	0.415	0.724	0.672	0.820	0.857
0.544	0.613	0.643	0.756	0.934	0.863
0.462	0.519	0.708	0.681	0.748	0.771
0.519	0.491	0.724	0.623	0.716	0.724

表 5　表 4 资料的变异数一致性测验(初步计算)

	$\sum (X' - \overline{x}')^2$	s'^2	$\log s'^2$
第 1 组	0.034083	0.0030985	-2.5088485
第 2 组	0.033147	0.0030134	-2.5209432
第 3 组	0.064845	0.0058950	-2.2295162
合计		0.0120069	-7.2593079

$$\bar{s}'^2 = \sum s'^2/N = 0.0120069/3 = 0.0040023$$

$$\log \bar{s}'^2 = -2.3976904$$

$$\chi^2 = 2.3026 \times (k-1)(N\log \bar{s}'^2 - \sum \log s'^2$$

$$= 2.3026(12-1)[(3)(-2.3976904)-(-7.2593079)]$$

$$= 1.68$$

自由度＝3－1＝2 $P > 0.10$

校正的 $\chi^2 = \chi^2/C = 1.68/1.0404 = 1.61$ $P > 0.20$

测验结果表明,原资料经代换后,三组的变异数是一致的,故符合"各全体具有相同的变异数"的无效假设。对本例资料的三组平均数的差异显著性测验亦可根据代换后表 4 数值用一般变异数分析法进行。从略。

三、三个以上样本的比较(各样本例数不等者)

有人在研究克山病人的血氧含量[6]时,分痨型病人、潜在型病人、健康人三组测定,择其静脉血氧含量测定结果如表 6。

表6 克山病人和健康人的静脉血氧含量测定(毫升％)

痨型克山病人				潜在型克山病人		健康人	
3.50	3.96	12.00	7.33	7.11	14.30	12.1	14.7
11.91	12.96	7.79	7.50	4.86	12.29	13.1	12.5
12.50	8.01	11.61	5.07	7.57	5.52	13.6	12.5
8.01	8.46	11.61	10.70	10.70	7.56	10.7	
7.11	8.01	9.13	10.76	4.40	2.60	10.7	
6.66	8.46	6.66	6.66	9.80	9.30	13.2	
4.86	8.90	4.62		9.36	10.70	12.5	

三组例数不等,测验变异数一致性之方法亦与上述者不同。

表7 表6资料的变异数一致性测验(初步计算)

	$\sum(X-\bar{x})^2$	$k-1$	$\dfrac{1}{k-1}$	s^2	$\log s^2$	$(k-1)\log s^2$
痨 型 组	190.1487	26	0.038462	7.3134	0.8611193	22.4671018
潜在型组	137.5711	13	0.076923	10.5824	1.0245842	13.3195946
健康人组	13.50	9	0.111111	1.5000	0.1760913	1.5848217
合　　计	341.2198	48	0.226496	——		37.3715181

$$\bar{s}^2 = \sum (X - \bar{x})^2 / \sum (k-1)$$

$$= 341.2198/48 = 7.1088$$

$$(\log \bar{s}^2) \cdot \sum (k-1) = (0.8517963)(48) = 40.8862224$$

$$\chi^2 = 2.306 \left[(\log \bar{s}^2) \cdot \sum (k-1) - \sum (k-1)(\log s^2) \right]$$

$$= 2.3026 [40.8862224 - 37.3715181]$$

$$= 8.09$$

自由度 $= 3 - 1 = 2$ 　　$P < 0.02$

$$C = 1 + \frac{1}{3(N-1)} \left[\sum \frac{1}{k-1} - \sum \frac{1}{\sum (k-1)} \right]$$

$$= 1 + \frac{1}{(3)(2)} \left[0.226496 - \frac{1}{48} \right] = 1.0343$$

校正的 $\chi^2 = 8.09/1.0343 = 7.82$,　　$0.05 > P > 0.02$

　　测验结果表明三组变异数是不一致的。如再测痨型组与潜在型组之间的差别,则得

$$F = 10.5824/7.3134 = 1.45$$

$$n_1 = 13, n_2 = 26, \quad P > 0.20,^{[7]}$$

　　故克山病人的静脉血氧含量与健康人是不同的。前者变异度较大,平均数较低;后者变异度较小,平均数较高(平均数的显著性测验仿第二节的方法,从略)。而痨型克山病人与潜在型克山病人之间则变异度一致,平均数也相仿。这一现象对探讨克山病的病理机制及早期诊断均具有一定意义。

小　结

　　本文以医学研究中的实例对变异数一致性的显著性测验方法进行探讨,并介绍当各组变异数不一致时,测验各组平均数之间差异显著性的方法。认为上述方法对医学研究具有实用的意义。

参考资料

[1] G. W. Snedecor., Statistical Methods, 82, 1953.

[2] 褚应士,吉林医科大学学报,5,229,1960.

[3] 同(1),P225.

[4] 王维洲等,营养学报,1,3,177,1956.

[5] 同(1),P250—251.

[6] 朱宜莲等,吉林医科大学学报,5,215,1960.

[7] R. A. Fisher,F Yates,Statistical Tables. 43,1953.

（《吉林医科大学学报》1961 年第三期）

10 抚松镇克山病发病率的统计分析

本文对吉林省抚松县抚松镇居民约二万人于 1959 年冬克山病流行季节进行发病率的统计分析。资料的地区范围以该镇居民集居的九个区为限；时间范围自 1959 年 11 月 27 日第一例克山病确诊患者发病时起，至 1960 年 3 月 15 日疫势基本下降时止，共历时三个半月。发病率的计算均以居民的人口数作为基数，患者都是经医院或地段卫生所确诊的新发急性克山病病例。人口资料计算的标准时间为 1959 年 11 月 30 日，即流行初的人口。统计分析的目的在于运用适当的统计学方法阐明此次克山病流行期间当地居民在发病率方面的某些特点，并提出作者的看法，以与研究克山病者商榷。

主要资料

1. 抚松镇全体集居居民的户口簿及人口统计报表；
2. 上述集居居民中急性克山病病例的疫情报告；
3. 当地居民中克山病流行病学重点调查 267 户 1154 人的资料（流行末期调查）；
4. 当地居民克山病病例住院报告卡片。

统计分析

一、年龄性别与发病率的关系

抚松镇总人口男多于女，性比例为 117：100，略高于一般同类地区。其中 35 岁以下的人口男女性比例为 97：100，35 岁以上者为 177：100，此现象可能由以下两个原因造成：(1)由于过去克山病流行造成女性人口大量死亡，尤其是最近一次大流行发生于解放前的 1945 年，距今 15 年，目前 35 岁以上的人口当时正在本病发病率和病死率最高的青壮年，对女性的影响尤大；(2)由于解放前从关内迁来的移民中青壮年男性人口的数量大大超过女性。故

35岁以下和35岁以上的人口出现了两种截然不同的性比例。图1左侧是居民的人口金字塔,呈"移入型",其中10岁以下儿童人口约占总人口的三分之一,且男女人数几乎相等,说明解放后山区人民人丁兴旺、欣欣向荣的景象和党对妇幼健康的保护与关怀;同时亦间接说明近十年来该镇并未发生过克山病的严重流行,否则将会在人口的年龄构成上留下痕迹;至于20岁以上的人口又有所增加,主要是由于外地移民迁入的缘故。

克山病患者总的性比例为63:100,女性显著多于男性。但其中15岁以下者为97:100,接近1:1,表示两性患者人数极接近;而15岁以上者为56:100,几乎为1:2,其中尤其是20—40岁的女性患者更为同年龄男性的2.7倍。患者的人口金字塔见图1右侧,左右两图对比,恰可看出居民人口的年龄性别组成与急性克山病患者的年龄性别组成的显著差别,显示出本病的发病在年龄性别方面的特殊性。

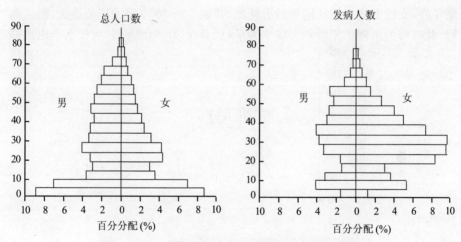

图1 总人口数与发病人数年龄性别百分分配的比较

居民中各年龄两性人口的发病率如表1及图2下半部所示。男性和女性发病率的高峰都在30—40岁组,10岁以下的儿童和60岁以上的老年人都比较低。

为了说明两性发病率之间对比的差异,兹用下列公式求得两性发病率按年龄分组的比值,借以消除年龄对发病率高低的影响,而单独比较两性发病率间的比例:

$$比值 = \frac{某年龄女性发病率}{同年龄男性发病率} \times 100$$

表 1　各年龄男女性发病率及其"比值"

年龄（岁）	发病率（%）		比值	年龄（岁）	发病率（%）		比值
	男	女			男	女	
0—	1.09	0.74	68	40—	6.04	12.92	214
5—	3.25	3.85	118	45—	5.43	11.76	217
10—	5.03	5.48	109	50—	4.88	9.90	203
15—	2.99	6.10	204	55—	5.67	7.05	124
20—	2.58	10.10	391	60—	4.16	4.21	101
25—	4.63	12.41	268	65 及以上	2.71	2.77	102
30—	6.25	16.80	269	合计	3.99	7.48	187
35—	7.12	17.42	245				

　　计算结果如表 1 第四栏,其曲线如图 2 上半部所示。曲线表明除幼年和老年外,女性发病率均比同年龄男性高,并以 20—30 岁组的比值最大,形成高峰,此高峰的出现比年龄别发病率为早(后者在 30—40 岁)。为什么会出现这

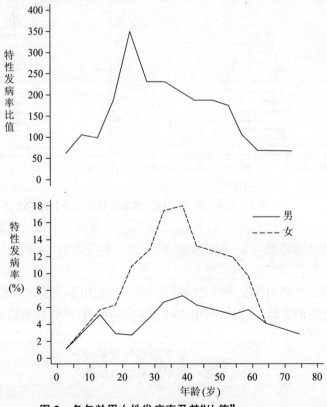

图 2　各年龄男女性发病率及其"比值"

种现象,是一个值得进一步研究的问题。

在两性总发病率方面男性为 3.99%,女性为 7.48%。为消除两者年龄组成上的不同影响,按总人口数予以标准化,标化后男性总发病率为 3.88%,女性为 7.58%,两者之比接近 1∶2,这一比例可代表该镇此次流行期间男女性发病机率的确切关系。

二、职业与发病率的关系

按职业别计算的发病率如表 2,可以看出不拘从事何种职业均可急性发病。其中家庭妇女的发病率最高,学生的较低,儿童的最低,这主要是性别年龄分布的影响,仍如前述。"无业和其他"组的发病率低,主要是老年无业者占的比重甚大,也可以用年龄的特点来解释。职员和干部、工人、农民三种主要职业人口中年龄和性别方面的构成大致相仿,而以职员和干部的发病率较低;至于工人的发病率较高,可能是由于近两年来在社会主义建设飞速发展中地方工业大量兴办,新添了大批人员,而在工人的人口基数中有一部分尚未登记更改其原来职业,因此相对地夸大了这一组的发病率。虽则如此,从以上资料至少可以看出急性克山病的发病在各种职业中并无显著的差异(除了受年龄性别构成的影响以外)。再分别计算上述三种主要职业人口的性别发病率(表3),则同一职业中女性发病率皆高于男性,表明发病者在各种职业中的分布仍旧普遍地显示女多于男这一特性,也说明职业的不同并不能用来解释发病率高低的主要原因。

表 2 职业别发病率

职业	职员、干部	工人	农民	家庭妇女	学生	儿童	无业、其他	合计
发病率(%)	4.90	7.76	6.15	11.27	5.31	1.67	2.38	5.60

表 3 三种主要职业人口的男女性发病率

职　业	发病率(%)	
	男	女
职员、干部	3.64	11.54
工人	6.47	18.82
农民	6.07	8.41

三、关于发病的家族性问题

许多文献都提到本病的发病有家族性特点,但大多只根据发病多人(二人及以上者)的病户占总病户数的百分比或此类病户中的患者占总患者的百分比以及其他发生多个患者的个别病户的资料来说明。作者认为:仅按病户本身的统计或个例来说明发病的家族性问题是有缺点的,因为病户或患者中家族发病者所占的比例只能表示在同一户发生多个患者的分配情形,后者即使在毫无家族性发病特点的疾病,由于居民的人口具有家庭组成的影响,也完全可能有几个患者同时或先后发生于某一户的情况出现,尤其当患者越是大量发生时,这种可能性亦随之增大,因此,当各地发病率的高低不同,而以上述"家族性发病的患者(或病户)"占患者(或病户)总数的"比例"来说明发病的家族性显然是不妥当的。须知"发病"的含意是指某人口集团的总体中发生患者的多少而言,所谓"家族性发病"亦应该按家族的特点将人口分组,然后计算其发病率来分析,正如按年龄、性别、职业等各种统计标识分组计算发病率的道理一样。如果克山病的"发病"确实存在家族性特点,那么,当其他有关发病的各种内外因素大体一致的条件下,人口越多的户中按人口计算的发病机率必然增大,因为致病因子有可能同时或先后作用于这些户的每一个人;相反的,人口少的户(如一、二口人的户)则发病机率将相对地缩小。当进行大量资料地观察时,这种"发病机率"的影响必然会反映到按每户人数分组的按人口为基数所计算的发病率上。即总的趋势应该是:每户人口越多的组发病率越高,反之越低。兹根据抚松镇267户1154人的统计将发病率列于表4。表中最高的发病率在3—4口人的户,最低的为1—2口人的户,5口人以上的户介乎两者之间,并略有下降趋势。但由于不同人口的户的成员中年龄和性别方面

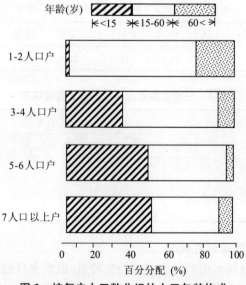

图3 按每户人口数分组的人口年龄构成

的组成极不一致,如在年龄方面,15岁以下的儿童随每户人口数的增多而增加其比重,15岁以上者则相反(见图3)。

表4 按每户人数分组的人口发病率

每户人数	人口数	患者数	发病率 (%)	标准化后的 发病率(%)
1—2	108	6	5.56	3.74
3—4	316	30	9.49	8.58
5—6	439	33	7.52	7.95
7及以上	291	20	6.88	8.02
合　　计	1154	89	7.71	—

为消除年龄构成不同所渗入的影响以单独分析家族性问题,乃根据调查户总人口的年龄构成予以标准化,标准化后的发病率如表4第四栏。可见1—2口人户的人口发病率仍比三口人以上者显著地低,这显然与男性人口所占比重较大有关;至于三口人以上的三组发病率则基本相似,毫无继续升高的趋势。同时,再按每户人口中15—60岁(高发病率的年龄)的人计算发病率,则它们之间差异的趋势与经过标准化后的发病率亦相一致(见表5),即后面三组的发病率仍未见继续升高。根据以上的分析可以看出:虽然一定数量的户的"家族发病现象"是存在的,但无论在总人口中或在高发病率的年龄组中,都说明抚松镇急性克山病的发病在此次流行中并不具有明显的、普遍的家族性特点;从而推论某些文献所以认为"家族性发病"的存在,可能只是由于用了不甚恰当的统计方法所造成的错觉而已。

表5 按每户人数分组的15—60岁人口发病率

每户人数	人口数	患者数	发病率(%)
1—2	81	6	7.4
3—4	180	24	13.3
5—6	206	25	12.1
7及以上	120	16	13.3
合　　计	587	71	12.1

四、人口机械变动与发病率的关系

抚松镇大部分居民均自外地(主要是山东)迁来,就目前常住人口中当地出生者约仅占总人口之半。如将出生地按本县、外县(指吉林省其他县)及外省分组计算发病率,那么,本县出生者的发病率显然低于外县和外省者,而外县与外省两组则颇接近(见表6)。但本县出生人口中绝大部分是青少年及儿童(20岁以下者占80.9%,20岁以上者仅19.1%),而非本县出生者则恰相反,成年人所占的比重极大(20岁以上者占86.7%,20岁以下者仅占13.3%),但由于年龄和性别对本病的发病影响甚大,故不能不考虑对不同出生地居民的发病率进行年龄和性别方面的修正。兹仍采用标准化法,计算结果见表7。

表6　不同出生地人口的发病率

出生地	人口数	患者数	发病率(%)
本　县	554	30	5.4
外　县	152	16	10.5
外　省	448	43	9.6
合　计	1,154	89	7.7

表7　不同出生地人口发病率按性别和年龄的标准化

	年龄(岁)	人口数	发病率(%)		预期发病人数	
			本县出生者	非本县出生者	本县出生者	非本县出生者
男	20以下	265	1.35	2.38	3.58	6.31
	20—	258	9.30	7.91	23.99	20.41
	60及以上	62	…	8.06	…	5.00
女	20以下	263	3.56	10.53	9.36	27.69
	20—	267	23.81	14.71	63.57	39.28
	60及以上	39	…	5.13	…	2.00
合　计		1154	5.42	9.83	100.50	100.69
经标准化后的发病率(%)					8.71	8.73

表7中不同出生地的居民中各相当年龄、性别组的发病率间的差异在统计学上无显著意义,而经标准化后的两组总发病率却几乎相等,表明不同出生地居民的发病率所以有高低之分,主要是由于年龄性别构成的不同所造成,当这些因素被消除后,本县出生与非本县出生的居民中克山病的发病率是并没有什么真正差别的。可见笼统的发病率的差别主要是由于居民的年龄性别构成的影响所造成,某些文献认为外地居民迁入患区后发病率高于当地原籍居民,是否也是由于用了这种笼统的发病率之故,值得进一步探讨。按居住年限

分组时,本县出生者与年龄分组相同,从略;非本县出生者按在本县居住年限计算的发病率如表8。由于人数尚少,各组发病率之间的差别并不显著,但由此至少可以看出:由外地迁入居民的发病率并不显示受居住年限的影响,即并不是在本县居住年限短的居民发病率高或居住年限长的发病率低。

表8　非本县出生人口按在本县居住年限分组的发病率

居住年限	人口数	患者数	发病率(%)
3 以下	106	7	6.6
3—	122	12	9.8
10—	104	11	10.6
20 及以上	268	29	10.8
合　计	600	59	9.8

结　语

1. 急性克山病的发病中青壮年女性的发病率显著高于同年龄男性;女性发病率对男性发病率的"比值"的高峰较年龄别发病率的高峰早出现十岁左右,这一点值得进一步研究。

2. 从事各种职业的居民均可急性发病,各种职业中家庭妇女的发病率最高;同种职业中女性发病率皆高于男性,职业的不同不能解释为影响发病率高低的主要原因。

3. 经过按每户人口数分组计算的发病率的分析,说明急性克山病的发病并无明显的、普遍的家族性特点。

4. 经过按年龄、性别的标准化计算,说明本县出生居民与外地迁入居民的发病率十分接近;外地人迁入居民中在本县居住年限短者的发病率并不比迁入后居住年限长者为高。

(《吉林医科大学学报》克山病论文专刊第四集,1960 年第八期)

11 有关克山病流行病学方面几个问题的商讨

由于克山病在居民中发病率的特点与探讨病因密切相关,故提出有关致病因子的各种假说的学者们常常要利用这些特点来支持自己的看法或反对其他的看法。进一步具体地讨论这些特点,探讨澄清这些特点的途径,对探索病因是十分有益的。作者愿从统计学分析的角度,对以下有关居民发病率的几个问题提出自己的看法,以资商榷。

1. 发病的年龄、性别特点

我们根据抚松镇近二万名居民的发病资料[1]和近一千四百名居民中的患病普查资料[2]认为:

不论男女,克山病的急型发病在青壮年时期较多,老幼均较少,而全部患者的变动趋势则并不显示这样的特点(见图1);在同年龄的两性发病率"比值"和患病比例"比值"(系用下列公式计算: $\dfrac{某年龄女子发病率(或患病比例)}{同年龄男子发病率(或患病比例)}$ ×100)方面亦出现显著的差异,即青壮年人口的发病率"比值"远远超过其患病比例"比值",两性间各自的最高比值分别达4倍和1.7倍(见图2)。以同样的方法分析吉林省舒兰县、伊通县的调查资料也获得和抚松县一致的结果[3][4]。如果这一现象并非偶然,而是克山病发生和发展中较普遍的规律,则患区居民可能是先有较普遍的"得病"(潜在型)[2],其后由于青壮年人口的生产、生活条件,尤其是青壮年妇女的生理特点而显示出一部分人口发病较多,另一部分人口发病相对较少的现象。急型发病大多数集中在寒冷季节,可能是由于已"得病"者在一定的诱因条件下发作的[10]。各地生产、生活的条件不同,作为主要诱因的内容亦可因时因地而异,这一点与发病的地区性、时间性关系很大。故对于急性发病来说,应充分重视诱因的作用。在探讨病因方面,则不应仅限于对急型病例的观察,而应着重研究潜在型的"得病"条件。在各个季节连续地、系统地进行较大量的普查和有计划的追踪复查,找出致病因子

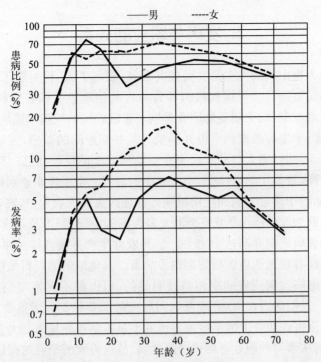

图1 抚松镇各年龄组人口克山病性别发病率与患病率比例，1959—1960年

最初侵害人体的规律，是发现病因的主要途径。

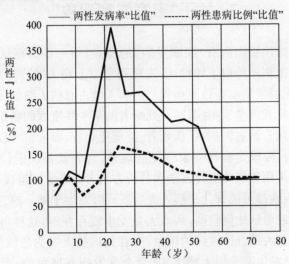

图2 抚松镇各年龄组人口克山病两性发病率"比值"
与两性患病率比例"比值"，1959—1960年

2. 发病与职业的关系

有人认为克山病病人多是农民或其家属,农场工人、机关职工、干部及防治人员均不易得病[5]。但据抚松镇和吉林省其他地区的调查资料[1][4][6],无论是急型或潜在型,均无明显的职业差别。患区农民的发病率固然很高,但机关职工、干部、学生等的发病率也并不低。某些职业间的差别,实际上只不过是不同年龄、不同性别人口的发病率在职业构成上的反映而已。例如家庭妇女的发病率高,就是年龄、性影响最集中的表现。至于按职业别计算的患病比例,则更加趋于接近。例如抚松镇城郊管理区大多为农业户,在普查的 882 人中患病比例为 53.8%;而城镇街道大多为机关干部、职工及其家属,在普查的 266 人中患病比例亦高达 46.2%[2]。与农业生产并无直接关系的人,甚至医务人员也确有在到达患区后短期内发病者。其他地区的资料虽然亦有各种职业人口的患病比例或发病率相差较明显的,但也都不支持"只有农民才得病"的说法。我们认为,"得病"或发病同居民的职业种类并无重要关系,克山病对居民的侵害在职业上的某些差异也并不是本病普遍规律。大量的调查资料说明,不拘从事何种职业者均可罹患此病,故这方面的研究对探讨病因已无实际意义。因而我们的结论是克山病不是一个"职业病"。

3. 关于"家庭发病现象"

有不少人指出克山病有"家庭发病"的特点;另一些人则认为并不明显。此两种看法的根据不外以下四种:①发现两个以上病人的户占总病户数的比例;②同时或先后发生二个以上病人户的病人数占总病人数的比例;③同时或先后出现多个病人或全家得病,甚至死绝者的某一些家庭的实例;④曾在同一房屋居住过的几户均有发病者、病死者、甚至死绝者,即所谓"家屋性"或"房屋性"。我们认为,要确定有没有家庭发病现象,首先就要确定什么是"家庭发病",而且必须采用正确的统计方法和分析方法。由于家庭组成是居民中的社会现象,任何疾病都可能有几个病人先后或同时发生于某一户、某一房屋的情况。当发病率或患病比例较高,病人大量发生或存在时,这种可能性就更大。克山病患区常有大批急性发病的现象,潜在型的病人又为急性的数倍。在这种条件下,一户发生两个以上病人,甚至全家发病亦属可能;而所谓"家庭发病"的病户或病人占总病户数或总病人数的百分比亦将因各地发病率和患病比例的高低、当地平均每户人口数目的多少及其分配情况而异(见表1第(5)、

（6）、（8）、（9）栏）[3][6][4]。假使以这样的根据来确定"家庭发病现象"，则势必得出"发病率或患病比例较高，'家庭发病'亦越明显"的结论。这个结论显然只是发病率或患病比例本身的反映，并不能说明有"家庭发病"的特点。至于以一户或一室有多人发病或得病的某一些例子来说明"家庭发病"，则同一时期还有许多家庭和居室中只有一人发病，其余人口均属健康，这样的情况又当如何解释呢？因此，无论以上哪一种根据，都不足以说明发病或得病究竟有没有"家庭性"这一规律的问题。

表1　吉林省某些克山病患区按人口计算的与按户计算的发病率（或患病比例）

包括病型	调查		发病（或患病）		发病率（或患病比例），%		"比值"某地某时户发病率（或患病比例）/同地同时人口发病率（或患病比例）	有两个以上病人的户数占总病户数的比例（%）	有两个以上病人户的病人数占总病人数的比例（%）
	户数	人口数	户数	人口数	户数	人口数			
	(1)	(2)	(3)	(4)	(5)=(3)/(1)	(6)=(4)/(2)	(7)=(5)/(6)	(8)	(9)
舒兰县 1959—60年 急型	123	583	14	16	11.4	2.7	4.22	17.6△	31.7△
抚松县 1959—60年 急型	284	1243	36	49	12.7	3.9	3.26	23.4△	45.2△
伊通县 1961年3月* 各型	383	1689	256	478	66.8	28.3	2.36	52.7	74.7
抚松县万良镇 1960年9月* 各型	148	608	12	296	81.8	48.7	1.68	61.2	84.1

* 系根据原始记录重新统计，与原文数据稍有出入。△包括不在普查范围内的病户各54户在内。

"家庭发病现象"无非是要说明发病有家庭集中的现象，即病人往往集中在某些家庭中，而另外一些家庭则没有病人或病人极少。为了说明问题，我们不得不采用两个极端的假设。首先假设家庭性是"绝对的"，那么无论一户的人口多少，或者是全家都发病（或得病，下同），或者是全家一个病人也没有。此时，在同一居民群中按人口计算的发病率（或患病比例，下同）与按户计算者必将相等（见图3，系根据伊通县普查资料[4]设计者）。这种"绝对的"现象事实上不可能出现，但是，如果"家庭发病现象"确实存在，则在大量的调查统计资料中，至少会反映出按人口计算的发病率与按户计算者趋于接近的趋势，并呈现较普遍的规律。而实际上我们得到的调查资料都是按户计算的发病率远远高于按人口计算的（见表1第（5）、（6）栏）。而且往往是户和人口中的发病率越低，两者相差就越大，"比值"亦越高，这是由于病例数少，因而有可能在较大程度上分散的缘故；反之，发病率越高，两者就相对的接近些，"比值"亦越低，这是由于病例过多，势必在一部分家庭中相对地集中，而使按户计算的发

图 3 「绝对的」家族性发病示意图(据伊通县某镇 1961 年 3 月调查资料设计)

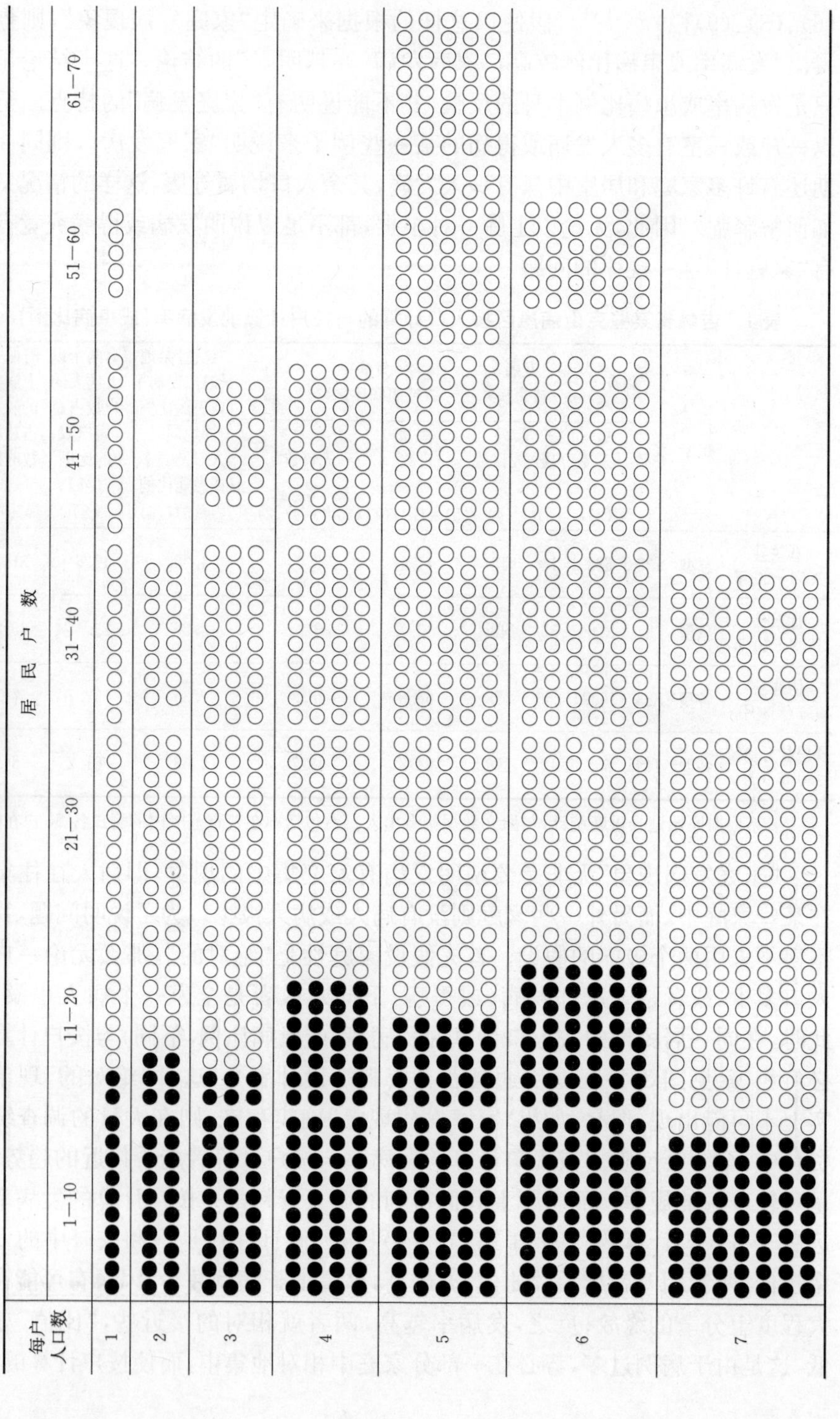

居 民 户 数

每户人口数	1—10	11—20	21—30	31—40	41—50	51—60	61—70
1							
2							
3							
4							
5							
6							
7							

续表

每户人口数	居 民 户 数						
	1~10	11~20	21~30	31~40	41~50	51~60	61~70
8	●○	○	○				
9	●○						
10	●○						

病人 ● 非病人 ○

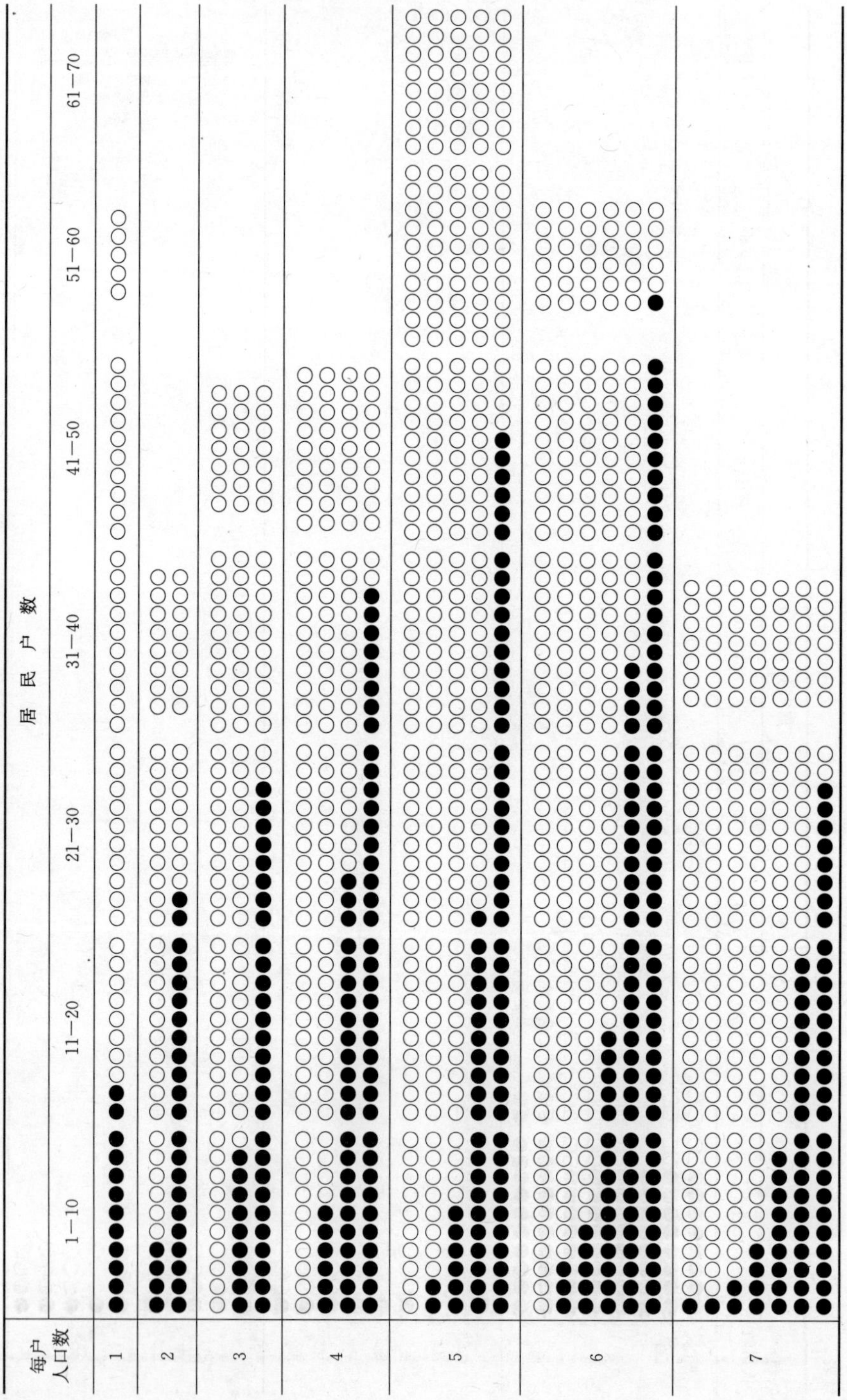

图 4 伊通县某镇克山病例按户的实际分配示意图,1961 年 3 月

居 民 户 数

每户人口数

	1—10	11—20	21—30	31—40	41—50	51—60	61—70

续表

每户人口数	居民户数						
	1—10	11—20	21—30	31—40	41—50	51—60	61—70
8	○○○○○○○○ ○○●●●● ○○○○●●● ○○○○○●● ○○○○○●●	○○○○○○ ○○○○○ ○○○○● ○○○●● ○○●●● ●●●●●	○○○○○ ○○○○○ ○○○○● ○○○●●				
9	○○○○○ ○○○○○ ○○○○● ○○○●●						
10	○○○○○ ○○○○○ ○○○●● ●●●●						

病人● 非病人○

病率较接近于按人口计算者的缘故。在流行的高峰时期或重患区,这种情况出现的可能性更大(见表1第(7)栏)。我们把我校1961年3月在伊通县调查的383户,1689人中的各型病例按户的实际分配绘成示意图(见图4),与图3对比,不难看出两者的分布状况是迥然不同的;即实际情况并不趋向于"家庭发病现象"。反过来说,再假设病人在家庭分布上是"绝对均匀"的;即"绝对地没有家庭发病现象"的特点,则每户的病人数应等于总户数除总病人数的商,即病人完全平均分配于所有的户中(同前面第一种假设一样,这种情况也是实际上不可能出现的)。我们对实际分布与此种"绝对均匀"的分布间的差异用 χ^2(Chi-square)法进行显著性测验,结果各组机率多在50%以上,仅一组为10%。说明所谓家庭发病现象仅是偶然的。又将潜在型病例除去,只对已确诊为急性和慢性的病例按同样方法分析其家庭分布状况,所得结果亦完全一致。说明无论是全部病例或只计急性和慢性病例,从大量统计观察来看,都没有在某些家庭集中发生或存在的普遍现象;而潜在型和其他各型克山病在家庭分布方面也是均匀和平行一致的。可见所谓"家庭发病现象"只不过是患区居民罹患克山病的普遍性在某些家庭的局部反映;而这种反映的结果却并不是克山病发生的什么特点。克山病之发病和得病是同"家庭"无关的。

4. 发病与人口迁徙的关系

有人根据在患区出生的人口与迁入人口的发病率对比,认为当地人口的发病率低于迁入人口的,以说明患区出生的居民具有人群免疫力[7][5]。又认为迁入人口居住年限较短者发病的人多且病情较重,时间较长久者发病的少,病情也较轻[8][5]。对于后一说法,也有持相反意见的[9]。这两个问题与探讨病因极关重要,必须澄清。

究竟是否外地迁入者,尤其是由非患区迁入者发病多呢?从表面数字看来,抚松镇调查的结果是本县、本省其他各县和外省(绝大部分由山东省迁入者)出生人口的发病率分别为5.4%、10.5%和9.6%。似乎外地迁入人口的发病率比当地出生人口高出了一倍。但是迁入人口的年龄分配有87%在20岁以上,这正是发病率高的人口占绝大多数的年龄组;而当地出生人口中20岁以上者尚不及20%。换句话说,外地迁入者成年人占绝大部分,同时发病率也较高;当地出生者成年人仅占1/5,同时发病率也较低。这究竟是"人口迁徙"的影响,还是人口年龄组成的影响,抑或两者共同的影响呢?如果将不同出生地的人口按年龄、性别分别计算发病率,即可发现同年龄、性别组人口中,"当地"和"迁入"两者发病率多不相上下,其差异在统计学上并无显著意义;而经用合并人口进行年龄、性别方面的标准化后,两者的总发病率则十分接近(见表 2)[1]。说明当影响发病率高低的年龄、性别因素被排除以后,不同出生地人口发病率高低的"差别"也随之而消失。可见居民出生地并不能成为影响发病率的主要因素,"人口迁徙"的影响主要是由迁入人口特殊的年龄构成比例所造成的假象,"迁徙"本身与发病是无关的。

关于由非患区或外地迁入居民在患区居住年限与发病关系的问题,有人以发病人口按其居住年限的百分分配计算出结构指标(即外延指标)并得出"外来人居住五年内者发病较居住年限长者高"的结论[5]。这种计算方法是有缺点的。因为在一般人口中由于机械变动和自然死亡的影响,不同居住年限的人口数也不尽相同,单纯由病人方面计算其居住年限的人数百分分配就无法排除总人口在这方面的影响。我们用此法对吉林省各患区的急型克山病病例计算了按居住年限的百分分配,也获得居住年限短的发病人数较多的结果;但这并不就意味着居住年限短者"发病率高"。只有从不同居住年限的迁入人口中,计算各自的发病率,才能排除总人口在居住年限分配方面的影响。用这一方法求得的不同居住年限人口的各组发病率反而略有随居住年限的延长而增高的趋势[1]。这一点与陕西省南泥湾地区和黄龙山区的调查结果一致[9][11]。只是我们的例数尚少,各组间的波动也较大,还不能作这样的结论。但这一结果至少说明所谓"外来人在患区居住年限较短者发病多,居住年限长者发病少"并不是本病的规律。

因此,人口迁徙与发病关系的分析结果不支持克山病具有人群免疫现象的说法。

表 2　不同出生地人口发病率按性别和年龄的标准化,抚松镇 1959～1960 年

	年龄(岁)	合并人口数	发病率(%)		预期发病人数	
			本县出生者	非本县出生者	本县出生者	非本县出生者
男	20 以下	265	1.35	2.38	3.58	6.31
	20—	258	9.30	7.91	23.99	20.41
	60 及以上	62	…	8.06	…	5.00
女	20 以下	263	3.56	10.53	9.36	27.69
	20—	267	23.81	14.71	63.57	39.28
	60 及以上	39	…	5.13	…	2.00
合　计		1154	5.42	9.83	100.50	100.69
标准化后的总发病率(%)					8.71	8.73

5. 关于本病地区性的概念

　　现有的调查资料说明急型克山病的分布具有一定的地区性,同一地区内又有灶状分布的特点,这是对的。可是还有人认为,农村可发病而城镇不发病或发病极少,以及只有人口稀少的地方才有高的发病率出现[5]。我们从抚松镇的调查资料获得不同的结果。该镇居民约二万人,是一个小城镇,镇内大多数均非农业人口,而发病率之高为全县、全省所著。又如伊通县在最近连续两个年度(1959~1960,1960~1961 年)中出现了高的发病率,全县平均每平均方公里人口却达 106 人,约为吉林省平均人口密度的二倍,为黑龙江省的三倍。可见"地广人稀"的地方才有高的发病率并不是普遍的规律。另有人提出同一屯、镇发病时先由边缘区居民中开始,而且靠山住宅区居民的发病率高于靠江河和平地住宅区居民的发病率,以说明克山病的传播与啮齿类动物的生活习性有关,即本病是自然疫源性传染病[6][7][3]。其实这只是在本病急型病例流行的不同时期进行调查的结果,正如某些疾病可由少数病例的散发逐步达到较多的病例一样。这种现象并不是"近山"或"远山"的条件所决定的,何况不少流行地区既无山又无水,当然也不可能成为普遍的现象。至于潜在型病例的地区分布,由于过去工作所限和诊断指标的不统一,还很难加以确定。但有的地区并未发现急型或慢型克山病病人,却存在着相当比例的类似潜在型的"心肌病"(临床上已排除其他心脏病)。如果对于同样的或相似的病人,只是因为住在有急型克山病流行的患区,就认为是潜在型克山病;住在无急型病例的"非患区",就认为是其他"心脏病",这是不易说服人的。建议今后应在患区邻近的"非患区"多做工作;确定和统一潜在型克山病的诊断标准,尤其是客观的诊断指标;同时,应进一步弄清各种类型"心肌病"的性质。这些问题与划分患区的真正范围和病因探讨都有密切关系。随着工作地区的扩大,可能会改变现有患区的范围,经过适当的预防和治疗,可减少由潜在型克山病转变为急型的病例。

6. 关于"波浪性"、"周期性"和季节性问题

　　急型克山病的发作有的年份多,有的年份少,这是各地调查比较一致的结果。但逐年发病率曲线的这种变动却并不是什么"波浪性"。就以黑龙江省自1948－1961 年 13 年度的发病率来看,1955 年以后的两次"高峰"却反而仅达到 1953 年以前不是"高峰年"的 1/2 到 1/3[12]。要把这样的发病率列为"高

峰"是十分勉强的。又如吉林省于 1959－1960 年度均发生克山病的严重流行,某县由于在 1960 年进行了有效的综合预防措施,第二个年度新患发生就极少,而未很好贯彻预防措施的另一个县,于第二个年度又连续严重流行。像这样的具体事实,又怎能说是什么"波浪性"呢? 可见各地逐年发病率高低的不同,除受一定的自然因素影响外,主要的还是反映了人为主观努力的程度对本病发生的影响,所谓的"波浪性"本身是没有规律的。

此外,还有人认为急型病例骤然增多的年份具有一定的间隔,所谓"周期性"发病现象,即每隔一个周期将爆发一次。由于追溯过去的历史发病资料十分困难,故真正能用来说明此种"周期性"的科学的统计资料很少。作者认为,要说明本病的周期性,必须有连续几个发病周期的逐年确实的人口资料和发病资料;因为既然是"周期",则必须有后来的"周期"来说明以往的"周期",才能形成"重复"或"循环"的概念。但大多数用以说明周期性的根据只是从现有居民中追问以往历年的发病人数,或根据当地某些老户的记忆,缺乏详尽的资料,更受各地历年的人口变动以及其他社会条件、自然条件变化的影响。这样所得到的"间隔周期"也颇不一致,有谓间隔 5－10 年者,亦有谓 3－5 年、6－7年者不等。而且不是"流行年"的发病率也并不都很低,有的达到邻近"流行年"的 84％[5],因此现有资料是不足以说明有周期性特点的。

急型克山病大多发生在寒冷季节,这是各地资料的一致结果。但也不是只有冬春季节才能发病,吉林省伊通县的调查资料说明急型病例一年四季都可发生,只不过大多数集中在寒冷季节而已[4]。潜在型病例的发生期并不像这样集中,根据抚松镇 1960 年 4 月－1961 年 3 月的调查结果看来,春季的病例虽较多,而其他季节也几乎每月都有。初步看来,在时间的分布上与急型病例亦不一致,且较分散[10]。

结　语

以上的分析说明,克山病对居民的侵害并没有明显的职业差别和"家庭性"特点,人口迁徙也不足以引起不同发病率,发病的"周期性"由于缺乏可靠的资料尚不能肯定。潜在型克山病病人在数量上比急型要多好几倍;在得病的季节上与急型亦不相一致;在分布地区上由于诊断指标的不一致和过去工作地区所限,还不能确切地划分出来。这就使我们推测急型克山病在居民中发生的某些待点,如在人口的年龄、性别上,发病地区上和发病季节上的集中现象和限局性,很可能与某些诱因有密切关系,而其正的致病因子只不过提供了一定的条件;如果当时当地不具备必须的诱因,则大量的流行就难以出现。

在追索病因方面,则应重视对潜在型病例的研究,特别是在患区及其邻近的"非患区"进行临床和流行病学相结合的系统性普查和追踪复查,以分布病人共同的社会条件和自热条件来探讨病因。

　　关于克山病病因的讨论,目前主要是中毒说和传染说两个方面。主张克山病系传染病的主要根据就是本病的流行规律,认为这些规律综合起来是一般传染病常见的。但从以上的分析来看,作者认为发病率并无特殊的职业性,也无家庭性规律;人口迁徙也与发病无明显关系,故不支持人群免疫的说法;在流行的时间性方面,各地资料并不能说明波浪性(波状性),更不能说明周期性。因此,除去上述不能成立的和目前尚未能证实的之外,克山病的主要流行规律就只剩下发病的年龄、性别特点,一定的地区性,相对的季节性和年度发病率的差别等几个特点了。这些特点既可用传染来解释,也可用中毒来解释。尤其应该重视病理学者和临床学者都倾向于中毒作为病因的观点,而单凭流行病学方面并非特异性的仅有的几个特点来支持传染性病因的假说,是不能令人信服的。

参考文献

［1］陆守曾:抚松镇克山病发病率的统计分析,克山病论文集,Ⅳ－61,吉林医科大学,1960.

［2］孙宝符等:抚松镇居民克山病罹病情况调查报告,克山病论文集,Ⅳ－67,吉林医科大学,1960.

［3］李志烈等:克山病流行病学调查报告(关于吉林省舒兰县的),克山病论文集,Ⅳ－139,吉林医科大学,1960.

［4］凌瑞琴:伊通县营城公社红塔管理区镇街居民克山病调查总结报告,1961(未发表).

［5］黑龙江省地方病研究所流行病微生物学组等:克山病流行病学调查研究报告,克山病研究资料汇编,160,黑龙江省地方病研究所,1959.

［6］罗聪等:克山病流行病学调查报告(关于吉林省抚松县的),克山病论文集,Ⅳ－125,吉林医科大学,1960.

［7］同6,Ⅲ(讨论),Ⅳ－145.

［8］地方病调研队流行病学组:陕西黄龙县嵝险区克山病流行病学调查报告,克山病、大骨节病资料汇集,16,西安医学院,1958.

［9］单士勤等:延安南泥湾地区1800人临床普查分析,科学研究资料,1,1,中国医学科学院陕西分院地方病研究所,1960.

[10] 戴洪令等：对克山病发生与发展规律的探讨，1961.（未发表）.

[11] 王倩云：陕西黄龙山区克山病流行病学调查报告，克由病、大骨节病资料汇集，1，西安医学院，1960.

[12] 黑龙江省地方病研究所：1905 年冬 1961 年春黑龙江省克山病流行病学分析，内部材料，1961.

（《吉林医科大学学报》1961 年第一期）

12 克山病的主要流行规律和病因线索

全国解放以来,关于克山病的流行病学调查研究,各患区都先后做了许多工作,积累了大量的实际材料。根据这些材料,提出本病具有某些主要的流行规律。但由于对本病病因的看法不同,对材料的处理、分析方法不同,对这些规律的解释也就不同;同时,有人认为其中某些规律是不能成立的。因此,有必要澄清一下究竟有无这些规律,并把对同一问题的不同观点和论据加以归纳,以便今后进一步深入研究。

1961 年 7 月,中共中央北方防治地方病领导小组办公室在长春召开了克山病病因探讨座谈会。本文主要根据座谈会上流行病学小组讨论的结果,并参考座谈会的其他有关材料,以及关于本病流行病学方面目前实际存在的主要观点进行综述。内容包括本病的流行规律、病因线索和对今后流行病学工作的建议三个部分。

一、流行规律

克山病的流行病学调查研究,以往大多以急型病例为依据,并以此阐述本病的流行规律。对今后流行病学分析究竟以何型为依据的问题,通过讨论,总的意见是对急型、慢型、潜在型均应深入分析;在以哪一型为主的问题上,则有两种看法。

1. 认为在目前情况下宜以急型为主。小组内大多数代表都倾向于这一看法。支持这一看法的理由如下:(1)对急型的分析无论从防治角度以及观察本病的流行规律,还是有一定意义的;(2)潜在型根据现有资料来看还不完整,其规律有的与急型一致,有的不一致,有的尚未弄清,因此还需深入调查研究;(3)潜在型诊断比较复杂,在大面积调查中确诊有困难,目前只能选点进行小规模普查;而流行病学的规律需要通过大量数字的分析才能确定;(4)认为目前对潜在型的本质尚未搞清,最好还是与急型分开统计。

2. 认为今后对探讨病因和防治工作均应以潜在型为主,理由如下:(1)认为急型大部分由潜在型而来,由健康人转入潜在型的流行规律才是致病因子最初侵犯人体的规律;(2)潜在型病人已有心肌损伤,从防治工作的角度来看,对潜在型的有效防治可以大大减少急型和慢型病例的发生;(3)有人认为急型或与诱因关系大些,以其规律作为探讨病因的依据,难以全面。

此外,对潜在型的看法上,有人认为除流行期前不久发生之新潜在型可转变为急型,流行期后所检出的潜在型极少变为急型或慢型,这些潜在型在不到一年的时间内大多转变为健康人,而且病理解剖多无新鲜病变,故不能算为病人。

讨论以下各项流行规律时,都注意到了急型和潜在型两者的区别,并根据目前已有的材料,尽可能分别阐明其特点。

(一)地区性

克山病是流行在一定地区的地方病。根据现有的疫情报告和调查材料,在全国范围内,本病流行于黑龙江、吉林、辽宁、河北、陕西、甘肃六省和内蒙古自治区。在这些省、区内,它又在一定的县、旗境内流行。病区的分布大多与一定的自然环境有关,如山脉走向、森林、草甸等,并且往往在靠近某些山脉的两侧地区连成一片。例如黑龙江的病区分布在小兴安岭等山脉及附近的丘陵地带;吉林省重病区抚松、靖宇等县位于长白山之西北侧;西北地区子午岭的东侧分布着陕西省的病区延安、洛川、黄龙等县,甘肃省的病区灵台、宁县则位于其西侧等。另外,据黑龙江省的调查,认为病区分布与森林、草甸等并无明显关系。

无论从省、区、县或村的范围看,往往各有发病点和不发病点,各发病点又轻重不等。在历次流行年度里,本病的发病点常呈现变动的灶状分布特点,即在同一流行年度里,同一病区常有相邻近的发病点与不发病点相对立。例如,甘肃省的调查材料反映,某塬下发病,塬上不发病;甚至在同一村内,一崖之隔可以造成发病点和不发病点;吉林省的材料也反映,在同一个山间盆地里,一铁道之隔造成了相距不到一公里的发病点和不发病点,以及相差十分悬殊的轻重发病点。病区内的灶状分布现象有的是在多数发病村之间存在少数或者个别不发病村,也有在多数不发病村之间存在少数发病村。在不同流行年度里,同一病区内发病点与不发病点有相互相转化的现象,但也有的仍保持原来的发病点或不发病点。这类情况在各省的调查材料里都有具体实例。值得注意的是,这种可变动的灶状分布现象可因人为的努力而转变,不少病区由于有效地常年贯彻了综合预防措施,而是原来的发病点变为不发病点,或重病点变为轻病点了。

潜在型的地区分布问题由于过去未进行广泛普查,还不能确定,但现有材料说明,只存在有潜在型无其他型的患病点,而未见到只有急型而无潜在型的点,可见潜在型的地区分布不会比目前的病区范围小,可能还要大些。在病区的划分上,有人认为过去仅以急型和慢型为根据是不恰当的,今后随着潜在型诊断标准的统一和普查工作的开展,应充分重视潜在型在划定病区方面的意义。

甘肃省的材料提出,克山病系从外地侵入,并毫无例外的以早发病区、早发病村、早发病户为中心,"点火式"地向邻近蔓延,认为这是老居民区新发病区的特点。但这种现象其它地区还未见到过。

此外,还有人认为潜在型的分布地区比急型广,其至认为克山病只有相对的地区性,而潜在型则并无灶状分布现象,在非病区也普遍存在。

(二)时间性

小组认为本病发病的"波浪性(波状性)"是存在的。各病区的历年发病材料都表明,发病率具有年度间相差十分悬殊的现象。黑龙江全省连续观察 13 年的发病率可作为分析这一特点的最好材料。但对于这条流行曲线所反映的规律则有两种不同的看法:一种看法认为它有明显的波浪起伏现象,其中以 1948~1949、1952~1953、1955~1956、1959~1960 四个年度为曲线的高峰,一般约 3~5 年出现这样一个高峰。另一种看法认为发病率的年度间差别是存在的,但并非"波状"起伏,由这一曲线总的看来是 1948~1952 五个年度的发病率较高,1953~1960 八个年度的发病率较低;而后者"高峰年"的发病率尚低于前者不是"高峰年"者,因此不同意"波状"流行的说法。同时认为发病率曲线的升降,除受其他因素影响外,有效的贯彻综合预防措施可以大大降低发病率,控制流行,故所谓的"波浪性"本身是没有规律的。(按:黑龙江省与前松江省于 1953 年合并,人口基数有所改变,此处引用讨论,仅供参考。)

与会者都认为本病流行无固定的周期性,流行年的间隔各地不一。根据群众普遍反映和部分省、县志等文字记载的调查材料,吉林省提出抚松县的流行高峰出现于 1935~1936、1945~1946、1947~1948、1959~1960 等年度,流行年间隔 2 年至 12 年不等;而陕西省提出南泥湾的流行高峰出现于 1942~1943、1946~1947、1950~1951、1954~1955、1958~1959 等年度,间隔均为四年。但有人认为,用缺乏发病率统计的调查材料来说明历史上流行的高峰是不可靠的,材料的获得是有相当的偶然性的。

从各省的调查材料来看,在一个流行年度里,急型的发病者绝大多数都在冬春季节,而且往往集中发生在头年 12 月和次年 1、2 月这三个最寒冷的月份,表现出一定的季节性,例如,黑龙江省的多发病月份为流行年度的 12 月和 1 月,这两个月里发生的病例数占全年的 60%以上;吉林省抚松镇在 1959~

1960年那个流行年度里的多发病月份为1、2月,此两月发生的病例计占全年的78.6%;陕西省黄龙县在1957～1958年那次流行中,63.6%的住院病例发生于1958年1、2月份。虽然如此,但在一定的条件影响之下,这种多发病月份也可能提前或者推迟。例如,甘肃省灵台病区从1958年以来的三年内,每个流行年度里的最多发病月份逐年提前了一个月;黑龙江省××市××工厂1960年克山病多发月份为3、4月,这两个月里发生的病例占全年的64.5%。可见发病的季节性也是可变的,相对的。至于病因作用的时间与发病最多的季节的关系,一般相信病因作用的时间在流行季节前,即急型发病日期不能说明病因作用时间。有人认为病程或潜伏期须经6个月,故病因真正作用的高峰似在7～8月;另一种看法则认为流行季节内有到病区在短时间内就可以受到病因作用而发生急型的,即流行季节内仍可为病因活动季节。

潜在型由于缺乏逐年的调查材料,目前尚难确定其有无年度的差别。潜在型的得病季节问题大多认为一年四季均可得病,但以哪个季节为多则看法不同。有人认为1～4月最多;亦有人认为潜在型与急型的季节特点是一致的;另有人指出潜在型并无明显的季节型特点。总之,潜在型得病的季节特点由于以往工作所限,材料不多,尚未摸清其规律。

此外,有人对甘肃省提出的"老居民区新发病区"的说法表示怀疑;认为所谓"新发病区"可能仍是老病区,只是过去未注意诊断,现在追查的始发年份不可靠。另有人认为过去由于人群免疫力高,发病轻、死亡少,因此被忽略;近年来发病多是由于人群免疫力降低的影响所致。

(三)年龄、性别特点

各地急型发病总的趋势是,不论男女,均为青壮年高、老幼低;两性间的差别则老幼不明显,青壮年女多于男。此外,有些地区的材料提出,在5～9岁年龄组的儿童中尚有另一个发病的高峰。黑龙江省的材料指出,过去病人主要发生于青壮年人群中,而从1958年以来,儿童发病率有明显上升的趋势。此类现象也有人用人群免疫力的变动来解释。

有人认为潜在型在年龄、性别方面则无明显差别,这一点与急型是不一致的。但也有人持相反意见,认为潜在型的年龄、性别特点与急型是一致的。这方面的材料尚不多,有待今后进行广泛调查。

(四)与职业的关系

各地近年来的调查材料一致反映,克山病可侵袭在病区居住的各种职业人群,发病无明显的职业间的差别。克山病是地方病,不是职业性病。

在各种职业人口中,从事家务劳动者的发病率较高。对这一现象有两种解释:一种认为家务劳动的条件本身是造成高发病率的原因;另一种认为主要是从事家务劳动者多为青壮年妇女,高发病率只不过是年龄、性别的特点在"家务者"方面的集中反映,而家务劳动本身并不是促成多发病的原因。

此外,陕西省有人提出不同工种者发病率有一定程度的差别;甘肃省指出发病与接触柴草有关;还有人提出非农民发病者一般均有与农村接触的关系。但以上看法或因材料太少,或因其它地区提出了相反的材料,如:北安市某劳改工厂犯人并不接触农村条件,也有发病的,另抚松镇1959~1960年流行时非农业户发病率同样很高,故认为现有材料都还不足以说明发病与职业的关系。

(五)发病的家庭性问题

克山病的发病存在一户多发现象,特别是发病率高时易于出现,这是自然现象,不是发病的普遍规律。

有人认为本病有较明显的家庭发病现象(指一个流行年度里同一家发生两名以上急型克山病病人的情况)存在。病区一部分群众称此病为"窝子病"也正好反映了这个现象。

另有人提出,过去认为本病有家庭性发病的特点,是由于采用了不适当的计算方法所造成的错觉。所谓"发生两个以上病人的户占总病户数的百分比",只不过是随发病率高低而变动的、没有独立意义的数字。它本身除了反映病人在家庭方面分布的自然现象以外,并不说明任何问题。这样计算的"数据"形成了"家庭性发病"的假象,对探讨病因是没有实际意义的。

(六)人群免疫问题

有人根据病区调查材料,认为外来人易得克山病;在发病年龄上,本地人儿童发病率高,外来人各年龄组都有;老居民区则儿童发病率较高,如甘肃;大流行后,次年发病率必然非常低;以及潜在型的发病特点等,认为有人群免疫现象。但多数人认为现有材料尚难以说明人群免疫的存在。有人提出以下几点不支持的理由:(1)本地生与外来人的发病率,经年龄性别标准化统计后,两者十分接近,可见出生地并非影响发病的因素;(2)外来人在病区居住年限长短与发病无明显关系;(3)有的病区连续两年严重流行,不支持大面积流行后次年发病率必然降低的说法;(4)尚未得到免疫学的证实。

对于以上各项主要规律,流行病学小组内的多数代表认为,急型克山病具有一定的地区性和可变动性的灶状分布,有波浪性和季节性,有发病的年龄、性别特点;而无固定的周期性,无职业选择性、无人群免疫;认为发病的家庭性不是普遍规律;以及目前从流行病学探讨病因仍宜以急型为主等。对其中许多具体问题的不同看法(其中包括座谈会上的主要看法),则尽量遵照原意,予以保留,以便今后进一步研究。

二、病因线索

目前对克山病病因的看法主要是中毒和传染两个方面。流行病学小组的多数代表们都倾向于传染,其中大部分主张是自然疫源性疾病,病因可能是某种病毒;另有人主张病因是住肉孢子虫。

(一)传染说:

支持这一看法的理由是:认为克山病的许多主要规律还是可以用传染来解释的,这些特点综合起来是一般传染病常见之规律。

有人指出,上述各项主要流行规律大都符合于生物性疾病,特别是完全符合自然疫源性虫媒传染病的特点。因此,本病的病原体可能是某种未知的,能产生毒素的微生物,最大可能为病毒。它的储存者可能是自然界某几种龋齿动物或野生动物;最可能的传播者为某一种或几种螨类,受传染螨通过吸血将病原体输入动物或人体内;人类受感染的场所主要是室内及住宅附近;此外,通过摄食被污染的饮食物或皮肤接触受污染的物体,也是可能的传染方式。

不支持传染性病因的理由是,认为上述各项流行规律中,有的还不能成立,有的目前尚无确切的材料和充足的理由可以证实,对于已确定的某些规律,则认为既可用传染来解释,也可用中毒来解释,故并不是传染说的根据。

(二)中毒说:

有人认为上述流行病学规律同样可以用中毒来解释,而病理、临床方面多支持中毒说,但小组内多数人认为季节性与波浪性很难用一般中毒说来解释。

三、对今后流行病学工作的建议

(一)为了全面说明本病的流行规律、探讨病因、贯彻早期预防和早期治疗的措施,对潜在型克山病的本质和规律须作深入的调查研究工作。

(二)关于预防,除综合措施外,应先选择一定的地区重点贯彻某项措施作为实验性的预防观察,然后从各项具体措施来分析效果,以达到从预防的实践中探索病因的目的。

(三)各地在调查、整理和分析材料时,应采取正确的统计方法,以增进各种作为说明流行规律的数据的可靠性和准确性,特别是在多种因素的综合影响下,必须进行细致的统计学分析。

(四)为了进一步肯定或否定本病的自然疫源性病因说,今后对病区的动植物相及其消长情况、地形地貌和水文地理等与本病存在和流行的关系,宜采取一定范围普查和重点调查相结合的方式,进行系统的调查和观察工作。

（五）为了进一步肯定或否定非生物性病因说,今后对水源、地球物理化学、一氧化碳等与本病存在和流行的关系,要大力开展调查研究工作。

（《全国防治地方病经验交流会材料》之七,1961 年）

13 对克山病主要流行规律的看法

由于克山病在居民中发病率的特点与探讨病因密切相关,故提出有关致病因子的各种假说的学者们常常要利用这些特点来支持自己的看法或反对其他的看法。目前克山病的病因学研究正在逐步深入,而对其流行特点的看法和解释则分歧很多,所以有必要对以往提出来的流行规律重新再进行具体的分析,探讨澄清这些分歧的途径,寻求适于研究克山病流行病学的新方法,这对探索病因是十分有益的。作者从统计学分析的角度,对以下有关居民发病率的几个问题提出自己的看法,以资商榷。

一、发病的年龄、性别特点

我们根据抚松镇近二万名居民的发病资料[1]和近一千四百名居民中的患病普查资料[2]认为:

不论男女,克山病的急型发病在青壮年时期较多,老幼均较少,而全部患者的变动趋势则并不显示这样的特点(见图1);在同年龄的两性发病率"比值"和患病比例"比值"(系用下列公式计算:

$$\frac{某年龄女子发病率(或患病比例)}{同年龄男子发病率(或患病比例)} \times 100)$$

方面亦出现显著的差异,即青壮年人口的发病率"比值"远远超过其患病比例"比值",两性间各自的最高比值分别达4倍和1.7倍(见图2)。以同样的方法分析吉林省舒兰县、伊通县的调查资料也获得和抚松县一致的结果[3][4]。如果这一现象并非偶然,而是克山病发生和发展中较普遍的规律,则患区居民可能是先有较普遍的"得病"(潜在型)[2],这时并无明显的年龄、性别选择;其后由于青壮年人口的生产、生活条件,尤其是青壮年妇女的生理特点而显示出一部分人口发病较多,另一部分人口发病相对较少的现象。急型发病大多数集中在寒冷季节,可能是由于已"得病"者在一定的诱因条件下发作的[10]。这

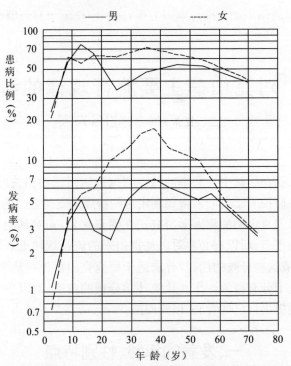

图 1　抚松镇各年龄组人口克山病性别发病率与患病率比例, 1959－1960 年

种年龄、性别上各地生产、生活的条件不同,作为主要诱因的内容亦可因时因地而异,这一点与发病的地区性、时间性关系很大。故对于急性发病来说,应

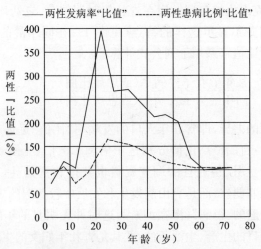

图 2　抚松镇各年龄组人口克山病两性发病率"比值"
与两性患病率比例"比值", 1959－1960 年

充分重视诱因的作用。在探讨病因方面,则不应仅限于对急型病例的观察,而应着重研究潜在型的"得病"条件。在各个季节连续地、系统地进行较大量的普查和有计划的追踪复查,找出致病因子最初侵害人体的规律,是发现病因的主要途径。

二、发病与职业的关系

有人认为克山病病人多是农民或其家属,农场工人、机关职工、干部及防治人员均不易得病[5]。但据抚松镇和吉林省其他地区的调查资料[1][4][6],无论是急型或潜在型,均无明显的职业差别。患区农民的发病率固然很高,但机关职工、干部、学生等的发病率也并不低。某些职业间的差别,实际上只不过是不同年龄、不同性别人口的发病率在职业构成上的反映而已。例如家庭妇女的发病率高,就是年龄、性别影响最集中的表现。至于按职业别计算的患病比例,则更加趋于接近。例如抚松镇城郊管理区大多为农业户,在普查的 882 人中患病比例为 53.8%;而城镇街道大多为机关干部、职工及其家属,在普查的 266 人中患病比例亦高达 46.2%[2]。与农业生产并无直接关系的人,甚至医务人员也确有在到达患区后短期内发病者。其他地区的资料虽然亦有各种职业人口的患病比例或发病率相差较明显的,但也都不支持"只有农民才得病"的说法。根据大量的、无选择性的调查,看出"得病"或发病与居民的职业种类并无重要关系,克山病对居民的侵害在职业上的某些差异也并不是本病普遍规律。因而我们的结论是克山病不是一个"职业病"。

三、关于"家庭发病现象"

有不少人指出克山病有"家庭发病"的特点;另一些人则认为并不明显。此两种看法的根据不外以下四种:1. 发现两个以上病人的户占总病户数的比例;2. 同时或先后发生二个以上病人户的病人数占总病人数的比例;3. 同时或先后出现多个病人或全家得病,甚至死绝者的某一些家庭的实例;4. 曾在同一房屋居住过的几户均有发病者、病死者、甚至死绝者,即所谓"家屋性"或"房屋性"或"同室性"。以上分析有仅根据急型和慢型病例者,亦有根据包括潜在型在内的全部病例者。我们认为,要确定有没有家庭发病现象,首先就要确定什么是"家庭发病",而且必须采用正确的统计方法和分析方法。由于家庭组成是居民中的社会现象,任何疾病都可能有几个病人先后或同时发生于某一户、某一房屋的情况。当发病率或患病比例较高,病人大量发生或存在时,这种可能性就更大。克山病患区常有大批急型发病的现象,潜在型的病人又为急型的数倍。在这种条件下,一户发生两个以上病人,甚至全家发病亦属可能;而所谓"家庭发病"的病户或病人占总病户数或总病人数的百分比亦将因各地发病率和患病比例的高低、当地平均每户人口数目的多少及其分配情况而异(见表1第(5)、(6)、(8)、(9)栏)[3][4][6]。假使以这样的根据来确定"家庭发病现象",则势必得出"发病率或患病比例较高,'家庭发病'亦越明显"的结论。这个结论显然只是发病率或患病比例本身的反映,并不能说明有"家庭发病"的特点。我们根据吉林省各病区4000余人的普查资料分析,所得结果同这一看法是一致的。至于以一户或一室有多人发病或得病的某一些例子来说明"家庭发病",则同一时期还有许多家庭和居室中只有一人发病,其余人口均属健康,这样的情况又当如何解释呢? 因此,无论以上哪一种根据,都不足以说明发病或得病究竟有没有"家庭性"这一规律的问题。

表1 吉林省某些克山病患区按人口计算的与按户计算的发病率(或患病比例)

包括病型	调查		发病（或患病）		发病率（或患病比例），%		"比值"某地某时户发病率（或患病比例）	有两个以上病人的户数	有两个以上病人户的病人数
	户	人口	户	人口	户	人口	同地同时人口发病率（或患病比例）	总病户数	总病人数
	(1)	(2)	(3)	(4)	(5)=(3)/(1)	(6)=(4)/(2)	(7)=(5)/(6)	(8)	(9)
舒兰县 1959—60年 急型	123	583	14	16	11.4	2.7	4.22	17.6△	31.7△
抚松县 1959—60年 急型	284	1243	36	49	12.7	3.9	3.26	23.4△	45.2△
伊通县 1961年3月* 各型	383	1689	256	478	60.8	28.3	2.36	52.7	74.7
抚松县万良镇 1960年9月* 各型	148	608	12	296	81.8	48.7	1.68	61.2	84.1

* 系根据原始记录重新统计,与原文数据稍有出入。△包括不在普查范围内的病户各54户在内。

"家庭发病现象"无非是要说明发病有家庭集中的现象,即病人往往集中在某些家庭中,而另外一些家庭则没有病人或病人极少。为了说明问题,我们不得不采用两个极端的假设。首先假设家庭性是"绝对的",那么无论一户的人口多少,或者是全家都发病(或得病,下同),或者是全家一个病人也没有。此时,在同一居民群中按人口计算的发病率(或患病比例,下同)与按户计算者必将相等(见第11章图3,系根据伊通县普查资料[4]设计者)。这种"绝对的"现象事实上不可能出现,但是,如果"家庭发病现象"确实存在,则在大量的调查统计资料中,至少会反映出按人口计算的发病率与按户计算者趋于接近的趋势,并呈现较普遍的规律。而实际上我们得到的调查资料都是按户计算的发病率远远高于按人口计算的(见表 1 第(5)、(6)栏)。而且往往是户和人口中的分发病率较低,两者相差就越大,"比值"亦越高,这是由于病例数少,因而有可能在较大程度上分散的缘故;反之,发病率越高,两者就相对的接近些,"比值"亦越低,这是由于病例过多,势必在一部分家庭中相对地集中,而使按户计算的发病率较接近于按人口计算者的缘故。在流行的高峰时期或重患区,这种情况出现的可能性更大(见表 1 第(7)栏)。我们把我校 1961 年 3 月在伊通县调查的 383 户,1689 人中的各型病例按户的实际分配绘成示意图(见第 11 章图 4),与第 11 章图 3 对比,不难看出两者的分布状况是迥然不同的;即实际情况并不趋向于"家庭发病现象"。反过来说,再假设病人在家庭分布上是"绝对均匀"的;即"绝对地没有家庭发病现象"的特点,则每户的病人数应等于总户数除总病人数的商,即病人完全平均分配于所有的户中(同前面第一种假设一样,这种情况也是实际上不可能出现的)。我们对实际分布与此种"绝对均匀"的分布间的差异用 χ^2(Chi-square)法进行显著性测验,结果各组机率都在 50％以上,仅一组为 10％。说明所谓家庭发病现象仅是偶然的。又将潜在型病例除去,只对已确诊为急性和慢性的病例按同样方法分析其家庭分布状况,所得结果亦完全一致。说明无论是全部病例或只计急性和慢性病例,从大量统计观察来看,都没有在某些家庭中发生或存在的普遍现象;而潜在型和其它各型克山病在家庭分布方面也是均匀和平行一致的。可见所谓"家庭发病现象"只不过是患区居民罹患克山病的普遍性在某些家庭的局部反映;而这种反映的结果却并不是克山病发生的什么特点。克山病之发病和得病是同"家庭"无关的。

四、发病与人口迁徙的关系

有人根据在患区出生的人口与迁入人口的发病率对比,认为当地人口的发病率低于迁入人口的,以说明患区出生的居民具有人群免疫力[7][5]。又认为迁入人口居住年限较短者发病的人多且病情较重,时间较长久者发病的少,病情也较轻[8][5]。对于后一说法,也有持相反意见的[9]。这两个问题与探讨病因极关重要,必须澄清。

究竟是否外地迁入者,尤其是由非患区迁入者发病多呢?从表面数字看来,抚松镇调查的结果是本县、本省其他县和外省(绝大部分由山东省迁入者)出生人口的发病率分别为 5.4％、10.5％和 9.6％。似乎外地迁入人口的发病率比当地出生人口高出了一倍。但是迁入人口的年龄分配有 87％在 20 岁以上者,这正是发病率高人口占绝大多数的年龄组;而当地出生人口中 20 岁以上尚不及 20%。换句话说,外地迁入者成年人占绝大部分,同时发病率也较高;当地出生者成年人仅占 1/5,同时发病率也较低。这究竟是"人口迁徙"的影响,还是人口年龄组成的影响,抑两者共同的影响呢? 如果将不同出生地的人口按年龄、性别分别计算发病率,即可发现同年龄、性别粗人口中,"当地"和"迁入"两者发病率多不相上下,其差异在统计学上并无显著意义;而经用合并人口进行年龄、性别方面的标准化后,两者的总发病率则十分接近(见表2)[1]。说明当影响发病率高低的年龄、性别因素被排除以后,不同出生地人口发病率高低的"差别"也随之而消失。可见居民出生地并不能成为影响发病率的主要因素,"人口迁徙"的影响主要是由迁入人口特殊的年龄构成比例所造成的假象,"迁徙"本身与发病是无关的。

关于由非患区或外地迁入居民在患区居住年限与发病关系的问题,有人以发病人口按其居住年限的百分分配计算出结构指标(即外延指标)并得出"外来人居住五年内者发病较居住年限长者高"的结论[5]。这种计算方法是有缺点的。因为在一般人口中由于机械变动和自然死亡的影响,不同居住年限的人口数也不尽相同,单纯由病人方面计算其居住年限的人数百分分配就无法排除总人口在这方面的影响。我们用此法对吉林省各患区的急型克山病病例计算了按居住年限的百分分配,也获得居住年限短的发病人数较多的结果;但这并不就意味着居住年限短者"发病率高"。只有从不同居住年限的迁入人口中,计算各自的发病率,才能排除总人口在居住年限分配方面的影响。用这一方法求得的不同居住年限人口的各组发病率反而略有随居住年限的延长而增高的趋势[1]。这一点与陕西省南泥湾地区和黄龙山区的调查结果一致[9][11]。只是我们的例数尚少,各组间的波动也较大,还不能作这样的结论。

表 2　不同出生地人口发病率按性别和年龄的标准化,抚松镇 1959~1960 年

年龄(岁)		合并人口数	发病率(%)		预期发病人数	
			本县出生者	非本县出生者	本县出生者	非本县出生者
男	20 以下	265	1.35	2.38	3.58	6.31
	20—	258	9.30	7.91	23.99	20.41
	60 及以上	62	…	8.06	…	5.00
女	20 以下	263	3.56	10.53	9.36	27.69
	20—	267	23.81	14.71	63.57	39.28
	60 及以上	39	…	5.13	…	2.00
合　计		1154	5.42	9.83	100.50	100.69
标准化后的总发病率(%)					8.71	8.73

但这一结果至少说明所谓"外来人在患区居住年限较短者发病多,居住年限长者发病少"并不是本病的规律。

因此,人口迁徙与发病关系的分析结果不支持克山病具有人群免疫现象的说法。

五、关于本病地区性的概念

现有的调查资料说明急型克山病的分布具有一定的地区性,同一地区内又有灶状分布的特点,这是对的。可是还有人认为,农村可发病而城镇不发病或发病极少,以及只有人口稀少的地方才有高的发病率出现[5]。我们从抚松镇的调查资料获得不同的结果。该镇居民约二万人,是一个小城镇,镇内大多数均非农业人口,而发病率之高为全县、全省所著。又如伊通县在最近连续两个年度(1959-1960,1960-1961年)中出现了高的发病率,全县平均每平均方公里人口却达106人,约为吉林省平均人口密度的二倍,为黑龙江省的三倍。可见"地广人稀"的地方才有高的发病率并不是普遍的规律。另有人提出同一屯、镇发病时先由边缘区居民中开始,而且靠山住宅区居民的发病率高于靠江河和平地住宅区居民的发病率,以说明克山病的传播与啮齿类动物的生活习性有关,即本病是自然疫源性传染病[6][7][3]。其实这只是在本病急型病例流行的不同时期进行调查的结果,正如某些疾病可由少数病例的散发逐步达到较多的病例一样。这种现象并不是"近山"或"远山"的条件所决定的,何况不少流行地区既无山又无水,当然也不可能成为普遍的现象。至于潜在型病例的地区分布,由于过去工作所限和诊断指标的不统一,还很难加以确定。但有的地区并未发现急型或慢型克山病病人,却存在着相当比例的类似潜在型的"心肌病"(临床上已排除其他心脏病)。如果对于同样的或相似的病人,只是因为住在有急型克山病流行的患区,就认为是潜在型克山病;住在无急型病例的"非患区",就认为是其他"心脏病",这是不易说服人的。建议今后应在患区邻近的"非患区"多做工作;确定和统一潜在型克山病的诊断标准,尤其是客观的诊断指标;同时,应进一步弄清各种类型"心肌病"的性质。这些问题与划分患区的真正范围和病因探讨都有密切关系。随着工作地区的扩大,可能会改变现有患区的范围,经过适当的预防和治疗,可减少由潜在型克山病转变为急型的病例。

六、关于发病的时间性问题

急型克山病的发作有的年份多，有的年份少，各地发病率都有十分明显的年度差别现象。有人称此为发病的"波浪性"。认为这是克山病的重要的流行规律之一；而这种波浪性的高峰又常在全国、全省范围内同一年度出现，以此支持自然疫源性传染说。我们认为任何疾病、传染病或非传染病，由于致病的条件，尤其是形成大量流行的客观、主观条件很复杂，出现年度间的差别都是可能的。对各患区克山病的逐年流行情况进行具体分析具有重要意义，但笼统地称此为波浪性流行规律则不甚恰当。例如吉林省于1959～1960度有较普遍的严重流行（但也不是所有的患病县都如此），某些县或患区由于1960年认真贯彻了综合预防措施，第二个年度新患发生就极少，而未很好贯彻预防措施的县或地区，于第二个年度又连续严重流行；至于在全国、全省范围内的高发病率，通过对实际资料的具体分析，发现往往是由于某一、二个省，或一个省内的某几个县，尤其是重患县的高发病率所造成的。而各省的流行高峰，除个别年度（如1959～1960年度吉林、黑龙江两省同时大流行）外，都是不一致的。各省的和同一省内各县的资料都表明，地区间逐年发病的差别十分明显，故笼统的全国、全省的高发病率只能形成了这种"一致性"的假象。从具体分析来看，这种一致的"波浪性"流行实际上并不存在，当然也不可能是克山病的固有规律。

此外，还有人认为急型病例骤然增多的年份具有一定的间隔，所谓"周期性"发病现象，即每隔一个周期将爆发一次。由于追溯过去的历史发病资料十分困难，故真正能用来说明此种"周期性"的科学的统计资料很少。作者认为，要说明本病的周期性，必须有连续几个发病周期的逐年确实的人口资料和发病资料；因为既然是"周期"，则必须有后来的"周期"来说明以往的"周期"，才能形成"重复"或"循环"的概念。但大多数用以说明周期性的根据只是从现有居民中追问以往历年的发病人数，或根据当地某些老户的记忆，缺乏详尽的资料，更受各地历年的人口变动以及其他社会条件、自然条件变化的影响。这样所得到的"间隔周期"也颇不一致，有谓间隔5～10年者，亦有谓3～5年、6～7年者不等。而且不是"流行年"的发病率也并不都很低，有的达到邻近"流行年"的85%[5]，因此现有资料是不足以说明有周期性特点的。

急型克山病大多发生在寒冷季节，这是各地资料的一致结果。从发病的分布上看，季节性是明显的。但也不是只有冬春季节才能发病，吉林省伊通县的调查资料说明急型病例一年四季都可发生，只不过大多数集中在寒冷季节而已[4]。潜在型病例的发生期并不像这样集中,根据抚松镇 1960 年 4 月~1961 年 3 月的调查结果看来,春季的病例虽较多,而其他季节也几乎每月都有。初步看来,在时间的分布上与急型病例亦不一致,且较分散[10]。

结　语

以上的分析说明,克山病对居民的侵害并没有明显的职业差别和"家庭性"特点,人口迁徙也不足以引起不同发病率,发病的"波浪性"并非本病固有的、普遍的流行规律,"周期性"由于缺乏可靠的资料尚不能肯定。潜在型克山病病人在数量上比急型要多好几倍;在得病的季节上与急型亦不相一致;在分布地区上由于诊断指标的不一致和过去工作地区所限,还不能确切地划分出来。这就使我们推测急型克山病在居民中发生的某些待点,如在人口的年龄、性别上,发病地区上和发病季节上的集中现象和限局性,很可能与某些诱因有密切关系,而其正的致病因子只不过提供了一定的条件;如果当时当地不具备必须的诱因,则大量的流行就难以出现。在追索病因方面,则应重视对潜在型病例的研究,特别是在患区及其邻近的"非患区"进行临床和流行病学相结合的系统性普查和追踪复查,以分析病人共同的社会条件和自然条件来探讨病因。

关于克山病病因的讨论,目前主要是中毒说和传染说两个方面。主张克山病系传染病的主要根据就是本病的流行规律,认为这些规律综合起来是一般传染病常见的。但从以上的分析来看,作者认为发病率并无特殊的职业性,也无家庭性规律;人口迁徙也与发病无明显关系,故不支持人群免疫的说法;在流行的时间性方面,各地资料并不能说明波浪性(波状性)规律,更不能说明周期性。因此,除去上述不能成立的和目前尚未能证实的之外,克山病的主要流行规律就只剩下发病的年龄、性别特点,一定的地区性,明显的季节性和年度发病率的差别等几个特点了。这些特点既可用传染来解释,也可用中毒来解释。尤其应该重视病理学者和临床学者都倾向于中毒作为病因的观点,而单凭流行病学方面并非特异性的仅有的几个特点来支持传染性病因的假说,是不能令人信服的。

参考文献

［1］陆守曾：抚松镇克山病发病率的统计分析，克山病论文集，Ⅳ－61，吉林医科大学，1960.

［2］孙宝符等：抚松镇居民克山病罹病情况调查报告，克山病论文集，Ⅳ－67，吉林医科大学，1960.

［3］李志烈等：克山病流行病学调查报告（关于吉林省舒兰县的），克山病论文集，Ⅳ－139，吉林医科大学，1960.

［4］凌瑞琴：伊通县营城公社红塔管理区镇街居民克山病调查总结报告，1961（未发表）.

［5］黑龙江省地方病研究所流行病微生物学组等：克山病流行病学调查研究报告，克山病研究资料汇编，160，黑龙江省地方病研究所，1959.

［6］罗聪等：克山病流行病学调查报告（关于吉林省抚松县的），克山病论文集，Ⅳ－125，吉林医科大学，1960.

［7］同6，Ⅲ（讨论），Ⅳ－145.

［8］地方病调研队流行病学组：陕西黄龙县崛峨区克山病流行病学调查报告，克山病、大骨节病资料汇集，16，西安医学院，1958.

［9］单士勤等：延安南泥湾地区1800人临床普查分析，科学研究资料，1，1，中国医学科学院陕西分院地方病研究所，1960.

［10］戴洪令等：对克山病发生与发展规律的探讨，1961（未发表）.

［11］王倩云：陕西黄龙山区克山病流行病学调查报告，克山病、大骨节病资料汇集，1，西安医学院，1960.

（《全国防治地方病经验交流会议资料选集》，1961年9月）

14 吉林省克山病统计资料初步分析

根据 1973 年全国克山病病因研究座谈会制定的研究规划,汇编了《吉林省克山病统计资料》。其目的是要通过客观的统计指标,以反映出我省克山病患区的广大群众和医务人员,在毛主席革命卫生路线指引下,在各级党委领导下,向克山病作长期斗争的历史;总结以往的经验,裨益将来的工作,为制定防治计划和进行科学研究提供依据。

本文是对《吉林省克山病统计资料》中的部分内容所作的初步分析。这一工作尚有待于继续和深入。

资料内容

这本统计资料共分 10 个部分,计 494 个统计表。前九个部分为"发病统计",包括急型、亚急型和慢型急发的克山病人,系根据发病报告统计;最后一个部分为"患病统计",包括慢型和潜在型克山病人,系根据普查报告统计。发病的统计时间按年度,从某年 4 月 1 日至翌年 3 月 31 日为一个年度,全部资料自 1959 年起,到 1974 年 3 月 31 日止,共 15 个年度。患病的统计时间按年份,包括 1960 年至 1964 年和 1970 年,共六个年份。

10 个部分的题目如下:

第一部分　发病情况

第二部分　病死情况

第三部分　年龄、性别分布

第四部分　职业分布

第五部分　季节分布

第六部分　一日内发病时间分布

第七部分　病死时的旬分布

第八部分　病死者的病程分布

第九部分　抢救间隔时间分布

第十部分　普查结果

指标分析

基本指标

(一)全省从 1959 年开始的十五个年度内,

发病总人数:　　　××,×××人;

病死总人数:　　　×,×××人;

累计发病率:　　　2.12‰;

年度平均发病率:　0.16‰;

平均病死率:　　　16.6%。

(二)全省患区分布于 27 个县(市),包括居民×,×××,×××人(1973 年末,下同),根据累计发病率划分为三类:

——重患区　累计发病率在 3‰以上,共 10 个县,包括居民×,×××,×××人,按名次排列(从最重者始):抚松、靖宇、长白、敦化、安图、通化、桦甸、伊通、辉南、蛟河。

——中患区　累计发病率在 1～2‰,年度发病人数曾超过 100 例,共五个县(市),包括居民×,×××,×××人,各县(市)名次如下:东丰、浑江、柳河、舒兰、磐石。

——轻患区　累计发病率在 1‰以下,年度发病人数从未超过 100 例,共十二个县(市),包括居民×,×××,×××人,各县(市)名次如下:汪清、海龙、集安、通化市、东辽、双阳、永吉、珲春、延吉、和龙、延吉市、梨树。

(三)全省发病人数超过 1000 例的 4 个年度:

1959 年度:发病×,×××人,发病率:0.89‰;

1960 年度:发病×,×××人,发病率:0.30‰;

1969 年度:发病×,×××人,发病率:0.23‰;

1970 年度:发病×,×××人,发病率:0.25‰。

(四)全省存在慢型和潜在型克山病人数(按各县(市)检出的最高数字估算):

慢　型:××,×××人,平均患病率 9.3‰;

潜在型:×××,×××人,平均患病率 62.2‰;

慢　型:潜在型:1:6.3‰。

发病动态

从 1959 年开始的十五个年度内,全省发病率出现了二次高峰,第一次在 1959 年度~1960 年度,第二次在 1969 年度~1970 年度。多发年度的发病率为非多发病年度的 2~30 倍,为平均年度的 1.5~5.5 倍(图 1)。

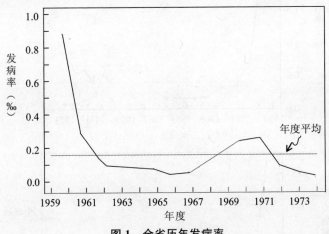

图 1 全省历年发病率

各类患区在上述二个高峰方面的变化幅度,与本区的年度平均发病率比较,结果如下:

	在第一个高峰时期的倍数	在第二个高峰时期的倍数
重患区	3.6	1.5
中患区	3.3	1.4
轻患区	2.4	0.9

可见重患区与中患区的上升幅度相仿,轻患区在第一个高峰时期上升较少,在第二个高峰时期没有上升(见下页图 2)。

某些县的发病率高峰与全省不一致。如安图县于 1961 年度~1962 年度出现了明显的高峰,与全省或重患区的发病率动态均不相同。这种现象还发生在长白县(1961 年度);此外,尚有几个县也在全省为非多发年度时期出现小高峰,这种情况在县以下的地区尤为多见(见 103 页图 3)。

上述资料表明:在一个较大地区为多发的年度,其中某些局部地区并非多发;而在较大的地区不是多发的年度,某些局部地区却多发了,并可能形成当地的高峰,其上升幅度甚至不低于所属患区的多发年度。

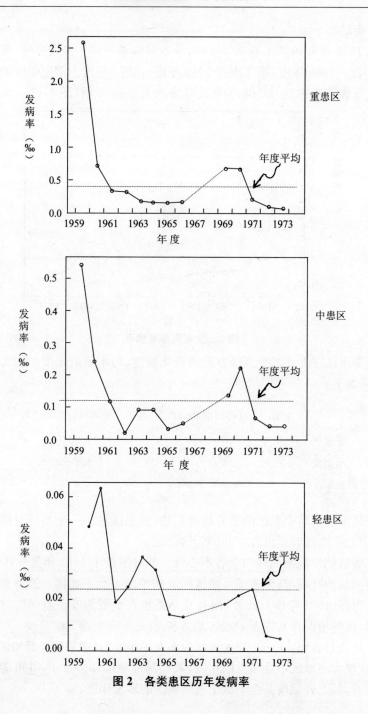

图 2　各类患区历年发病率

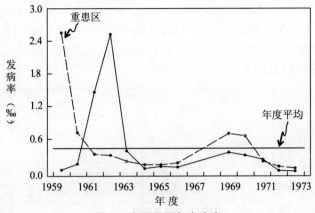

图 3 安图县历年发病率

发病密度

关于发病在地区上分布密度,按全省发病屯计算的平均每屯发病人数来看,除 1959 年度曾达到每屯 4.1 人以外,其余各年度均为 2 人左右。而这一年度的发病密度较高,又主要由于抚松、靖宇和长白三个县造成的,它们的病人数几乎占全省的一半,而其发病屯内的每屯平均病例依次高达 20 人、7 人和 10 人。所以,除了个别县在 1959 年度有发病集中的现象之外,从大面积分布上来看,大体上一直是均匀的(见图 4)。

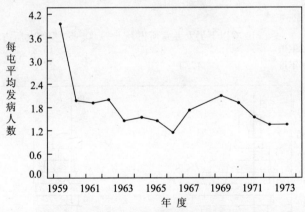

图 4 全省历年发病屯内的平均每区发病人数

就全省范围的分布而言,可以认为,历年发病人数的增多常伴随发病点(指自然屯)的增多,或发病人数的减少常伴随发病点的减少;但这并不是患区的扩大或缩小。因此,除个别年度在少数地方之外,一般地不因发病率的变化而改变发病屯的病例之分布密度。

103

人口构成

从全省十五个年度的发病总人数来看,20～50岁青壮年妇女占38.2%,10岁以下男女儿童占27.2%,二者合计约为总病人数的三分之二。显然这是集中多发的部分(见图5)。

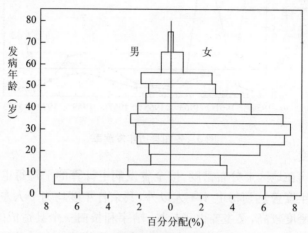

图5　全省发病人数的人口金字塔

在不同年度,发病者在年龄、性别方面的分布有明显差别。对比1964和1969二个年度的病例,其中10岁以下男女儿童和20～50岁妇女所占的百分率如下(见图6):

	10岁以下男女儿童所占%	20～50岁妇女所占%
1964年度	8.0	49.4
1969年度	47.9	27.8

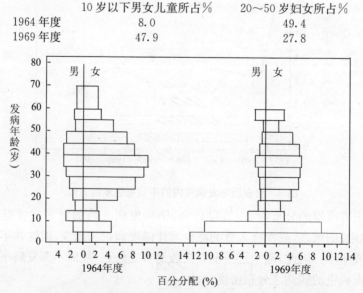

图6　全省1964年度和1969年度发病人数的人口金字塔

在不同地区,发病者在年龄、性别方面的分布也有明显差别,对比重患区的通化县和桦甸县十五个年度累计的病例,结果如下(见图7):

	10 岁以下男女儿童所占%	20~50 岁妇女所占%
通化县	7.8	47.5
桦甸县	63.8	16.5

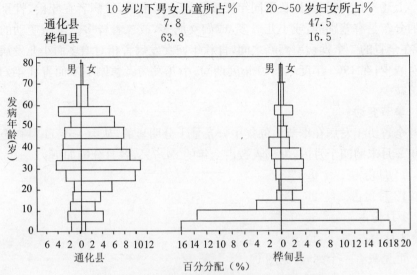

图7　通化、桦甸二县发病人数的人口金字塔

如果把病人按年龄、性别分成以下三组:10 岁以下男女儿童,20~50 岁妇女,

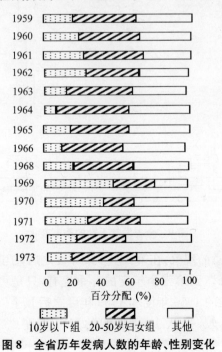

图8　全省历年发病人数的年龄、性别变化

其余部分,并一律按年度计算其百分分配,则全省历年的分布似有小儿病例相对增多的趋势(见图8)。

上述资料表明,无论从不同年度或不同地区来看,发病者在年龄、性别方面的分布是有差别的:或小儿居多,或妇女居多,或二者皆多。至于变动的趋势,在全省的二个发病率高峰之间,青壮年妇女发病者相对增多而小儿发病者相对减少;在1969年度—1970年度期间,小儿发病者急剧增多而青壮年妇女显著减少。

季节变动

全省历年发病在季节上的集中分布是十分明显的,从第一年11月初至第二年2月末的四个月内,发病人数占全年的84.7%,各月分配如下:

11月份占	9.3%
12月份占	26.4%
1月份占	36.0%
2月份占	13.0%

可见只有一个高峰(见图9)。

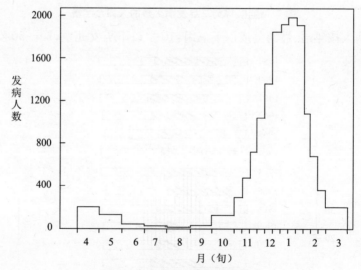

图9 全省发病人数的季节变化

有一个值得注意的现象:在第一个多发年度之后,于连续的第二个年度的春季有一个"小高峰",到第三个年度的春季也有,只是更小些。如果不是巧合,这种现象在多发的1959年度和1969年度之后几乎以同样的季节和幅度重复着。为便于比较,把从1959年起的三个年度之发病人数分别作为100%,再把从1969年起的三个年度之发病人数也分别作为100%,绘制多边图,可见二者有较密切的重合(见图10)。

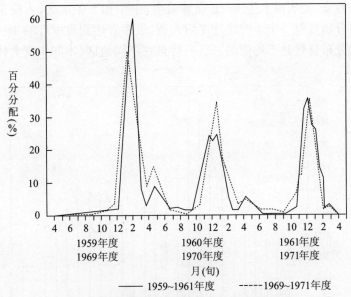

图 10　全省两次发病高峰之后"小高峰"比较

此外,个别县在个别年度的发病,其春季高峰不但超过了同年的冬季高峰,同时不低于前一年的冬季高峰,如桦甸县 1960 年度的发病情况就是如此。类似的尚有磐石县 1970 年度,伊通县 1960 年度和 1961 年度,舒兰县 1970 年度等(见图 11)。

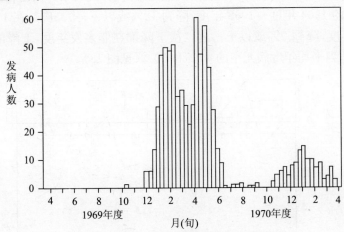

图 11　桦甸县 1970 年度的春季发病高峰

关于季节多发的问题,除了各年度、各地区均有在冬季集中的普遍现象以外,在多发年度之后,局部地方出现的春季高峰是应予重视的。

107

发病时间

总的看来,发病以上午 6～9 点钟最多,中午和下午次之,入夜至清晨较少。如果分别按每一个小时统计发病人数,最多者达到最少者的 4～6 倍,发病时间的分布显然是不均衡的。这一特点在不同地区、不同年度大体上一致(见图 12)。

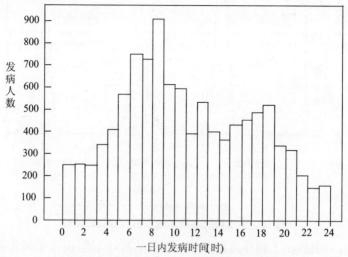

图 12　全省发病人数按一日内时间的分布

病死率

全省历年病死率有较大的起伏,明显的下降有二次:第一次是在两个发病高峰之间的 1964 年度～1968 年度,降到 12％或以下;第二次是在 1972 年度～1973 年度,降到 9％或以下。这二次下降都在非多发年度,下降的幅度很大,分别达到平均年度病死率的 41％和 50％(见图 13)。

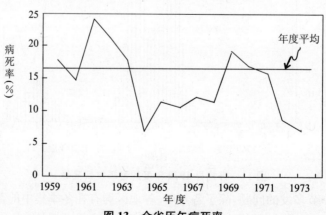

图 13　全省历年病死率

　　关于年龄、性别对病死率的影响,在 20 岁以前和 43 岁以后,无论男女,病死率的相对变化趋势均与一般人口的死亡率相一致,而在 20～45 岁期间,女性病死率为男性病死率的 1.2～6.2 倍,明显超过一般人口中同年龄男女性死亡率的差别(见图 14)。

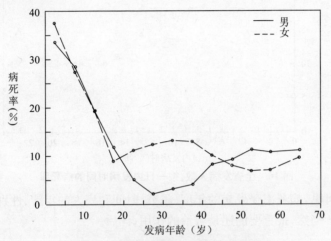

图 14　全省男性和女性年龄别病死率

　　病死率在季节方面的变动,各年度颇不一致。依全省十五个年度总的情况看来,从春初至冬末略呈下降趋势(见图 15)。

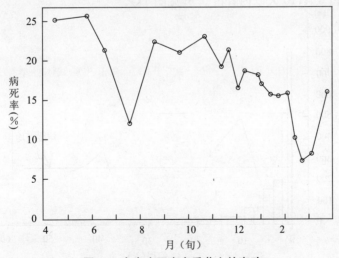

图 15　全省病死率在季节上的变动

　　按一日内发病时间分组计算的病死率,从清晨起到黄昏时止,有逐渐下降的趋势,夜晚则复又升高(见图 16)。

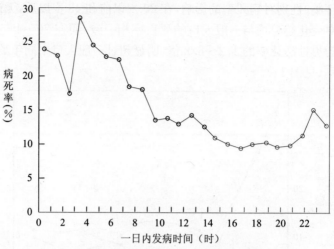

图16　全省发病人数,按一日内发病时间的病死率

由此可见,病死率受发病的年度、季节、时间和病人的年龄、性别等多种因素的影响。当然,最重要的还是救治的作用,详后。

病程

根据病死者所统计的病程分布,无论从全省、各类患区和不同年度的资料来看,大体上是一致的。总的分布是:2天以内病死者占病死总人数的 $1/2$,6天以内者占 $3/4$,10天以内者占 $5/6$(见图17)。

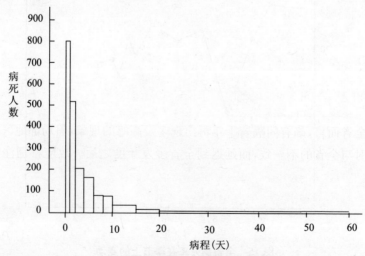

图17　全省病死人数的疗程分布

抢救

按患者从发病起到开始诊治的间隔时间分别计算了病死率。结果表明:

于发病后 2 小时以内抢救者,病死率一般在 10％左右;以后随着间隔时间的延长,病死率就急剧上升,如果间隔时间超过 6 小时,病死率就达到 20％以上。这一现象,无论从不同地区、不同年度统计,都基本一致(见图 18)。

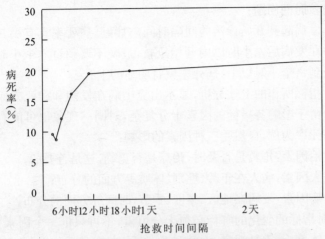

图 18　全省发病人数按不同抢救间隔时间间隔的病死率

关于抢救间隔时间的实际分布状况是:全省接近于半数的病人是在发病后 2 小时以内开始抢救的,80％以上的病人是在 24 小时内开始抢救的。但从历年抢救间隔时间的统计来看,某些地区的抢救工作延缓了,必须引起重视。

对防治工作的建议

根据对吉林省克山病十五年来所累计的资料之初步分析,对防治工作提出如下建议:

(一)年度多发问题:

就全省而言,确有间隔若干年再出现多发高峰的现象,但局部地区的多发年度有时与全省的不一致,而延迟到全省多发年度之后。故应特别注意当全省为多发年度时不曾多发的地方,可能在此后出现发病高峰。

(二)季节多发问题:

冬季发病人数约占全年的 85％,是明显的多发季节,但春季的小高峰亦不可忽视。个别地方的春季高峰甚至超过其前后二个冬季高峰。要特别注意这种春季小高峰在多发年度之后的第二年和第三年尤为常见。

(三)年龄性别问题:

多发人群集中于 10 岁以下的小儿和 20～50 岁的青壮年妇女,这是总的特点,而它们之间的变化亦因地、因时而异。尤其是小儿病例所占的比例很不稳定,有的地方小儿病例占了近2/3,而青壮年妇女只占1/6。从动态看,多发年度小儿病例相对增多,近年小儿病例亦略呈上升趋势。

(四)抢救时间问题:

缩短从发病起到开始诊治的间隔时间,对降低病死率具有极其重要的意义。应力争在发病后二小时以内开始抢救,最晚不要超过六个小时。如果间隔时间延长到六个小时以上,病死率就将明显的上升。

按统计指标所作的上述分析,显示出克山病在发病和病死方面的某些现象和特点。由于影响各指标的因素十分复杂,对同一现象也可能有不同的认识。如以病死率为例,显然受三种因素的影响:

——救治因素:抢救是否及时,治疗是否正确,这是首要的;

——病人因素:病人在年龄、性别、体质等方面的分布;

——发病因素:发病在地区、年度、季节、时间等方面的分布。

因此,对指标的变化的解释必须十分慎重,不可只依一个因素贸然结论,而应多作具体分析,重复观察,大量调查,正反对比,然后加以"去粗取精,去伪存真,由此及彼,由表及里",以探索出符合客观实际的规律来。

吉林医科大学克山病研究室、吉林省地方病第二防治所

（《地方病研究》(内部发行),1975 年）

15 吉林省克山病 25 年统计资料分析

根据《吉林省急性克山病统计资料(1959~1973)》[1]及嗣后所收集的资料,对吉林省连续 25 年的克山病发病(包括急型、亚急型和慢型急发病例,下同)情况进行统计分析。全省有 27 个县(市)被定为患区,按各县(市)逐年累计发病率划分为重、中、轻三类患区,属于重患区的有 10 个县,中患区的 5 个县,轻患区的 12 个县(市),这是本文所涉及的地区范围。为保持克山病冬季多发的特点,均以某年 4 月 1 日至翌年 3 月 31 日为某发病年度,故本文多涉及的时期范围是 1959 年 4 月 1 日至 1984 年 3 月 31 日。又因 1967 和 1968 两个年度的资料不完整,作动态图时用虚线表示,以区别于其他年度。

根据各种统计指标所反映出来的特点,对以下九个问题进行分析和讨论。

(一)基础指标

全省在此 25 个年度内共发病 17500 人,病死 2833 人,年度平均发病率为 0.87/万,总病死率为 16.2%。全省有四个多发年度,发病数都超过 1000 人,其发病率如下:1959 年度为 8.9/万,1960 年度为 3.0/万,1969 年度为 2.3/万,1970 年度为 2.5/万。

(二)发病动态

从 1959 年度开始的 25 个年度内,全省发病率出现了两次高峰,第一次在 1959 年度和 1960 年度,第二次在 1969 年度和 1970 年度。从 1971 年度起发病率持续下降,大部分地方目前已无新患发生,故多发年度与非多发年度发病率相差十分悬殊,前者约为年度平均发病率的 2.6 倍~10.2 倍(见图 1)。

各类患区在上述两个高峰期的变化幅度,若以本区的年度平均发病率之倍数表示,得如下结果:

113

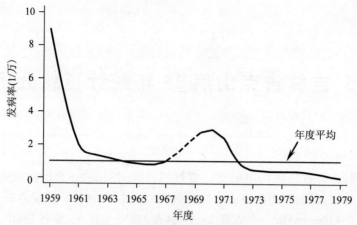

图1　吉林省克山病历年发病率

	在第一高峰期的倍数	在第二高峰期的倍数
重患区	11.3	3.0
中患区	8.7	3.5
轻患区	3.5	1.6

可见重患区和中患区发病率在高峰期的上升远比轻患区明显。

某些县的发病率高峰与全省不一致。如安图县于1961和1962两个年度连续出现的高峰，与该县的年度平均发病率比较是很突出的；同时，与重患区的1959和1960两个年度的高峰对比也不相上下，而时间却后移二年(见图2)。

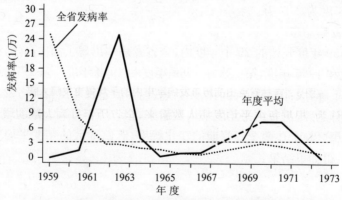

图2　吉林省安图县克山病历年发病率

类似现象还发生于长白县(1961年度)。此外，尚有几个县在全省为非多发年度时出现了若干小高峰，这种情况在县以下的地区更是屡见不鲜。

　　就全省 25 个年度的发病率而言,第一,总趋势是下降的;第二,确有间隔若干年重复出现多发甚至爆发的现象,但是,尚看不出这种"间隔"的规律。在本文所分析的时期内,有两次发病高峰,各持续二年;从高峰起始年度计算,恰是间隔 10 年。尽管当地在 1950 年前后曾出现过发病高峰,但在本文统计的后十余年内却未再出现任何发病高峰,而且除 1971 年度的发病率稍高于年度平均发病率外,其余各年度明显低于此平均水平。故以现有资料分析,笔者认为所谓"克山病每隔 10 年左右就出现高峰"的论点是难以得到证实的。

　　局部地区的多发年度可以发生在全省的多发年度之后,这一现象提示防治工作应特别注意当全省(或较大地区)为多发年度时不曾多发的局部地区,这些地区的高峰可能延迟到来。

(三)发病地区密度

　　关于在地区上的发病密度,试以按全省发病率屯计算的每屯平均发病人数表示,则除 1959 年度曾高达 4.1 人外,其余年度均在 1～2 人左右。而1959 年度之高密度,又主要是由于三个县造成的,它们当年的病人数几乎占全省之半,屯平均发病人数分别达 20 人、10 人和 7 人。至于动态图上的下降趋势(见图 3),比之年度发病率的大幅度起伏显然还是很平稳的。

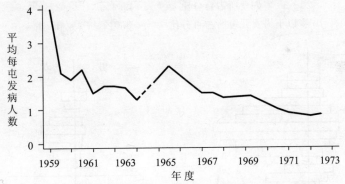

图 3　吉林省克山病历年发病率屯内的平均每屯发病人数

　　笔者认为,根据每屯平均发病人数看来,全省历年发病人数的增多常伴随着发病点(自然屯)的增多,发病人数的减少常伴随发病点的减少;而这些变化仍在原患区内发生,并不是患区的扩大或缩小。因此,克山病在大面积地区的分布是大致均匀的,除个别年度在少数地方外,一般地不因发病率的变化而同步改变发病屯的病例分布密度。

(四)年龄、性别构成

　　在总病人数中,20～50 岁的青壮年妇女占 38.1%,10 岁以下男女儿童占27.5%,二者合计共 65.6%,接近三分之二(见图 4)。

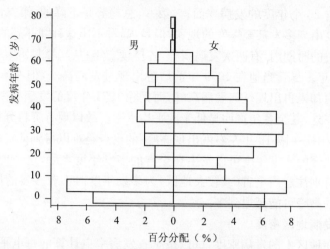

图 4　吉林省克山病人的人口金字塔

在不同年度,病人的年龄、性别分配有明显差别。对比 1964 和 1969 两个年度的资料如下,(见图 5):

	1964 年度	1969 年度
20～50 岁妇女所占百分比	49.4%	27.8%
10 岁以下男女儿童所占百分比	8.0%	47.9%

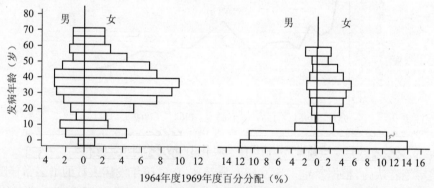

1964年度1969年度百分分配(%)

图 5　吉林省 1964 年度和 1969 年度克山病人的人口金字塔

在不同地区,病人的年龄、性别分配之差别则更大。以重患区的通化县和桦甸县 1959～1973 年共十五个年度的总病人数为例,比较如下(见图 6):

	通化县	桦甸县
20～50 岁妇女所占百分比	47.5%	16.5%
10 岁以下男女儿童所占百分比	7.8%	63.8%

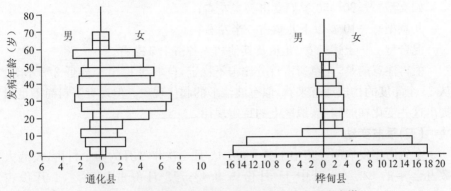

图 6 吉林省通化县、桦甸县克山病人的人口金字塔

如果把病人按年龄、性别分成以下三组:①10 岁以下男女儿童组,②20~50 岁妇女组,③其余病人组,并依年度计算其百分分配,则历年病人中①和②两组似有交替增减的现象(见图 7)。

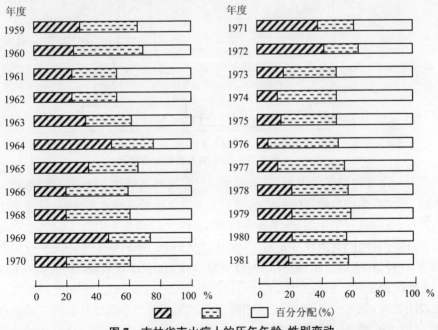

图 7 吉林省克山病人的历年年龄、性别变动

关于克山病人的年龄和性别,过去曾认为吉林省的克山病人集中于青壮年妇女;从本文的资料分析,应修正为:集中于妇女和儿童。总的特点是:20~50 岁妇女占 1/3 以上,10 岁以下儿童占接近 1/3,其它年龄性别者约占 1/3。然而,他们之间的变化又因时因地而异,并可归为三种类型:

117

妇女型——20～50 岁妇女占一半左右；

儿童型——10 岁以下儿童占一半左右；

混合型——上述妇女、儿童及其他病人各占 1/3 左右。

值得注意的是,儿童所占百分比很不稳定,自不到 1/10 至接近 2/3 不等。从 25 个年度的构成动态来看,似有波浪形的起伏现象。但现有资料尚不足以提出这些变化在时间上、地区上的特定规律。

(五)季节变动

全省历年发病明显集中于冬季,从 11 月至次年 2 月的四个月内,发病人数占全年的 84.2%,其中 11 月份占 9.4%,12 月份占 26.4%,1 月份占 35.5%,2 月份占 12.9%,只有一个季节高峰(见图 8)。

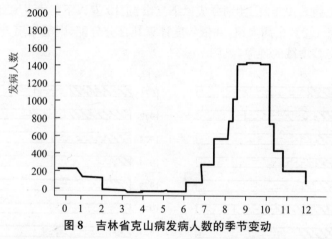

图 8　吉林省克山病发病人数的季节变动

有一个非常特殊的现象:在第一个多发年度的高峰基本结束以后,重新又出现一个"春季小高峰";到后续的第二个多发年度的高峰之后也有,只是更小些罢了;而到第三个年度(非多发年度)的高峰之后则几乎消失了。如果不是巧合,这种有趣的现象在多发的 1959 年度之后和 1969 年度之后以十分相似的季节时间和病例消长相对幅度重复着。为便于对比,笔者把 1959～1961 这三个年度的发病人数分别作为 100%,再把 1969～1971 这三个年度的发病人数如法处理,并绘成多边图,可见相隔十年之久的春季小高峰具有密切的重合性(见图 9)。春季小高峰见图 9 中箭头所指。

此外,个别县在某些年度的春季高峰不低于甚至超过了本年度或前一年度的冬季高峰,即在两个冬季高峰之间又出现一个春季高峰。如桦甸县 1970 年度就是如此(见图 10)。类似的情况尚有伊通县 1960 年度和 1961 年度,磐石县 1970 年度、舒兰县 1970 年度等。

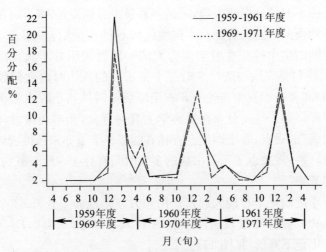

图 9　吉林省克山病两次发病高峰之后"小高峰"比较

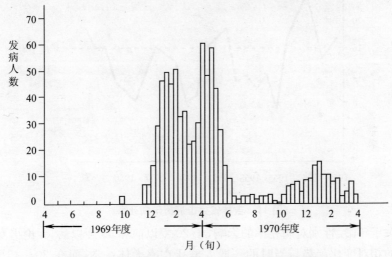

图 10　吉林省桦甸县 1970 年度克山病春季发病高峰

　　冬季发病人数占全年度的 80％以上,是集中发病的季节,这是毫无疑义的。而个别地区、个别年度亦出现春季发病高峰。

　　关于"春季小高峰"出现于克山病爆发年度的冬季高峰之后,是一个值得注意的问题。小高峰的大小似与相邻的冬季高峰有关联。按 1959～1961 和 1969～1971 这两组六个年度的发病季节变动分析,其时间顺序上的重叠与升降趋势上的同步若非偶然,则应是某一规律的反映,这里提示一条线索。

(六)发病时间

　　在一昼夜内,发病以上午 6～9 时最多,中午和下午次之,入夜后直至清晨较少。如果按小时统计发病人数,则最多和最少者相差近六倍,可见发病时间的分布是不均衡的。这一特征在不同地区和不同年度大体一致。

发病时间的集中特征在时空两方面的一致性表明并非偶合。总括全省 25 个年度的资料是发病与清晨 5 时至中午 1 时的八小时内之例数约占全部病人之半(48.9%),而发生与晚上 8 时至凌晨 4 时的八小时内之例数尚不及五分之一(18.5%)。这一分布在发病学上有何意义,非本文探讨;但认为"寒冷诱发克山病"的观点,看来即使在吉林省的严冬季节亦未获得统计资料上的支持。同时,这一现象也表示克山病的多发时间有异于一般心脏病。

(七)病死率

全省逐年度病死率有较大起伏。用均方递差检验[2]分析 23 个年度的病死率(1982、1983 两个年度发病仅 8 人,未计入),得 $c = 0.460$,$P < 0.01$,故认为总的趋势仍是下降的(见图 11)。

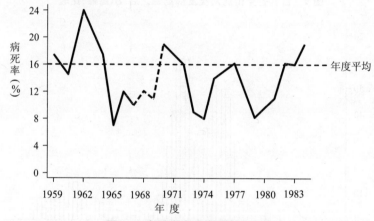

图 11　吉林省克山病历年病死率

关于年龄、性别对病死率的影响,于 20 岁以前和 45 岁以后,无论男女,病死率的相对变化趋势与当时的一般人群死亡率大体一致,而在 20～45 岁期间,女性病死率为男性病死率的 1.2～6.2 倍。这样悬殊的差别远远超过了一般人群的性别差异,只能认为是本病的特殊性了(见图 12)。

病死率在季节方面的变动,各年度颇不一致。从总的情况看,初春(按吉林省的气候)较高,而在发病高峰的冬季有所下降,这可能与高峰期加强防治工作取得较好效果有关。

按一日内发病时间计算病死率,从清晨起到黄昏止,有较明显的下降趋势,而夜晚复又回升。

关于病死率的变化,虽然进行了各种分析,但仍难以作出有意义的结论,

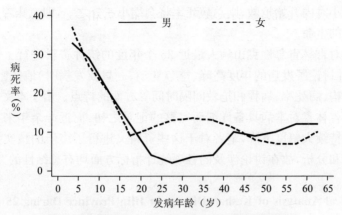

图 12　吉林省克山病人男性和女性年龄别病死率

究其缘故,笔者认为病死率至少受三种因素的影响:

——救治因素:抢救是否及时,治疗是否正确,这是首要的;

——病人因素:病人在年龄、性别等方面的分布;

——发病因素:发病在地区、年度、季节、时间等方面的分布以及致病因子。

这里既有自然因素,也有社会因素,情况十分复杂。但从各种因素分析,克山病的病死率尚可能有相当幅度的下降,这是无疑的。

(八)病程

根据病死者统计的病程分析,无论从全省各类患区和不同年度的资料来看,总的分布都是:二天以内病死者约占总病死人数的 1/2,六天以内者约占 3/4,而十天以内者约占 5/6,几乎是全部了。

(九)抢救间隔时间

把从发病时起到开始诊治时止定为"抢救间隔时间",并按不同抢救间隔时间计算病死率。结果显示:抢救间隔时间在 2 小时以内者,病死率一般在 10％左右;以后,病死率随着抢救间隔时间的延长而急剧上升;如果间隔时间超过 6 小时,病死率就达到 20％左右,而且不再下降。这一现象从不同地区、不同年度统计都基本一致。

关于抢救间隔时间的实际情况,全省有近半数克山病人是在发病后 2 小时以内开始抢救的,而 80％以上的病人都在发病后 24 小时内得到了救治。这在患区,尤其在重患区,大多处于交通不便的山区以及人烟稀少的地方,从 20 世纪 50 年代末期到 60 年代合 70 年代,能做到这样的程度已是十分不易了。然而,由于缩短抢救间隔时间对降低病死率具有极其重要的意义,还应力争提高在 2 小时以内就开始进行救治病人的比例。经推算,如果能够对 80％

病人在 2 小时内开始抢救,则总病死率将会缩小三分之一,即意味着共挽救了近一千人的生命。

本文对吉林省急性克山病人最近 25 个年度的统计资料进行了全面的分析,提出并讨论了发病的年度高峰、季节变动、一昼夜发病时、地区密度、年龄和性别结构、病死率、病程和抢救间隔时间等方面的特点。由于本文依据的资料起始于吉林省对本病具备详细而完整的记录之初,而近十余年来本病在全省的发病持续大幅度下降,笔者对于这些资料又进行了多年的核实并予以充分的运用和分析,故在讨论涉及的各项统计指标方面均有总结性的意义。

Statistical Analysis of Keshan Disease in Jilin Province During 25 Years, 1958～1983

Lu shouzeng, et al. Nantong Medical College, Jiangsu

In this paper, the authors summarize and analyse the mass data of Keshan Disease in Jinlin Province During 25 Years(1958～1983). The sum of cases is 17500, in which 2833 persons died. The following problems are discussed maliciously: the time tendency of the rates of incidence, the local density in every county, the characters of sex and age of the cases, the distributions in a year and in a day , the analysis of case fatality rates, et al.

参考文献

[1] 吉林医科大学,吉林省地方病第二防治所.吉林省急性克山病统计资料.1959～1973 年度.1975.

[2] Zar JH.Biostatistical Analysis.Prentice-Hall,1974:305.

(《中国卫生统计》1988 年第二期)

16《中华人民共和国地方病与环境图集》编纂中的调查设计与统计分析

由卫生部和中国科学院主持,《中华人们共和国地方病与环境图集》(以下简称《图集》)编纂委员会组织调查、统计、绘图和撰写的《图集》,历经五年的工作,已全部完成并即将由科学出版社出版。这本图集包括克山病、大骨节病、地方性甲状腺肿和地方性克汀病(以下简称地甲病)、地方性氟中毒(以下简称氟中毒)等四种地方病的发病率或患病率在我国的地理分布及有关的环境指标分布,客观而全面地反映这些病在地区、时间、人群方面的分布特征和解放以来防治措施的效果。《图集》是数十名编纂委员和编辑组、资料组成员以及直接参加此项工作的一千余人通力协作的研究成果。笔者负责收集《图集》有关资料的调查设计和确定对原始资料在各阶段统计分析的方法。为适应《图集》出版的需要,今根据笔者在《图集》编委会最后一次会议上的发言进行整理和补充,把有关调查的设计和统计分析方法的确定等方面问题作如下说明。

调查设计

在 1981 年首次编委会上,提出了确定收集资料的三条原则:①以利用各地现有资料为主,部分调查补充为辅;②按《图集》的绘制要求,各病的特点,资料的实际情况,设计专用的统一调查(统计)表;③全国性资料一律按县(旗)为单位填表上报(表格式样略)。从填表的情况看,所设计的内容及格式是适宜的、可行的。

资料质量的评估

来自全国 29 个省、市、自治区中 2221 个县(旗)的原始数据共有 20 多万个,历时一年完成。这样大量的调查资料,出现某些缺漏和误差是难免的。应如何看待资料的质量,根据以下四点予以评估。

（1）察看原始记录，资料的完整性是好的，漏报和残缺者都作了补报。这方面也体现了我国各级党政机构的权威性和效率。

（2）大部分资料是长期积累的，数据较稳定。经有关专家交叉审核，认定所得指标符合实际。

（3）各种地方病分布于几百个至千余个县（旗），由此分别上报而汇总出来的各种地方病发（患）病率之分布，皆呈相当整齐的偏态频数分布曲线，反映出率的分布的自然规律。

（4）将克山病、大骨节病、地甲病（供碘前）、地甲病（供碘后）、氟骨症、氟斑牙等六组发（患）病率资料的频数分布分别进行变量变换，全部通过了正态性 D 检验，其中五组得 $P>0.20$，一组得 $P>0.05$。按 D 检验结果为 $P>0.20$ 时，表示已进入最优的正态性范围。

综合以上结果，可以确认资料的质量是好的，可信的，个别的误差不至于影响对整体的分析。

指标的计算方法

《图集》资料的来源情况复杂：老病区、重病区多为普查资料，小部分为较严格的抽样调查资料；新病区、轻病区除一部分余老病区相同外，有的是不严格的抽样资料，少数则是重点调查资料；尚有某些新病区范围。对此，显然不宜用同一种计算方法，否则将出现不合理的现象，如仅作小面积重点调查的县，会估算出异常高的患病率。采用各种不同的计算方法，其目的是要从现有资料中求得最接近于真实的发（患）病人数和发（患）病率，使全部资料具有统一性和可比性。根据不同情况用以下四种处理办法。

（1）对于普查、基本普查（普查率≥90％）或较严格的抽样调查资料，按式（1）和式（2）计算全县（旗）患病人数 M 及患病率 p：

$$M = \frac{\text{查出病人数}}{\text{调查人数}} \times \text{病区人口数} \tag{1}$$

$$p = \frac{M}{\text{全县（旗）人口数}} \times 100\% \tag{2}$$

（2）对于仅在病区作普查的资料，当估计查出病人数十分接近于全县（旗）病人数时，按式（3）和式（4）计算 M 和 P：

$$M = \text{查出病人数} \tag{3}$$

$$p = \frac{\text{查出病人数}}{\text{全县（旗）人口数}} \times 100\% \tag{4}$$

其中个别地区面积特别大而人口又特别稀少者,如内蒙西部地区的某些县(旗),由于病区实际上局限于少数几个乡,则 M 和 p 的计算以此为限,不扩大到全县(旗),绘图时亦与之相应。

(3)对于少数县(旗)只普查重病区(或较重的病区),其他地区未作调查,亦无资料者,则须用特殊方法处理。试以图 1 示意进行普查的重病区 C、全部病区 B 与全县(旗)A 三个范围之间的关系,必然得:

$$A > B > C$$
$$p_A < p_B < p_C$$

p_A、p_B、p_C 分别为全县(旗)、全部病区、重病区的确切患病率。由于原始资料中只反映 C 范围内的病人数,如按式(1)和式(2)计算 p,则将 p_C 扩大到 p_B,而 B 得范围实际上未知,则又将把 p_C 扩大到 p_A,这就是估算的全县(旗)患病率的上限 p_u;如按式(4)计算 p,则将漏计 C 范围以外的所有病人,所得 p_B 或 p_A 必低于该地区的确切患病率,后者就是估算的全县(旗)患病率的下限 p_L。而确切患病率 p 必然在 p_u 与 p_L 之间。

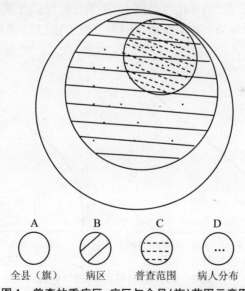

A	B	C	D
全县（旗）	病区	普查范围	病人分布

图 1 曾查的重病区、病区与全县(旗)范围示意图

兹设 X 为全县(旗)人口数,x 为其中普查人口数,必然 $x \leqslant X$;又设 Y 为全县(旗)某地方病病人数,y 为其中普查时查出病人数,必然 $y \leqslant Y$。当病人在全县(旗)均匀分布时,若不计抽样误差,x 与 y 的回归关系应该如式(5);而实际上病人在全县(旗)分布是不均匀的。由于普查范围越小,越是只查病人集中的重病区(或较重的病区),随着普查范围扩大,将依次包括轻病区(或较轻的病区），以至非病区，于是，若不计抽样误差，x 与 y 的回归关系理论上应该如式（6），后者的图形属指数曲线。式（5）和式（6）的图形见图 2。

$$\frac{Y}{y} = \frac{X}{x} \tag{5}$$

$$\frac{Y}{y} = \left[\frac{X}{x}\right]^{\frac{1}{b}}, \; b > 1 \tag{6}$$

各种地方病在调查中的情况十分接近式（6）和图 2 的右图。根据大量的实际调查资料，可以算出式（6）中的系数 b，如大骨节病组资料的系数 $b = 2.55$，以此代入式（6）估算，获得了满意的结果。

（4）对于极个别的不合理数据，均为边远地区，人口稀少，调查面积一般很小，确属病区，又无法再作补正者，在分级时作了调整。

指标的分级

欲将不同的发（患）病率绘于地图上，必须先对它们分级，类似地图上用海拔高度的分级反映地势。这里采取了两种分级方法：1/2 递减法；正态分布下离均法。

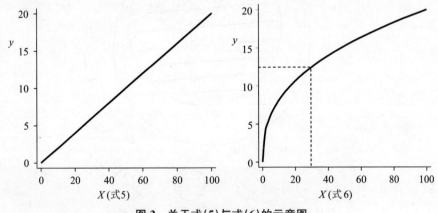

图 2　关于式（5）与式（6）的示意图
（按 $X = 100, Y = 20, b = 2.55$）

（1）1/2 递减法分级

基于对地方病分布的如下认识：①发（患）病率高的地区较少而低的地区较多，②发（患）病率高的地区周围往往存在发（患）病率较低的地区；同时，为反映各地轻重分级的特征，依发（患）病率从低到高的顺序采取 1/2 逐次递减的分级方法。按照以下档次分为五级：

$$\frac{1}{2} \qquad \frac{1}{4} \qquad \frac{1}{8} \qquad \frac{1}{16} \qquad \leqslant \frac{1}{32}$$

表示发(患)病率最低的 1/2 地区为一级,余下者中较低的 1/2(即全部的 1/4)地区为二级,再余下者中较低得 1/2(即全部的 1/8)地区为三级,……共分至五级。具体分级时,宜取便于分组的近似值为各组段下限值。以大骨节病组的患病率分级为例,如表 1。

表 1 大骨节病组患病率按 1/2 递减法的分级

患病率的分级(%)	占全部病区县(旗)的构成比(%)	理论上的构成比(%)
0～	47.8	50.0
1～	27.3	25.0
4～	13.0	12.5
8～	9.9	6.25
16～	2.0	3.125
	100.0	……
		100.000

这样分级的结果,有效地反映了该病不同患病率的地区分布势态,犹如一幅地形图。

(2)正态分布下离均法分级

上述 1/2 递减法是按设计者主观认识的分级方法,可以因人而异,并出现各自的绘图效果。为反映发(患)病率的自然分布规律,再取正态分布下的离均法分级,这是在资料达到正态化之后完全遵照标准正态分布的离均理论实施的。全部处理分两步进行:①资料的正态化;②在正态化条件下作离均分级,然后恢复原来的指标形态。

由于地方病的分布受地区、时间、人群、致病因子等多方面的综合影响,不可能是一个简单的随机过程,故必须采取适合于它的变量变换方法,才能使其达到正态化,并通过正态性检验。经尝试,选定下列变换式:

$$x = (sin^{-1}\sqrt{p})^{\frac{1}{a}} \qquad (7)$$

以地甲病(供碘后)组的资料为例,图 3 是按原资料计算的各县(旗)患病率 p 的分布,图 4 为按式(7)变换的 x 值的分布。前者为明显的 L 形偏态分布,后者已很接近正态分布,经正态性 D 检验,得 $D=0.2811,P>0.20$。

根据变换值 x 的均数及标准差,并取 $0.5s$ 为组距分组,最后再由 x 值变换为患病率 p,即得分级的结果如表 2。共分八级,显示离均越小,分布越密集,离均越大,分布越疏散。这是正态分布的性质,为自然分布。

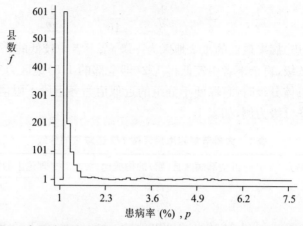

图 3　全国地甲病患区县供碘后患病率(根据 1086 个县的资料)

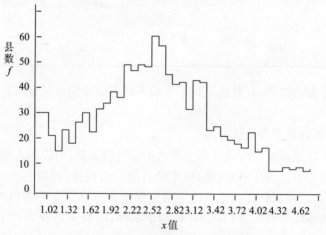

图 4　图 3 资料的变换值分布, $x = (sin^{-1}\sqrt{p})^{\frac{1}{a}}$

表 2　地甲病(供碘后)组患病率按正态分布离均法的分级

X值的 分级	患病率的分级 (%)	占全部病区县(旗) 的构成比 (%)	理论上的构成比 (%)
0　　　～	0.00 ～	7.37 ⎫ 8.84 ⎭ 16.21	6.68 ⎫ 9.19 ⎭ 15.87
$(\overline{x}-1.5s)$ ～	0.05 ～		
$(\overline{x}-1.0s)$ ～	0.21 ～	13.08	14.98
$(\overline{x}-0.6s)$ ～	0.58 ～	20.07	19.15
$\overline{x}$　　～	1.39 ～	20.35	19.15
$(\overline{x}+0.5s)$ ～	2.99 ～	15.75	14.98
$(\overline{x}+1.0s)$ ～	5.86 ～	7.73 ⎫ 6.81 ⎭ 14.54	9.19 ⎫ 6.68 ⎭ 15.87
$(\overline{x}+1.5s)$ ～	10.62 ～		
		100.00	100.00

结　语

　　本文提供了一组大型的、资料情况十分复杂的调查研究应用实例,并介绍了若干种处理数据的方法,这是统计方法的一次系统性实践。对于这类实际应用,既要遵循统计学基本理论的要求,又要结合研究资料的现实条件,使调查设计切实可行。同时,选择的统计分析方法应能充分利用现有资料,提炼出尽可能丰富的信息,并真实地反映研究内容的特征。

　　(本文式(6)实例中用 $b=2.55$,系与郑达贤同志共同计算)

Designs of surveys and Analysis Methods in "The Atlas of Endemic Diseases and Their Environments in the People's Republic of China"

Lu shouzeng, Nantong Medical College, Jiangsu.

In this paper, the author explains the designs of survey tables, which contain Keshan disease, Kaschin-Back disease, endemic goiter and endemic fluorosis. Various measures of all the data need to calculate with proper methods. Those distributions of the rates of incidence are skew obviously. The author transformed them to approximately normal distribution with the following function:

$$y = (sin^{-1} \sqrt{p})^{\frac{1}{a}}$$

where "*a*" is the constant and built up according to the original distribution of rates.

《中国卫生统计》1987 年第四期)

17 有关医用统计学方面几个问题的商榷

4月14日,《健康报》报道最近在北京举办了"数理统计在医学科学中的应用"讲座的消息,并刊载了主讲人杨纪珂先生的著文"在医学科学研究中的数理统计方法",对我们是有启示的。由于医学科学研究工作的需要,数理统计方法在这方面的应用已日益广泛和深入。在目前医学院校的课程中,"统计方法"是在保健组织学内讲的,即"卫生统计学"。但这些内容究竟是否属于卫生统计学的范畴? 卫生统计学的研究对象能否包括目前在医学上实际应用统计方法进行分析哪些数据资料? 以及医用统计学又是具有怎样性质的一门科学? 这些问题在目前有关教材中的说法是有分歧的、有矛盾的。本文拟就以下三点提出初步认识,以资求教。

一、卫生统计学的性质和研究对象

据苏联统计学科学会议的讨论总结[1],认为"医务统计学(按指卫生统计学——笔者)基本上是社会科学",并认为它是属于统计学的一个部门[2]。由于统计学已被确认为是一门有阶级性的社会科学,它的研究对象是社会现象和过程,是以历史唯物主义和政治经济学为理论基础的[3]。故卫生统计学的性质和研究对象也必须与此一致,其研究对象亦不能越出社会现象的范畴。

但目前卫生统计学的实际内容却并非完全如此。就我们所读到的有关书籍和教材(包括编在保健组织学内的卫生统计学)中,内容大致可分为两部分:统计方法和对居民健康状况的研究(后者包括人口学指标、发病率指标和身体发育指标)。严格地说,其中一部分并不属于卫生统计学应有的内容。这部分所占的篇幅越多、方法越深,一般地离开上述卫生统计学应有的研究对象和理论基础越远。例如有的教材以分析不同血型的人对锡克氏反应的差别来解释"卡方"(χ^2)法的应用,以正常成年男女血球数的比较来解释"t值"法等。显然,这些内容都是自然现象而不是社会现象,对这些资料的分析也不可能以历史唯物主义和政治经济学作为理论基础。本来,对这些数据进行适当的统计分析原无可厚非,而问题在于把这些研究方法和资料硬塞在作为社会科学统计学一个分支的卫生统计学之中,这就必然要同它本来的性质发生强烈的冲突。其后果不但在道理上讲不通,同时在实际应用上也相互牵制,影响各自的正当发展:一方面使统计方法在医学上的合理应用受到限制,另一方面也使卫生统计学的理论原则对具体数据的分析上失去普遍的指导意义。这种情况是急待改进的。

二、医用统计学的性质和内容

医学统计学是研究把数理统计方法如何正确地、系统地应用于医学研究的一门科学。它是以概率论为理论基础的。在同医学研究工作的关系上,它是一个重要的工具,是为研究的实践服务的;在同应用数学中的数理统计方法的关系上,它主要是研究如何正确地运用后者的成果,而不专门去研究数理统计方法本身。在研究的对象方面,它主要是处理实验医学的研究数据,尤其是对小样本数据进行分析。由于这些性质,医用统计学必须以医学研究中的各种不同资料和进行统计处理的目的之需要出发的,体现出它作为医学研究的工具的特色,并形成自己的体系。据此,个人认为医用统计学应包括以下两个部分:实验设计和数据处理。再根据数据资料的不同性质,后一部分又可分为计数资料、计量资料和相关资料三类。即各种统计方法的选用应根据资料的性质和研究目的来取舍,即首先是某种资料在客观上具有这样或那样的特性,然后才考虑采用各种适当的方法进行处理,并对处理的结果作出正确的解释。

三、关于设置医用统计学课程问题

由于自然科学的发展,在研究方法上已逐渐从定性进展到定量,医学科学的研究也不例外。因此,对于用统计方法分析数据的要求也越加迫切。目前在医学文献和教材中,常见由于对数据缺乏正确的统计处理,而作出不恰当的、以致错误的结论,引起"误信"或"误用";或者对研究结果中本已蕴藏着的有用的知识,由于缺乏必要的统计方法予以"提炼",以致对资料未能充分利用。现在有许多医师、医学科学工作者每感缺乏这方面的基础知识,有时对一堆并不太复杂的数字资料的分析亦觉得难以下手,即使整理出来,也往往是事倍功半,甚或不能获得预期的效果。个人认为,这种情况对于提高医务工作者的科学水平是一个障碍。解决这一问题的根本办法是在医学教育中增加医用统计的教学内容。

由于卫生统计学与医用统计学的性质、研究对象和理论基础都有着显著的差别,如果在卫生统计学内用很多篇幅来讨论数理统计方法的应用,势必超越了它应有的范畴;内容不少,又不能满足科研工作的实际需要。故有必要单独设置一门"医用统计学"的课程,而取消卫生统计学内的数理统计方法部分。这样同时也解决了卫生统计学的理论原则同实际内容之间的矛盾,而使它能够专门探讨对居民健康状况的研究了。

我国各医学院校多不乏在医用统计方面有造诣的专门学者,首先在一部分有条件的院校试行开设这一课程是完全可能的。然后,再进一步拟定统一的教学大纲,编写全国通用教材,以便广泛施行。

参考文献

[1] 奥斯特洛维季扬若夫:关于统计学的讨论总结,统计工作通讯,8:3,1954.

[2] 斯特鲁米林:统计学[上],14,统计出版社,1957.

[3] 杨坚白:统计理论基本问题,10,19,24,统计出版社,1956.

（《健康报》1962 年 6 月 23 日第二版）

18 医学应用数理统计的几个问题[①]

不久以前,阅读健康报连载的"医学应用数理统计方法"学术讲座,收益不小。本文拟就在医学研究中如何区分不同性质的资料、选用适当的统计方法和运用统计方法进行分析等三个问题提出初步看法,供初学者参考。

三种资料

在医学研究中的统计资料,大体上可以分为计数的、计量的和相关的三种。计数资料是经分组后具有某种属性的个数的数据,通常都表现为个数的多少:像临床上某种疗法治疗转归的治愈人数、某种检验结果的阳性例数以及动物实验结果的生死只数等,均属计数资料。计量资料是指每一个被统计的单位都具有各自的量值的数据,通常都表现为量值的大小:像血压为若干毫米汞柱、摄入的热量为若干千卡以及肝脏透视面积的大小、药物的剂量、病程的长短等,均属计量资料。相关资料是指同一资料具有两种或两种以上有关的属性方面的数据者,或者是几个有关资料的综合。关于这种关系是否存在,必须在医学上得到支持或解释,而不能仅凭数据本身来判断。例如在某动物营养实验中,于一定的营养期内,其体重增长的多少是与食入的饲料多少有关的;在温度对维生素丙破坏的研究中,同一温度持续的时间长短是会影响破坏的数量的;此外,如蚊虫密度与疾病发病人数的关系,正常人体的身高、体重与体表面积的关系等,均属相关资料。虽然相关资料本身也必须由计数或计量资料构成,但却超越了单一属性的限制,而表现为集中有关属性在数量上的关系,因此归作第三种资料。

以上是医学方面数据资料的基本分类。但这种分类除了较典型的例子(如治疗转归属于计数的,药物剂量属于计量的,半数致死量属于相关的等)之

---

① 注:本文所用的各种统计计量数除列出算式者外,均来自"医学应用数理统计方法"讲座的有关公式,详见《健康报》1962年8月到10月连载。

外,有时根据不同的研究目的和分析方法亦可转变。例如血压的量值(毫米汞柱)是计量资料,但如果只分列为正常血压和高血压两组,各计其数,即转变成计数资料;血清反应的结果通常表现为阳性和阴性的人数,是计数资料,但如果把每一个被检者的滴定度记录下来,就形成一组具有某种分布的几何级数,而转变为计量资料了;再如单独分析肝脏摄影面积时,是计量资料,如果研究身高、体重与肝脏摄影面积的回归关系时,又成了相关资料了。掌握统计资料的基本类型及其在一定的条件下的转变,对于正确认识研究数据是十分重要的,因为这一认识与确定统计分析的目的和选择统计方法皆密切关联。

三类方法

与三种不同性质的资料相适应,统计分析的方法也可以粗分为三类:即计数的分析方法、计量的分析方法和相关的分析方法。每一类方法又可区分为基本的方法和辅助的方法两个部分,而后者又是为前者服务的。

在计数的分析方面,基本的、也是最重要的方法是计数数据的分组分配。举例如下。表1是某克山病患区中、小学生心肌损伤检出的结果。表内男、女性的阳性和阴性人数(即 111、116、84、63)是最基本的数据,这些数据是根据按两性分组后的检出结果的计数分配排列的。就此资料而言,任何其他统计分析都必须以表中的分配数据为基础,都是辅助性的方法。如由此可以算出两性的阳性比例(分别为 48.9% 和 57.1%),或进而测验两性间差异的显著性,得 $\chi^2 = 2.43, P > 5\%$。这些分析结果都只是说明男女间检出结果差异的显著程度(按此例为差异不显著);如果没有表1中的分配数据作基础,则后面这些辅助性的方法就失去了说明的对象了。

表 1　某克山病患区中、小学生心肌损伤检验结果

	阳　　性	阴　　性	合　　计	阳性比例(%)
男	111	116	227	48.9
女	84	63	174	57.1
合计	195	179	374	52.1

在计量的分析方面,基本的、也是最重要的方法是由量值的分组分配(或原始记录)直接反映出来的平均值和变异度(最常用者有标准差、变异系数及均方)。前者说明一组量值集中的、典型的水平,后者说明以此水平为中心的离散程度。其他方法如标准误、可信限、t 值测验、方差分析等都是辅助性的,

它们大多从各个方面来描绘平均值的意义。必要时也可用来表示变异度的误差或差异显著性测验。举例如下。表 2 是两组病人血清蛋白计量分配的比较。可以看出：甲组的量值分配比乙组偏高些，两个平均值分别为 61.04% 和 54.94%；在离散程度上则乙组比甲组大，两个标准差分别为 5.28% 和 5.84%。这是对表 2 资料的基本分析。为了进一步说明两个平均值的可信限和差异的显著性，可再辅以标准误（分别为 0.75% 和 0.82%）及 t 值测验，得 $t = 5.50$，$P < 0.1\%$。此外，为了进一步说明两组变异度的差异，亦可用方差分析的方法测验其显著性，得

$$F = \frac{(5.84)^2}{5.28^2} = 1.22$$

自由度 $n_1 = 50$，$n_2 = 49$，$P > 5\%$，表示两组变异度并无显著的差异。这一系列的分析方法说明：在计量资料的统计处理过程中，基本的方法还是平均值和变异度，其他方法均属于辅助性的，是进一步说明平均值或变异度的。

表 2　两组病人血清白蛋白的分配

血清白蛋白（%）	甲组	乙组
40～	…	2
44～	…	…
48～	1	14
52～	8	16
56～	13	12
60～	14	4
64～	9	1
68～	4	1
72～	1	1
合　计	50	51

在相关的分析方面，基本的方法是相关系数和回归系数（包括直线的、曲线的、多元的相关和回归）。其他如标准误（指系数的标准误）、估计误差、曲线配合适度的测验及其他显著性测验等均属辅助性的。举例如下。表 3 是十二只大白鼠营养实验中，在三十五天内的食入量和所增体重。计得简单相关系数 $r = 0.86$，直线回归系数 $b = 0.37$ 克（所增体重）/克（食入量）。前者表示食入量与所增体重之间关系密切的程度，后者表示食入量每增加 1 克时，所赠体重将平均多增加 0.37 克。这是基本分析方法。此外，还可以用 t 值方法测验这两个系数的显著性，得 $t_r = t_b = 5.32$，自由度 $= 9$，$P < 0.1\%$，说明在不超过

千分之一误差的条件下,上述两个系数是有显著意义的。如果要确定这些系数的可信限,还可计算其标准误;如果是曲线关系,还可以测验配合的适度等。而后面这些方法也都是辅助性的。

表3　一组大白鼠35天内的食入量和所增体重

动物号	食入量(克)	所增体重(克)
12	198.2	9.2
3	210.3	25.0
9	242.8	37.0
8	248.2	9.5
1	256.9	27.0
5	262.2	14.5
2	271.6	41.7
7	272.4	48.0
4	300.1	52.0
6	304.4	48.8
10	342.9	56.5
11	356.9	76.0
合　计	3266.9	445.2

总之,各种资料都有其基本的分析方法和辅助的分析方法。一般来说,基本方法可以单独采用,它们本身都具有独立的含意;当然也还常常需要其他辅助性的方法使统计处理更深入、更完美。但辅助性的方法则常不易单独采用,否则就易于忽略对资料本质的分析,使分析结果所说明的具体内容不够明确。初学者尤须注意。

选用适当的统计方法的三个方面

对研究工作选用适当的统计方法时,我们认为,大致有实验设计、对实验(或调查)样本本身的分析和用样本对全体进行客观估计三个方面。

第一,实验设计方面。通常的实验和调查都不可能用很多的例数。在动物实验中,是通过对少数动物的研究来推论结果的;当某种新疗法试用于人体时,也是从少数病例开始的。但这些少量的、局部的研究,其目的都是要推论全面,并从中探索出具有普遍性的规律来。这样便产生了抽样问题、小样本的处理和结论的判定等问题。这些问题若要正确地处理,必须从一个严密的实验设计开始。下面是实验设计方面常遇到的几个问题:举个例说,假使有两位医师各用一种疗法分别治疗两组传染性肝炎病人,结果是一组疗效好,另一组较差,我们能否就作出"甲疗法优于乙疗法"的结论呢? 显然除了疗法之外,至少还有这几个因素需要考虑:两位医师的医疗水平、对两组病人的护理工作好坏、两组病人的病情轻重程度和受治病例数等。因为这些因素都是对疗效的判定有影响的,只有当除疗法之外的其他因素都基本相同或在经过合理安排的条件下,才能把"疗法"和"疗效"作为因果的关系直接联系起来。关于如何选择病例、选择多少病例以及安排分组等问题都须在实验设计中解决。这样,才能使实验研究在一开始就具有较高的科学性。

第二,对样本本身的分析问题。研究所得的初步原始记录,常常要通过统计方法的加工之后才能正确地反映出样本内含的本质,而表面数据有时会造成假象。举一个简单的例子,假定某地在一定时期内发生某种疾病的女病人五十名,而男病人有八十名,是否就能认为性别对发病具有不同的影响呢? 如果当时该地一般人口中男女人数之比是八比五,则正好说明两性发病的机会是相同的。再如以饲养小鼠来比较几种食品的营养价值优劣的实验中,当各组小鼠体重的增长出现差别时,不但应考虑它们所摄入食物的质的不同,同时也应分析摄入量的多寡。因为小鼠长得快,固然可能是由于"吃得好",但也可能是排除摄入量方面的影响而单独分析食品的质的优劣,后者正是研究的目的。类似这种性质的资料是很多的,通过统计分析,可使我们对数据的认识去伪存真、由表及里,以揭露样本结果的本质。把事物的本来面貌如实地反映出来。

第三,由样本对全体进行客观估计的问题。实际上,这也是在对全体进行估计时如何排除样本的偶然性的问题。辩证唯物主义告诉我们:事物发生的必然性有以偶然性的形式出现的。统计分析的任务之一,是要透过某些带有偶然性的数据来洞察事物的必然规律。例如我们检查了某地区的一批克山病人和一批健康人的血压,发现克山病人的平均血压比健康人低些,能否就立即作出"克山病人的血压较低"的结论呢? 这须作进一步分析。因为我们直接检查对象是样本,是属于局部范围内的结果;而所作的结论则是具有普遍意义的,是说明全体的。由样本来估计全体时,必须考虑到可能出现的误差。假使我们在那个地区同时检查两批健康人时,他们的平均血压不同是"偶然的",那么克山病人与健康人之间的差别也一定有偶然的成分。不排除这种偶然性,"结论"就有错误的危险。排除偶然性的方法是通过统计分析计算出在一定条件下的两批健康人平均血压间差异出现的机率和健康人与克山病人间差异出现的机率。根据机率的大小来推论结论的可靠程度。这就是显著性测验法。此外,如各种统计数的可信限方法、估计误差的测定以及曲线修匀等都是使样本数据能够对全体作出较好的估计的方法,也就是排除偶然性。

总之,统计方法在医学研究中应用的途径是从统计方面合理地安排实验设计,使研究工作少走弯路;当研究得出初步结果时,就根据研究的原定目的把原始资料中所蕴藏的知识充分提炼出来,供研究者论证。但任何统计分析方法也不能够弥补原始资料中所缺乏的东西,它决不能把"无"解释为"有",或把反面的结果搞成正面的结论。未能达到预期效果的实验研究,它或者是由于原来的假说不正确,或者由于实验设计方面有缺点,以及实验过程中发生了差错;若是设计上的问题,统计方法可以利用既得结果作为下次实验的有用参考。除此之外,欲用统计方法来取得研究中未能得到的资料、数据和论据,那是毫无用处的。

(《健康报》1964 年 7 月 31 日第四版)

19 几种非参数统计法

一、引言

非参数统计方法适用于下述情况[1][2]：

——某种指标不便准确的测量；而只能以严重程度、优劣等级、成效大小、名次先后或综合判断等方式划定顺序以记录所得的结果；

——未知分布类型的资料；

——同质性较差；

——本组内个别数据偏离过大或各组的变异度相差甚大；

——初步的分析。

非参数统计方法具有易学、易用、快速、简便的特点。它的主要缺点是，如果样本所来自的总体确属常态分布，或者经过代换之后可以转变为这种分布，则采用非参数统计方法所得之信息将不及参数统计方法（但这种差别一般较小）；它的另一个缺点是，对例数较小样本，灵敏度较低[1]。

本文参考的有关文献[1][2][3][4][5]介绍几种实用的非参数统计方法，所附工具表作了重新编排和扩充，表中数据的计算方法从略。

二、差数的等级测验

这里所说的"差数"是指实验设计时所确定的具有一一对应关系的数据之差数，如同一观察对象先后两次实测数据之差、左右两侧之差、配对实验之差等。例如有人在测定小白鼠肾上腺中抗坏血酸的含量时，拟用测定半个腺体的方法来代替对整个腺体的测定，故先需了解这两个方法所得结果有无显著差异。实测时，取一侧的整个腺体和另一侧的半个腺体作比较（已知小白鼠左右两侧腺体的抗坏血酸含量无显著差异）。共取 10 只鼠，结果见表 1 第(1)、(2)、(3)栏。第(4)栏是每只小白鼠的差数。

用等级测验处理一组差数的步骤如下：

①排队——将表 1 第(4)栏差数按其绝对值从小到大排队,仍标明原来的正负号,得第(5)栏。

②划级——按第(5)栏差数的绝对值从小到大划定等级,仍标明原数的正负号,得第(6)栏。

③合计——将第(6)栏正、负等级分别相加,令合计的绝对值较小者为 H。此例合计是 -13 和 $+42$,故 $H=13$,见第(6)栏下面。两个合计的绝对值之和就是各等级之总和,即

$$13+42=1+2+\cdots\cdots+10=55.$$

可借此验算。

表 1　差数的顺序测验

(小白鼠整个和半个肾上腺的抗坏血酸测定量实验材料,微克/100 毫克)

小白鼠编 号 (1)	整个腺的测 定 量 (2)	半个腺体的测定量 (3)	差　数 (4)＝(2)－(3)	按差数的大小重排 (5)	等　级 (6)
1	436	383	53	5	1
2	556	598	−42	7	2
3	381	376	5	−9	−3
4	546	563	−17	−17	−4
5	595	543	52	36	5
6	569	487	82	−42	−6
7	627	620	7	52	7
8	516	480	36	53	8
9	595	512	83	82	9
10	485	494	−9	83	10

$$H=13$$

④查表——按照样本例数查表 4 可得差数等级测验的显著界限值。当 $N=10$ 时,该表双尾测验的 $H_{0.05}=8$,$H_{0.01}=3$,而此例 $H=13$,故 $P>0.05$ 所得结论是,小白鼠整个和半个肾上腺单位重量的抗坏血酸的含量无显著差异。关于双尾测验和单尾测验的问题,可参阅文献[6]。

此法 H 值与概率 P 值的关系如下：

$H>H_{0.05}$	$P>0.05$	差异不显著;
$H\leqslant H_{0.05}$	$P<0.05$	差异显著;
$H\leqslant H_{0.01}$	$P<0.01$	差异非常显著。

在"划级"时如遇差数相等及差数为零,须按下述规定处理。举例说明:

差　　数	0	8	−11	11	15	18	−18	18	20……
等　　级	1	2	−3	4	5	6	−7	8	9……
平均等级	0.5 −0.5	2	−3.5	3.5	5	7	−7	7	9……

——凡差数的绝对值相等者,将此范围的等级一律划为"平均等级",而正负号仍保留。如二个"11"本来应划作−3级和4级,现改为平均等级−3.5级和3.5级;三个"18"本来应划做6级、−7级和8级,现改为平均等级7级、−7级和7级。

——凡零差数的等级均分为正负各半。如一个"0"占1级,分为0.5级和−0.5级;如二个"0"占1+2=3级,分为1.5级和−1.5级等。

三、两组的测验

以实例说明用等级测验的方法处理两组测量数据的差异。表2资料是克山病患区健康人和急性克山病人的血磷测定值,比较两者的大小。以N_1和N_2分别代表两个样本的例数,并恒取$N_1 \geqslant N_2$。步骤如下:

用等级测验处理一组差数的步骤如下:

①排队——将两组数值从小到大分栏统一排队,见表2第(1)、(2)栏。

②划级——将原数值从小到大依次划定等级,共分N_1+N_2个级,见第(3)栏。分属于两个组的相等的数值按平均等级处理。如表2中三个3.73均为11级,二个5.78均为21.5级;而同组内的相同数值则不必作平均,如健康人组的二个1.98即是。

③合计——将例数较少的组(即例数为N_2者)之等级列于第(4)栏,相加即得$H_1=176.5$。然后再按下列公式算出H_2,并取H_1和H_2中较小者为H值(如$N_1=N_2$,两组中较小的等级之和即为H值)。

$$H_2 = N_2(N_1+N_2+1)-H_1$$

此例

$$H_2 = 11 \times (13+11+1)-176.5 = 98.5$$

故$H=98.5$。H_2实际上就是把等级的顺序按反方向排队时例数较少组的等级之和。

④查表——表5是两组计量数据顺序测验的显著界限值,其中表5是单尾测验用表,表6是双尾测验用表。又为了排表的方便,H值系按N_2和N_1

－N_2列出，该表可直接查出 $N_2 \leq 25$，$N_1 - N_2 \leq 15$（实即 $N_1 \leq 40$ 而 N_1 与 N_2 相差不超过15）的单、双尾显著界限值。H 值与 P 值的关系同差数等级测验法一致。此例应为双尾测验，$N_2 = 11$，$N_1 - N_2 = 2$，查表6 $H_{0.05} = 103$，$H_{0.01} = 93$，与 $H = 98.5$ 比较 $P < 0.05$ 表示急性克山病人的血磷值显著高于患区健康人。

四、按程度分组的资料

有人在研究人参镇静作用的实验中，以 5％人参浸液对一批小白鼠作腹腔注射，而以同样方法注射蒸馏水作为对照。对镇静强度的判定标准如下：

－　　　活动正常；

±　　　活动似弱于正常，但不够明显；

＋　　　活动较正常明显减弱；

＋＋　　仅有轻微活动；

＋＋＋　活动完全停止。

表2　两组测量数据的顺序测验
（克山病患区健康人和急性克山病人的血磷测定值实验材料，毫克％）

健康人 （1）	病人 （2）	两组统一排队的等级 （3）	病人组等级 （4）
1.67	--	1	--
1.98	--	2	--
1.98	--	3	--
2.33	--	4	--
2.34	--	5	--
2.50	--	6	--
--	2.6	7	7
--	3.24	8	8
3.60	--	9	--
3.73	--	10	
--	3.73	11	11
--	3.73	12	11
4.14	--	13	--
4.17	--	14	--
--	4.32	15	15
4.57	--	16	--
--	4.73	17	17
4.82	--	18	--
--	5.18	19	19
--	5.58	20	20
5.78	--	21	--
--	5.78	22	21.5
--	6.40	23	23
--	6.53	24	24
$N_1 = 13$	$N_2 = 11$		$H_1 = 176.5$

根据实验设计,这里只按活动情况在程度上的差别区分出等级,故只能用非参数统计方法处理。处理的方法仿前节,步骤如下:

①排队——列出次数表,即排好队,见表3第(1)、(2)、(3)栏。

②划级——在次数表中,每个组都可以包括若干例,每例都占一个等级,故各组包括一个等级范围。如镇静强度为"－"的组共包括15例,占1－15级共15个等级;"＋"组共包括3例,占17、18、19级共3个等级;余类推。两组共32例,这也就是最后一个等级为32级,见第(4)栏。第(5)栏是根据第(4)栏同列平均而得。

③合计——恒取例数较少的组之等级合计,得第(6)栏,即第(3)、(5)两栏之乘积。合计得 $H_1 = 106$,$H_2 = 12(20 + 12 + 1)106 = 290$,故 $H = 106$。

④查表——此例为单尾测验,当 $N_2 = 12$,$N_1 - N_2 = 8$ 时,在表5上查得 $H_{0.05} = 155$,$H_{0.01} = 138$,故 $P < 0.01$ 表示人参的镇静强度非常显著地高于对照组。

表3　两组数据的顺序测验

(人参对小白鼠镇静作用的实验材料)

镇静强度 (1)	人参组 (2)	对照组 (3)	两组统一排队的等级		对照组等级 (6)＝(3)×(5)
			范围(4)	平均(5)	
－	4	11	1－15	8	88
±	1	——	16	16	
＋	2	1	17－19	18	18
＋＋	1		20	20	
＋＋＋	12		21－32	26.5	
	$N_1 = 20$	$N_2 = 12$			$H_1 = 106$

数据可以分为计数和测量两大类,计数数据一般地相当于定性分析,测量数据一般地相当于定量分析,而介乎两者之间的还有某些类似"半定量"的数据[7]。本节所举的实例就属于这种性质。这样的资料由于不具备"量"的连续性,故不能用处理测量资料的方法分析;但它又有在"程度"上的渐变性质,好像阶梯那样。但这种"阶梯"又不能保证其各相邻阶梯之间的等距或成比例,故亦不能借助于数据的代换。非参数统计方法对这类资料则是十分适用的。

五、多组的测验

当相互比较的测量数据超过两组时,可用多组数据的顺序测验法比较各组数据的大小(Kruskal-Wallis' test)。例如表 6 是研究白血病时测量鼠脾的 DNA(脱氧核糖核酸)含量,测验的步骤如下:

①排队——将各组数值在本组内从小到大排队,见表 6 第(1)、(3)、(5)、(7)栏。

②划级——将四个组的全部数值统一划级,见(2)、(4)、(6)、(8)栏。凡分属于不同组的相同数值必须划定平均等级,如第(1)、(3)、(5)栏各有一个"12.3",应占 17、18、19 三个等级,现在一律划定为平均等级"18"。而属于同组内的相同数值则可仍用原来应占有的等级,如第 7 栏有三个"10.5",可仍划定为原来应占的 5、6、7 级。

③合计——将各组等级分别合计,即得表 6 下面的四个 R_i,又各组例数为 N_i。

④查表——将表 6 的数值代入下列公式:

$$H = \frac{12}{N(N+1)} \sum \frac{R_i^2}{N_i} - 3(N+1)$$

R_i 和 N_i 已由表 6 求得,N 是各组例数之和,3 和 12 都是常数。于是,

$$H = \frac{12}{32(32+1)} \left[\frac{(216)^2}{8} + \frac{(134)^2}{7} + \frac{(123.5)^2}{9} + \frac{(54.5)^2}{8} \right]$$
$$- 3(32+1) = 19.9$$

当各组例数不太少时,H 值分布分布接近于 χ^2 分布,自由度为组数减 1。此例自由度为 3,查得 $\chi^2_{0.05} = 7.81$,$\chi^2_{0.01} = 11.34$,故 P<0.01。表示各组间有非常显著的差异。正常组含量最高,"乙组"最低,其他二组介于两者之间。为了比较的方便,亦可仿本文表 2 的式样作表或绘出分布图,各组分布上的差异就会明显地表示出来了。

当三组比较,每组例数均不超过 5 例时,H 值与 χ^2 值有较大偏离,此时可从表 9 上直接查得所需的 $H_{0.05}$ 和 $H_{0.01}$ 值。凡符合此条件而表 9 上查不出显著界限者,均表示差异不显著。

H 值与 P 值的关系是,H 值越大,P 值越小。

六、两个标志的多组测验

以 8 窝大白鼠,每窝取 4 只,进行 4 种处理的实验,而将每窝的 4 只鼠随机地分配到 4 个处理组里去,每个处理组 1 只,每一窝称为一个"配伍组"。这样设计是把总数 40 只鼠按照"4 个处理组"和"8 个配伍组"这两种标志来分组的,故称为两个标志的分组,也叫"随机完全单位组设计"。这里用表 7 的例子

来介绍对这种设计进行顺序测验的方法(Friedman's test),步骤如下:

①排队——将各个数值按其所属的处理组和配伍组定位,见表 7 第(1)、(3)、(5)、(7)栏。

②划级——在同一配伍组内对不同处理组的数值从小到大划定等级,相等的数值仍用平均等级处理,见第(2)、(4)、(6)、(8)栏。

③合计——按各处理组将等级分别合计,见表之下端。

④查表——将所得数值代入下列公式:

$$H = \frac{12}{bt(t+1)} \sum R_i^2 - 3b(t+1)$$

$$H = \frac{12}{8 \times 4(4+1)} \left[24^2 + 9^2 + 16^2 + 31^2 \right] - 3 \times 8 \times (4+1) = 20.6$$

查表 10。按 $t=4, b=8$ 时,$H_{0.05}=7.65, H_{0.01}=10.35$,故 $P < 0.01$。表示四种处理之间有非常显著的差异。第四组最高,第二组最低,其他二组居中。

当配伍组数较多时,H 值接近 χ^2 分布,故表 10 上查不到的 H 值一般均可直接查阅 χ^2 分布表,其自由度为 $t-1$。

七、相关的测验

这里介绍的是用顺序测验处理相关问题的方法(Kendall's rank correlation test)。此法主要用于测量直线相关(正的或负的)。以表 8 资料为例,说明此法的步骤如下:

①排队——将相关的测量数据的任一方从小到大排队,如表 8 第(1)栏;而把另一方各数填写在同列的对应位置上,如第(3)栏。表上每一列代表一个受测者的 24 小时尿量和甲基尼克酰胺总排出量。

②划级——尿量已按顺序排好,故从上到下依次划定为 1—15 级,见第(2)栏;总排出量则按本栏内从小到大的顺序划级,见第(4)栏。

③合计——在第(4)栏内,14 号受测者为 3 级,在此以下的 14 个等级中大于 3 的共有 12 个为 7、6、10、11、5、9、4、15、12、13、8、14,故累计等级个数为 12;7 号受测者:15 级,本栏内再没有比 15 大的等级了,故累计等级个数为 0;余类推。均记入第(5)栏。最后再把第(5)栏各数相加,得等级之和为 76,即 H 值。

④查表——表 11 是相关顺序测验的显著界限,叮查得样本大小 N 在 60 以内的界限值。H 值在正相关和负相关时与 P 值的关系如下:

正相关：$H < H_{0.05}$，$P > 0.05$，无显著正相关；

$\quad\quad\quad\quad H > H_{0.05}$，$P < 0.05$，有显著正相关；

$\quad\quad\quad\quad H > H_{0.01}$，$P < 0.01$，有非常显著正相关；

负相关：$H > H_{0.05}$，$P > 0.05$，无显著负相关；

$\quad\quad\quad\quad H < H_{0.05}$，$P < 0.05$，有显著负相关；

$\quad\quad\quad\quad H < H_{0.01}$，$P < 0.01$，有非常显著负相关。

根据原资料的性质，此例应用正相关的显著界限。当 $N = 15$ 时，$H_{0.05} = 70$，$H_{0.01} = 77$，故 $P < 0.05$。表示两者有显著的正相关，即 24 小时尿量越多，甲基尼克酰胺总排出量亦越多。

如果遇到原始数值相同的情况，仍按平均等级的规定处理；而在累计等级个数时，则任一方有相同的平均等级者，均一律不作累计。以下面的假设的数据解释此规定。

任一方的等级	另一方的等级	累计等级个数
(1)	(2)	(3)
1	1.5	4
2	3	3
3	1.5	3
4.5	4	1
4.5	5	1
6	6	0
		$H = 12$

第(2)栏第一个等级是 1.5，本栏以下的 5 个等级中只有 4 个大于 1.5，故第(3)栏第一个累计数为 4，而另一个相同等级 1.5 不算在内。又第(2)栏内第四个等级是 4，与此对应的第(1)栏之等级是 4.5，由于在同一栏(指第(1)栏)内以下还有一个等级也是 4.5，故第(2)栏内对应的等级 5 虽大于 4 而不算累计，这样，第(3)栏内第四个累计等级个数就只剩下 1 了。余类推。此规定是根据以下原理：当考虑 X 与 Y 的相关时，如果 X 变而 Y 不变，或 X 不变或 Y 变，则均属无相关。这个原理应用在累计计算上，就成为上述规定了。

八、结语

由于非参数统计方法要求资料所具备的条件不象参数统计方法那样严格，故适用范围较广；再加上它简便易行的特点，确是一种值得推广的方法。在我们试用的过程中，获得了比较满意的结果。

非参数统计方法与参数统计方法对同一资料的处理大多结果一致。对于在显著性界限附近的资料,则可能出现结论不一致的情况,此时应以参数统计方法为准。

小结:本文介绍了测量数据的参数比较、两组比较、多组比较、按两个标志分组的资料的多组比较和相关测验等五种顺序测验方法在医学上的应用。

参考文献

[1] Steel, R. G. D. & Torrie, J. H: Principles and Procedures of Statistics, 400－411,469－470,McGraw－Hill,1960.

[2] 斯奈迪格等著;数理统计方法(杨纪珂等译),113－114.127－135,科学出版社,1963.

[3] Owen, D. B: Handbook of Statistical Tables, 325－361, 396－422, Addison-Wesley,1962.

[4] Griffin, J. I: Statistics, Methods and Applications, 270－273, Holt, Rinehart & Winston,1962.

[5] 医学文摘,第四分册,5:4,1962.

[6] 孙瑞元:筛选试验的简易统计方法,科研中的统计方法,1(13),南昌市医科所,1973.

[7] 陆守曾:统计数据的分类与统计方法的选择,科研中的统计方法,2:7－12,1973.

(《科研中的统计方法》1973 年第三、四期)

表 4　差数顺序测验的显著界限

N	单尾测验		双尾测验	
	$H_{0.05}$	$H_{0.01}$	$H_{0.05}$	$H_{0.01}$
5	0	—		
6	2	—	0	
7	3	0	2	—
8	5	1	3	0
9	8	3	5	1
10	10	5	8	3
11	13	7	10	5
12	17	9	13	7
13	21	12	17	9
14	25	15	21	12
15	30	19	25	15
16	35	23	29	19
17	41	27	34	23
18	47	32	40	27
19	53	37	46	32
20	60	43	52	37
21	68	49	59	43
22	75	56	66	49
23	83	52	73	55
24	92	69	81	61
25	101	77	89	68
26	110	83	98	74
27	120	92	107	81
28	130	100	116	89
29	141	109	126	98
30	152	119	137	107
31	164	129	147	116
32	176	139	159	126
33	188	150	170	136
34	201	161	182	146
35	214	172	195	157
36	228	184	208	169
37	242	197	221	180
38	257	210	235	192
39	272	223	249	205
40	287	236	264	218
41	303	251	279	231
42	319	265	294	245
43	336	280	310	259
44	354	295	327	274
45	371	311	343	289
46	389	327	361	304
47	408	344	378	320
48	427	361	396	336
49	447	378	415	353
50	467	397	434	370

表 5-1 两组测量数据顺序测验的显著界限(双尾) $N_1 \geqslant N_2$

N_2		0	1	2	3	4	5	6	7	8	9	10	11	12	13	14	15
										N_1-N_2							
2	$H_{0.05}$							3	3	3	3	4	4	4	4	4	4
	$H_{0.01}$							—	—	—	—	—	—	—	—	—	—
3				6	7	7	8	8	9	9	10	10	11	11	12	12	13
										6	6	7	7	7	8	8	8
4		10	11	12	13	14	14	15	16	17	18	19	20	21	21	22	23
		—	—	10	10	11	11	12	12	13	13	14	15	15	16	16	17
5		17	18	20	21	22	23	24	26	27	28	30	31	32	33	34	35
		15	16	16	17	18	19	20	21	22	22	23	24	25	26	27	28
6		26	27	29	31	32	34	35	37	38	40	42	43	45	46	48	49
		23	24	25	26	27	28	30	31	32	33	34	36	37	38	39	40
7		36	38	40	42	44	46	48	50	52	54	56	58	60	62	64	66
		32	34	35	37	38	40	41	43	44	46	47	49	50	52	53	54
8		49	51	53	55	58	60	62	65	67	70	72	74	77	79	82	84
		43	45	47	49	51	53	54	56	58	60	62	64	66	67	69	71
9		62	65	68	71	73	76	79	82	84	87	90	93	96	99	101	104
		56	58	61	63	65	67	69	72	74	76	78	81	82	84	87	89
10		78	81	84	88	91	94	97	100	103	107	110	113	116	120	123	126
		71	73	76	79	81	84	86	89	92	94	97	99	101	104	106	109
11		96	99	103	106	110	113	117	121	124	128	132	135	139	142	146	150
		87	90	93	96	99	102	105	108	111	114	116	119	122	125	128	131
12		115	119	123	127	131	135	139	143	147	151	155	159	163	167	171	175
		105	109	112	115	119	122	125	129	132	135	138	141	145	148	152	155
13		136	141	145	150	154	158	163	167	172	176	181	185	189	194	198	203
		125	129	133	136	140	144	148	151	154	158	162	166	169	173	177	181
14		160	165	169	174	179	183	188	193	198	203	208	213	217	222	227	232
		147	151	155	159	163	168	172	175	179	183	187	192	196	200	204	208
15		184	190	195	200	205	210	216	221	227	232	237	242	247	253	258	263
		171	175	180	184	189	193	197	201	206	210	214	219	224	229	233	238
16		211	217	222	228	234	240	245	251	257	262	268	274	279	285	291	296
		196	201	206	210	215	220	224	229	234	239	244	249	254	259	264	269
17		240	246	252	258	264	270	276	282	289	295	301	307	313	319	325	331
		223	228	234	239	243	249	254	259	265	270	275	281	286	291	297	302
18		270	277	283	290	296	303	309	316	322	329	335	342	348	355	362	368
		252	258	263	268	274	279	285	291	297	302	308	314	320	325	331	337
19		303	309	317	324	330	337	344	351	358	365	372	379	386	393	400	407
		283	289	294	300	306	312	318	324	331	337	343	349	355	361	368	374
20		337	344	352	359	366	374	381	388	396	403	411	418	425	433	441	448
		315	321	327	334	340	347	353	360	366	373	379	386	393	399	406	412
21		373	381	389	396	404	412	420	427	435	443	451	459	467	474	482	490
		345	353	362	369	376	383	390	397	404	411	418	425	432	439	446	453
22		411	419	427	436	444	452	460	468	477	485	493	501	510	518	526	535
		385	392	399	407	414	421	429	436	443	451	458	466	473	480	488	495
23		451	459	468	477	485	494	503	511	520	529	537	546	555	563	572	581
		423	430	438	446	454	461	469	477	485	493	500	508	516	524	532	539
24		492	502	511	520	529	538	547	556	565	574	583	593	602	611	620	629
		463	471	479	487	495	503	512	520	523	536	544	553	561	569	577	586
25		536	546	555	565	575	584	593	603	612	622	631	641	650	660	670	679
		504	513	521	530	539	547	556	564	573	582	590	599	608	616	624	633

表5-2　两组测量数据顺序测验的显著界限（单尾）　$N_1 \geq N_2$

N_2		\multicolumn{16}{c}{$N_1 - N_2$}														
		0	1	2	3	4	5	6	7	8	9	10	11	12	13	14	15
2	$H_{0.05}$	—	—	—	3	3	3	4	4	4	4	5	5	6	6	6	6
	$H_{0.01}$	—	—	—	—	—	—	—	—	—	—	—	3	3	3	3	3
3		6	6	7	8	8	9	10	10	11	11	12	13	13	14	15	15
		—	—	—	—	6	6	7	7	7	8	8	8	9	9	10	10
4		11	12	13	14	15	16	17	18	19	20	21	22	24	25	26	27
			10	11	11	12	13	13	14	15	15	16	17	17	18	19	19
5		19	20	21	23	24	26	27	28	30	31	33	34	35	37	38	40
		16	17	18	19	20	21	22	23	24	25	26	27	28	29	30	31
6		28	29	31	33	35	37	38	40	42	44	46	47	49	51	53	55
		24	25	27	28	29	30	32	33	34	36	37	39	40	41	43	44
7		39	41	43	45	47	49	52	54	56	58	61	63	65	67	70	72
		34	35	37	39	40	42	44	45	47	49	51	52	54	56	57	59
8		51	54	56	59	62	64	67	69	72	75	77	80	83	86	89	91
		45	57	49	51	53	56	58	60	62	64	66	68	70	72	74	76
9		66	69	72	75	78	81	84	87	90	93	96	99	103	106	109	112
		59	61	63	66	68	71	73	76	78	81	83	85	88	90	93	95
10		82	86	89	92	96	99	103	106	110	113	117	121	124	128	131	135
		74	77	79	82	85	88	91	93	96	99	102	105	107	110	113	116
11		100	104	108	112	116	120	123	127	131	135	140	144	147	151	155	159
		91	94	97	100	103	107	110	113	116	119	122	126	129	132	135	139
12		120	125	129	133	138	142	146	150	155	160	164	168	173	177	181	186
		109	113	116	120	124	127	131	134	138	141	145	149	152	145	160	163
13		142	147	152	156	161	166	171	175	181	185	190	195	200	204	209	214
		130	134	138	142	146	150	154	158	161	165	169	173	178	182	186	190
14		166	171	176	182	187	192	197	203	208	213	218	223	229	234	239	244
		152	156	161	165	170	174	178	182	187	191	196	200	205	209	213	218
15		192	197	203	208	214	220	226	231	237	243	248	254	259	265	271	276
		176	181	186	190	195	200	205	209	214	219	224	229	233	238	243	248
16		219	225	231	137	243	250	256	262	268	274	180	286	292	298	304	310
		202	207	212	218	223	228	233	238	243	249	254	259	264	269	274	280
17		249	255	262	268	275	281	288	294	301	307	314	320	327	333	340	346
		230	235	241	146	252	257	263	269	274	280	286	291	297	302	308	314
18		280	287	294	301	308	315	322	329	336	343	349	356	363	370	377	384
		259	265	271	277	283	289	295	301	307	313	319	325	331	337	343	350
19		313	320	328	336	343	350	358	365	372	380	387	394	402	409	416	424
		291	297	303	310	316	322	329	335	342	348	355	361	368	374	381	387
20		348	356	364	372	380	388	395	403	411	419	426	434	442	450	458	466
		324	330	337	344	351	358	365	371	378	385	392	399	406	413	420	427
21		386	394	402	410	418	427	435	443	451	460	468	476	484	493	501	509
		359	366	373	380	388	395	402	409	417	424	431	439	446	453	461	463
22		424	433	442	450	459	468	476	485	494	502	511	520	528	537	546	555
		395	403	411	418	426	434	441	449	457	465	472	480	488	496	503	511
23		465	474	483	492	502	511	520	529	538	547	556	565	575	584	593	602
		434	442	450	458	467	475	483	491	499	507	515	524	532	540	548	556
24		508	517	527	536	546	555	565	575	584	594	603	613	623	632	642	651
		475	483	492	500	509	517	526	535	543	552	560	569	577	586	595	603
25		552	562	572	582	592	602	612	622	632	642	652	662	672	682	692	702
		517	526	535	544	553	562	571	580	589	598	607	616	625	634	643	652

表6 多组测量数据的顺序实验

（鼠脾 DNA 含量，毫克）

	正常脾		患自发性白血病 时的脾		患移植白血病 时的脾（甲组）		患移植白血病 时的脾（乙组）	
含量 （1）	等级 （2）	含量 （3）	等级 （4）	含量 （5）	等级 （6）	含量 （7）	等级 （8）
12.3	18	10.8	8	9.3	1	9.5	2
13.2	22	11.6	13	10.3	3.5	10.3	3.5
13.7	26	12.3	18	11.1	11	10.5	5
15.2	28	12.7	21	11.7	14	10.5	6
15.4	29	13.5	23	11.7	15	10.5	7
15.8	30	13.5	24	12.0	16	10.9	9
16.9	31	14.8	27	12.3	18	11.0	10
17.3	32			12.4	20	11.5	12
				13.6	25		
R_i	216		134		123.5		54.5
N_i	8		7		9		8

$N=32$

表7 两个分组标志的测量数据的顺序测验

（八窝大白鼠饲以经四种不同处理之水解蛋白质四周所增体重，克）

	处理组							
配伍组 （窝别）	第一组		第二组		第三组		第四组	
	体重 （1）	等级 （2）	体重 （3）	等级 （4）	体重 （5）	等级 （6）	体重 （7）	等级 （8）
1	24	2	15	1	37	3	57	4
2	42	3	28	1	37	2	51	4
3	60	4	29	1	47	2	53	3
4	50	3	29	1	42	2	51	4
5	42	3	24	1	34	2	60	4
6	39	3	38	2	27	1	69	4
7	47	3	21	1	32	2	54	4
8	53	3	37	1	42	2	59	4
R_i	24		9		16		31	

$t=4, b=8$

表8　相关测量数据的顺序测验

（健康人 24 小时尿量与甲基尼克酰胺总排出量）

受测者编号	尿量（毫升）		总排出量（毫克）		累计等级个数 (5)
	原数 (1)	等级 (2)	原数 (3)	等级 (4)	
14	490	1	3.19	3	12
5	665	2	4.16	7	8
6	895	3	2.96	2	11
3	980	4	4.15	6	8
13	1015	5	5.09	10	5
9	1040	6	2.77	1	9
2	1085	7	5.53	11	4
15	1175	8	4.12	5	6
10	1210	9	5.00	9	4
1	1480	10	3.82	4	5
7	1625	11	7.15	15	0
12	2125	12	5.81	12	2
8	2235	13	6.30	13	1
4	2310	14	4.98	8	1
11	2626	15	7.09	14	0

$$H = 76$$

表9　三组计量数据顺序测验的显著界限　（$N_i \leqslant 5$）

N	N_1	N_2	N_3	$H_{0.05}$	$H_{0.01}$	N	N_1	N_2	N_3	$H_{0.05}$	$H_{0.01}$
	3	2	2	4.71	—	11	4	4	3	5.60	7.14
7	3	3	1	5.14	—		5	3	3	5.65	7.08
							5	4	2	5.27	7.12
	3	3	2	5.36	—		5	5	1	5.13	7.31
8	4	2	2	5.33	—						
	4	3	1	5.20	—	12	4	4	4	5.69	7.65
	5	2	1	5.00	—		5	4	3	5.63	7.44
							5	5	2	5.34	7.27
	3	3	3	5.60	7.20						
9	4	3	2	5.44	6.30	13	5	4	4	5.62	7.76
	4	4	1	4.97	6.67		5	5	3	5.71	7.54
	5	2	2	5.16	6.53						
	5	3	1	4.96	—	14	5	5	4	5.64	7.79
	4	3	3	5.72	6.75	15	5	5	5	5.78	7.98
10	4	4	2	5.45	7.04						
	5	3	2	5.25	6.82						
	5	4	1	4.99	6.95						

表 10　多组测量数据(按二个标志)顺序测试的显著界限

t:处理组数　　　　　　b:配伍组数

b	$t=3$		$t=4$	
	$H_{0.05}$	$H_{0.01}$	$H_{0.05}$	$H_{0.01}$
2	—	—	6.00	—
3	6.00	—	7.40	9.00
4	6.50	8.00	7.80	9.60
5	6.40	8.40	7.80	9.96
6	7.00	9.00	7.60	10.20
7	7.14	8.86	7.80	10.37
8	6.25	9.00	7.65	10.35
9	6.22	8.67		
10	6.20	9.60		
11	6.55	9.46		
12	6.17	9.50		
13	6.00	9.39		
14	6.14	9.00		
15	6.40	8.93		

表 11　相关顺序测验的显著界限

数据对数	正相关		负相关		数据对数	正相关		负相关	
N	$H_{0.05}$	$H_{0.01}$	$H_{0.05}$	$H_{0.01}$	N	$H_{0.05}$	$H_{0.01}$	$H_{0.05}$	$H_{0.01}$
					31	282	301	183	164
					32	300	320	196	176
					33	318	340	210	188
4	6	—	0	—	34	337	360	224	201
5	9	10	1	0	35	356	380	239	215
6	13	14	2	1	36	376	401	254	229
7	17	19	4	2	37	397	423	269	243
8	22	24	6	4	38	418	445	285	258
9	27	30	9	6	39	439	467	302	274
10	33	36	12	9	40	461	490	319	290
11	39	43	16	12	41	484	514	336	306
12	46	51	20	15	42	507	539	354	322
13	53	59	25	19	43	531	564	372	339
14	61	68	30	23	44	555	589	391	357
15	70	77	35	28	45	580	615	410	375
16	79	87	41	33	46	605	641	430	394
17	89	97	47	39	47	631	668	450	413
18	99	108	54	45	48	657	696	471	432
19	110	119	61	52	49	684	724	492	452
20	121	131	69	59	50	712	752	513	473
21	133	144	77	66	51	740	781	535	494
22	145	157	86	74	52	768	811	558	515
23	158	171	95	82	53	797	841	581	537
24	172	185	104	91	54	827	872	604	559
25	186	200	114	100	55	857	903	628	582
26	201	216	124	109	56	887	935	653	605
27	216	232	135	119	57	918	968	678	628
28	231	249	147	129	58	950	1001	703	652
29	247	266	159	140	59	982	1034	729	677
30	264	283	171	152	60	1015	1068	755	702

20 显著性检验中的Ⅰ、Ⅱ型错误

所有通过显著性检验而作出的统计上的结论,不论是显著的或不显著的,都有错误的可能,按其性质又分为Ⅰ型错误和Ⅱ型错误。弄清这些错误的来源、概率的大小及其影响因素,并设法予以控制,将有助于正确认识显著测验的本意,并合理地应用这类方法。

什么是Ⅰ型错误和Ⅱ型错误

先说个比喻。

有人对 500 例健康人和 120 例肝病患者测量并计算了"肝大指数"[1]。把这两组数据按百分分配分别配合成常态曲线,可绘制如附图。

我们若规定 7.0 为健康人与肝病患者的肝大指数之"分界线",则健康组中相当于"α"部分的健康人将被误认为是肝病患者,即误诊率为 α;而肝病组中相当于"β"部分的病人将被误认为是健康人,即漏诊率为 β。

在按单侧设计的显著性测验中,可把原假设 H_0 比喻为健康组,把备选假设 H_A 比喻为肝病组。这样,Ⅰ型错误和Ⅱ型错误与上述实例就有如下的对应关系[2,3]:

Ⅰ型错误——误诊率——α

Ⅱ型错误——漏诊率——β

Ⅰ型错误:否认了真实的原假设,而接受了错误的备选假设,其机率为 α;

Ⅱ型错误:否认了真实的备选假设,而接受了错误的原假设,其机率为 β。

任何一次显著性测验所作的结论都不能排除产生错误的机会。差异显著的结论可产生Ⅰ型错误,差异不显著的结论可产生Ⅱ型错误。

在应用上的意义

由于Ⅰ型错误和Ⅱ型错误的存在,显著性测验的结果实际上有以下四种:

	机率
不否定正确的原假设 H_0	$1-\alpha$
否定正确的原假设 H_0 ·······Ⅰ型错误	α
否定正确的备选假设 H_A ·····Ⅱ型错误	β
接受正确的备选假设 H_A	$1-\beta$

从这四种结果的关系中可以看出:通常所用的 $P \leqslant 0.05$ 和 $P \leqslant 0.01$ 两个界限制之差别如下:

P	Ⅰ型错误	Ⅱ型错误
$P \leqslant 0.05$	α 较大	β 较小
$P \leqslant 0.01$	α 较小	β 较大

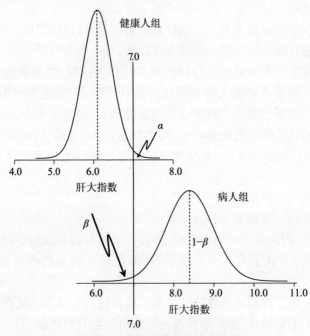

附图　二组肝大指数之百分分配
α ＝误诊率　β ＝漏诊率

可见表示Ⅰ型错误大小的 α 值与表示Ⅱ型错误大小的 β 值是相互制约

的。结合前面所举的例子,如果把肝大指数作为普查中的主要体征,以尽可能无遗漏地检出肝病患者,则应适当缩小代表 II 型错误大小的 β 值,即降低漏诊率。这时应把界限值左移,如取 6.50,$\beta = 0.01$;取 5.88,$\beta = 0.001$ 等。反之,如果把肝大指数作为临床上鉴别诊断的指标之一,以尽可能无误地排除非肝病患者,则应适当缩小代表 I 型错误大小的 α 值,即降低误诊率。这时应把界限值右移,如取 7.13,$\alpha = 0.01$;取 7.47,$\alpha = 0.001$ 等。以上根据常态曲线分布之面积计算,参阅[4]。

显著性测验的效能

显著性测验的效能,概括地说,就是发现正确的备选假设之能力。从附图上看,也就是 $1 - \beta$ 所包含之面积。这个面积越大,用肝大指数检出病人的"本领"就越大。但是,要增大 $1 - \beta$,在总体参数固定的条件下,就只有缩小 β,而这样一来,I 型错误也就随之增大了。即检出率之提高,将伴随出现误诊率之升高,因而形成 $1 - \beta$ 与 α 的互相制约。

在通常情况下,由于只能规定原假设的参数,而无法规定备选假设的参数;因此,原假设之总体平均数 μ_0 与备选假设之总体平均数 μ_A 之间的距离常为未知。这时,如果 μ_0 与 μ_A 相距较远而变异又不甚大时,则二个总体各自的样本平均数之分布很少重迭,故无论设 $\alpha = 0.05$ 或 0.01,$1 - \beta$ 都能保持较大,判定测验的结果就不困难了。但如果 μ_0 与 μ_A 相距甚近,或虽然相距有一定的距离而变异较大或样本的例数过少,则在一定的 α 值条件下 II 型错误就会增大,所以 $1 - \beta$ 将随之而缩小,即测验的效能降低。事实上,当 μ_0 与 μ_A 接近到一定程度,即使样本的例数比较多,也很难否定所设的原假设以接受真实的备选假设。因为这样的二个总体平均数之差,易被个体的变异和样本的误差所覆盖而不易显示出来。在此情况下,应尽量对实验条件加强同质的控制以稳定个体变异,并适当扩大样本例数以缩小抽样误差。后者属于实验设计方面的问题,可参阅专著[5]。

如果是为了判断能否把二个同类样本合并,或是为了检查某种回归配合的适度而进行差异的显著性测验,则仅以 α 大于 0.05 作为界限就并非合宜,因为这时的 β 值可能较大。在这样的情况下,如果发生了 II 型错误,就意味着错误的把二个来自具有不等参数的总体之样本合并在一起,或把配合得本来并不合适的回归误认为合适。所以,对于这类问题所采用的界限值 α 应适当放大,如用 0.10,0.20,0.30,0.50 等,以便在 α 值增大的情况下,使 $1 - \beta$ 值亦随着增大。这时,由于发现正确的备选假设之能力已经明显的提高,若仍然未能得出显著性差异,则从机率的角度来看,对于接受"合并"或"适度"之理由也就比较充分了。

参考文献

[1]秦世雄:肝大指数在肝肿大诊断上的意义,中华内科杂志,10:667—668,1962。

[2] Steel,R. G. D. & Torrie,J. H. ,Principles and Procedures of Statistics, 67—71,1960.

[3] Griffin,J. I. ,Statistics,Methods and Applications,196—199,1962.

[4] 郭祖超等,医用数理统计方法,144—152,人民卫生出版社,1963。

[5] Cochran,W. G. ,Experimental Designs,2nd. edition,1957.

（《科研中的统计方法》1974 年第 2 期）

21 如何选用统计方法

关于如何正确选择统计方法,并合理运用,这是在处理数据时首先遇到的问题,也是处理之后能否达到预期效果的前提。选用统计方法,一是根据研究目的,二是根据数据性质。研究目的是事先已确定了的;而弄清数据的性质,进行分类,则又是正确选择统计方法的先决条件。以下主要按医学研究所得数据之性质,介绍如何选择最常用的统计方法。至于具体的计算程序,这方面已有不少专著,本文从略。

一、统计数据的分类

统计数据可分为计数的和计量的两大类。凡是统计单位按已定的质的分组进行归纳,各组之间具有质的差别而不是量的大小者,属于计数数据。凡是统计单位以量的大小表示其结果,各个量之间可以排列成从小到大或从大到小之顺序者;或按某种量的分组进行归纳,各组之间只有量的大小而没有质的差别者,属于计量数据。举例说明如表1。

表1第(1)栏:所有经某毒剂试验之若干只小白鼠,其结果只能分属于"致死"和"存活"两组当中的一个组,这两组之间又具有明显的质的差别而不是量的大小,这是最典型的计数数据。表1第(2)栏:全部受治疗的肝炎病人,必须分属于这五个组当中的一个组。这里从痊愈—好转—无效—恶化—死亡,虽然有了一个"由好到坏"的自然顺序,但各组之间具有质的差别还是十分明显的,是计数数据。

表1第(3)栏:在显微镜下观察的心肌切片,依据一定的标准,按坏死程度分为若干组,则从—→±→+→++→…不但具备了比较严格的顺序,还表现出从轻到重的"阶梯"来,但这些"阶梯"之间的距离是没有固定关系的,各组之间主要的区别仍在于有质的差别而不是量的大小,所以还属于计数数据。

表1第(6)栏:每个受测的初生男儿都有一个以公斤或克为单位的体重记录,这些记录不但可以按大小顺序排列,而且还有着十分明显的连续量变的特

点,这是最典型的计量数据。

表1　各类数据举例

	计数数据			计量数据	
小白鼠经某毒剂试验之结果	肝炎病人治疗后的转归	克山病人心肌坏死程度	某株流感病毒的效价	每百白血球中嗜酸血球的个数	某地某年初生男儿之体重
(1)	(2)	(3)	(4)	(5)	(6)
致死	痊愈	—	1:5	0	3.1公斤
	好转	±	1:10	1	3.18公斤
存活	无效	+	1:20	2	3185克
	恶化	++	1:40	3	3185.3克
	死亡	…	1:80	4	…
			…	…	

表1第(5)栏:在所采的每分血样中,都可以查出在一百个白血球中出现0、1、2、3…个嗜酸血球的结果。这些数据固定为整数,不似第(6)栏的例子那样具有连续的量变,但从少到多的过程仍十分明显,属于计量数据。

表1第(4)栏:试验的结果固定在有限的几个水平上,相邻数据的间距更扩大了,但明显地保留着量的大小之特点,仍属计量数据。

综合表1的各种情况,第(1)栏是典型的计数数据,第(6)栏是典型的计量数据,而从左向右呈现由计数向计量方面变动,反之,由计量向计数方面变动。实际上,典型的计数数据可以看作是定性的,典型的计量数据可以看作是定量的,而在这两者之间,如第(3)、(4)栏的例子,虽然分属于计数和计量两类,不妨把它们看作是一种"半定量"的,按照某种"等级"分组的数据。典型的计数数据常用计数统计方法,典型的计量数据常用计量统计方法,而属于"半定量"一类的数据,则适用非参量性统计方法。可见计数与计量之间,既有明显的区别,又有一定的联系,不可截然分开。

计数数据和计量数据所采用的各种常用统计方法,大体可归纳为两类九种。见表2。

表2　两类数据的统计方法

计数数据的统计方法	计量数据的统计方法
(1)指标法	(1)指标法
(2)估计法	(2)估计法
(3)比较法	(3)比较法
(4)相关法	(4)相关法
	(5)分布法

不同类数据即使分析相同的内容,所采用的方法也是不一样的。例如,都是计算"指标",计数数据常用百分率,计量数据常用平均数;又如,都是对指标进行"比较",计数数据常用卡方(χ^2)法,计量数据常用 t 值法和 F 值法。分类简述如下。

二、计数数据的统计方法

(1)指标法 计数数据最常用的指标是以百分数形式表示的某种"出现率"。在计算任何出现率时,都要注意分子与分母的关系,这种关系可归结为下式

$$出现率 = \frac{A}{A+B}$$

其中 A 为"实际出现数",B 为"可能出现而实际未出现数",而 A+B 就构成了"可能出现数的总和"了。换句话说,出现率的分子就是实际出现某种结果的计数,而分母就是可能出现此种结果的计数。

【例 1】 用超声波和病理两种方法检查可疑肝癌病人 62 例,超声波为阳性者 58 例,病理为阳性者 59 例,其中有 55 例为两种方法都是阳性者。计算超声波检查对肝癌的检出率、误诊率和漏诊率。

$$检出率 = \frac{55}{59} = 93.2\%$$

$$误诊率 = \frac{58-55}{58} = 5.2\%$$

$$漏诊率 = \frac{59-55}{59} = 6.8\%$$

注意所选用的分母要符合上述规定。如检出率应能反映出超声波对肝癌检出之效能,故只有在病理检查确诊为肝癌的病人当中才可能观察超声波诊断是否正确;假使以受检总人数"62"作分母,则只能得出一个笼统的"阳性率"。其他二个指标的解释仿此。

(2)估计法 此法用于由计数数据算得之单个出现率估计相应总体之出现率,常用百分率的可信限方法。

【例 2】 根据例 1 资料算出的误诊率 5.2%,估计其总体误诊率最高可达多少?

按二项分布法所制的可信限表,可查得其 95% 可信限为 1—14%。它的意义是:当用超声波检查肝癌的人数扩大时,其误诊率最高不会超过 14%;而作此推测将有 95% 的把握,或包含着 5% 的误差。

当例数过少时,一般不要计算百分率,因为这样的百分率波动很大,表现出可信限的范围太大(指在同样误差的条件下),也就没有什么实际意义。如治疗4个病人中3人有效,也算出"有效率为75%",须知其95%可信限却达到19～99%,意即当大批同样病例接受此疗法时,估计其有效率可能低至19%,也可能高至99%,而这样的结果是很难表示出疗效究竟是好还是不好的!当然,4人中3人有效的转归是事实;这里所说的只是不要把3/4立即扩大为75%罢了,因为后者意味着至少每百人中将有75人有效,而这是缺乏充分根据的。

(3)比较法 用于比较两组计数数据的百分率,测验其差异是否达到了统计上的显著程度。最常用的是卡方法。

【例3】 根据表3资料比较二组病人毒性反应率的高低。

表3 二种疗法的毒性反应率

	受治人数	反应人数	反应率(%)
甲疗法	14	5	35.7
乙疗法	13	1	7.7

表面看来,乙疗法的反应率低得多,但经卡方法显著性测验,得 $\chi^2 = 1.656$,$P = 20\%$,表示二组反应率之差异并不显著。其意义是:假如二种疗法的反应率本来相似,只是由于偶然的机会得出来表3上的结果甚或差异更大的结果之可能性在20%以上,这个机率还是较大的,若据此就肯定乙疗法较优显然不妥当,如免强作此结论,则将包含过大的误差。一般认为:凡 $P > 5\%$ 即差异不显著。

同样原理和类似方法可用以比较多组之间的差异。

(4)相关法 当一组计数数据同时具有两种属性时,往往需要分析这两种属性之间的关系,并测验其关系密切之程度,即是否存在着统计上的"显著相关"。常用卡方法。

【例4】 表4资料是对103名小学生用火柴杆拭法和玻璃纸拭法检查蛲虫的结果,问这两种方法的检查结果是否一致?

表4 用两种方法同时检查蛲虫的结果

火柴杆拭法	玻 璃 纸 拭 法		
	+	－	合计
+	40	3	43
－	8	52	60
合计	48	55	103

此例可能的结果共有四种,并其实际数据如下:

＋,＋:40; －,－:52; ＋,－:3; －,＋:8。

可见两种检查的结果一致者共有 40＋52＝92 例,不一致者共有 3＋8＝11 例。从表面数据看,一致者占多数,不一致的是少数。但这一结果是否偶然发生的呢?须作计数相关的显著性测验。算得 $\chi^2＝60.76,P＜1\%$。表示两种检查结果存在显著的相关关系。其意义是:当作出火柴杆拭法与玻璃纸拭法检查蛲虫之结果为一致的结论时,只包含了很小的误差($P＜1\%$),因此,这个结论是比较可靠的。

关于计数数据的比较法和相关法,应注意这是两种不同的统计分析方法。由于它们的列表形式有某些相似之处,故在选择方法时易于混淆。以表 3 和表 4 资料为例,说明其区别点如表 5。

表5　计数数据的比较法与相关法之区别(以表3、表4为例)

	比较法	相关法
研究目的	比较两个百分率的差异	分析两种检验方法之间的关系
实验设计	两个彼此独立的组	同一批人受两种方法检查
数据排列	两组数据平行排列	一组数据按两个属性交叉排列
结　论	两种疗法的毒性反应率无显著差异	两种检查的结果有非常显著的一致关系

三、计量数据的统计方法

(1)指标法　计量数据最常用的指标是平均数。在计算任何平均数时,参加计算的同一组内之各个计量数据必须是同质的,即它们之间只有量的大小而绝没有质的差别;不同质的数据是不能混在一起计算平均数的。

【例5】　测得我国健康成年男子 12 人的血浆量(毫升/公斤体重)如下,计算其平均数。

44.8　40.6　53.7　48.7　46.4　49.0　47.5　48.4　48.7　49.1　45.4　52.4

此例所测 12 人的血浆量为同质的计量数据,算得其平均数为 47.9 毫升/公斤体重。

这种平均数亦称"算术平均数"。此外,较常用的还有几何平均数,后者适用于按倍数变动的计量数据,如表 1 第(4)栏的例子即是。

(2)估计法　此法用于由计量数据算得之单个平均数估计相应总体之平均数。常用平均数的可信限法。

【例6】 根据例5资料的平均数估计其总体平均数所在范围。

测量若干名我国健康成年男子的血浆量,其目的显然是要估计我国健康成年男子血浆量的一般水平;而由一小部分人的结果算出的平均数同如此众多人数的真正平均数之间,当然是有差别的。根据例5的数据,用 t 值法可算出95%的可信限为45.7—50.1毫升/公斤体重。其意义是:当用同样方法测量大批我国健康成年男子的血浆量,其总的平均数将在此范围内;而作此推测时,有95%的把握,或包含5%的误差。

当例数过少时,一般不要计算平均数,因为这样的平均数很不稳定。如在例5中只取第1、第2两例,则平均数将为42.70;如取第3、第12两例,则平均数将为53.05。两者都要估计同一个总体,相距却如此之大,显然是不可靠的。

(3)比较法 用以比较平均数的差异。根据资料的性质,最常用者有自身比较和组间比较二种。

【例7】 某药治疗高血压病人10例,记录其治疗前后的收缩压如表6,问此药有显著的降压效果否?

表6 10例高血压病人治疗前后的收缩压(毫米汞柱)

治疗前	治疗后	差值
180	160	−20
195	170	−25
192	190	−2
198	188	−10
165	140	−25
210	180	−30
160	170	+10
170	170	0
182	170	−12
160	166	+6

此类数据属"自身比较",即每一病例均进行治疗前与治疗后两次测量,然后以各例的差值表示疗效,算出平均差值为−10.8毫米汞柱,再用 t 值测验的自身比较法,得 $t=2.45$,$P<5\%$,表示平均差值是显著的。其意义是:假如此疗法本来无效,则很少可能获得如此大的平均差值,即偶然机会仅在5%以下,故认为有显著疗效。

【例8】 以犬实验比较两种药物的降压作用,表7是其降低收缩压的数字,即差值。问此两种药物的疗效有无显著差异?

此实验包括两组独立的计量数据,用 t 值"组间比较"方法测验两个平均数的差异显著性。算得 $t=0.861$,$P>40\%$,表示两个平均数差异不显著。其意义是:如若这两种药物的降压效果原本相似,则偶然获得此差异甚至更大差异的可能性在 40% 以上,按 $P>5\%$ 差异即不显著,故不能确认有不同疗效。

表 7　两种药物治疗前后的收缩压差值(犬实验,毫米汞柱)

	甲药物组	乙药物组
差值	48	26
	16	4
	18	30
	34	22
	28	30
	26	
平均数	28.3	22.4

关于何时适用自身比较,何时适用组间比较,主要取决于资料之性质。一般地说,自身比较用于在时间(如先后)、位置(如左右、内外)或配对(如同窝动物)等方面具有自身对应或事先设计对应的性质之计量数据,这种对应关系是固定的,不许随意改变的,而组间比较则用于两组彼此独立的计量数据,一组的各个数据与另一组的各个数据之间绝无固定的对应关系。对照表 6 和表 7 的例子即可明了。

此外,在一定的设计条件下,多组的比较可以用 F 测验法;无论是自身比较或组间比较(包括二组和多组),都还可以采用非参数统计方法来处理。这些方法虽然繁简不一,程序迥异,但按照数据性质来选用的原则都是一致的。本文从略。

(4)相关法　用于分析两组对应的计量数据之关系。常先算出相关系数,再测验其显著性。

【例 9】　表 8 为某地九个大队相邻两年的流脑发病率。问此两年间有无相关关系?

每个大队都有同样两个年度的发病率,呈对应的计量数据,算得相关系数 $r=-0.278$,$t_r=0.767$,$P>40\%$,此相关系数不显著。其意义是:①相关系数为负值,表示两年的发病率有相反的关系,即 1965 年发病率高的大队于 1966 年大多较低,反之则较高,这种趋势可能由于人群免疫力的影响;②但相关系数并未达到显著的界限(一般也以 $P<5\%$ 为显著相关),即这一负相关可能是偶然出现的,故尚不能作肯定结论。

165

表 8　九个大队两年的流脑发病率(每万人口)

大　队	1965 年	1966 年
A	5.7	145.2
B	6.8	146.0
C	7.3	118.7
D	58.2	109.1
E	0	102.5
F	3.6	122.9
G	3.4	290.9
H	8.4	104.1
I	27.6	107.6

相关法在用途上可分为相关和回归,在关系的类型上可分为直线和曲线,在关系的因素上可分为二元和多元。例 9 属于二元直线相关。

(5)分布法　主要用以说明一组计量数据中各个单位的分散程度,大多数此类数据呈常态分布或与常态分布无大的偏离,常用标准差法。

【例 10】　对同一样品用相同方法测定尿氨 10 次,得 10 个透光度读数如下。说明其测定结果之稳定性。

0.387　0.398　0.405　0.377　0.377　0.382　0.432　0.393　0.367　0.398

对同一样品多次测定的结果越接近,标准差就越小,也表示测定方法越稳定。此例算得平均数为 0.392,标准差为 0.018;假如用另一方法测定同样的数据,得平均数为 0.408,标准差为 0.137,则显然后一方法之稳定性较差。

【例 11】　表 9 为测定健康人 500 例的肝大指数(肝长占身高之百分数,再以校正数乘之)。说明在一般人群中肝大指数的分布情况。

表 9　500 例健康人的肝大指数

肝大指数	例　数	肝大指数	例　数
4.8—	3	6.2—	91
5.0—	12	6.4—	63
5.2—	24	6.6—	31
5.4—	43	6.8—	17
5.6—	51	7.0—	6
5.8—	62	7.2—	1
6.0—	96	合　计	500

算得平均数为 6.08，标准差为 0.45，其分布情况如表 10。

表 10　一般人群中肝大指数的分布

平均数±标准差	范　　围	包括人数的百分比
6.08±0.45	5.63—6.53	68.00%
6.08±2(0.45)	5.18—6.98	95.00%
6.08±3(0.45)	4.73—7.43	99.70%

四、结　语

　　本文对医学研究所得之统计数据作了分类，在此分类的基础上介绍如何依照数据的不同性质选择适当的统计方法进行分析。所举实例均采用医学统计上最常用的方法。

　　统计数据的性质在一定条件下是可以转换的。如把表 6 资料按"是否降压"分组，即由计量数据转换为 10 人中有 7 人降压的计数数据；又如表 4 资料若以一定视野内所查出的虫卵个数记录，则由计数数据的相关转换为计量数据的相关了。至于对同一批数据，当然也可选取不同的统计方法来处理，并获得不同的信息。有关这些方面的内容，将在另文探讨。

（《吉林医药》1975 年第一期）

22　四格表的确切概率工具表及其计算方法

问题的提出

对四格表的数据进行统计检验是医学科研中最常见的问题之一，诸如比较两个治疗方法的临床效果、两个药物的毒性反应、两种条件下发病例数的多少，以及分析两种诊断的一致关系等，都可以通过四格表的形式进行统计检验，以判断其差异或相关的显著性。这类问题目前多用χ^2法分析。但是，当样本含量较小，尤其是所得观察值出现很小的数值时，χ^2法的准确性不佳；于是，提出了所谓"连续性校正"的方法，以补救其不足。然而，校正也还是粗略的，仍旧得不到精确的结果。处理这类问题的其他方法也只能求出近似的结果。

1934年，英国统计学家 R. A. Fisher 在其专著[2]的第五版（以及后来的各版）中提出了"exact treatment of 2×2 tables"（2×2 表的确切处理法，2×2 表即四格表），直接计算四格表数据各组合的概率，通常称为"四格表的确切概率法"或"四格表的直接计算法"。此法的理论是正确的，但在应用上尚存在着两个问题：

第一，在 Fisher 原著中并未提出此法用于双侧检验时计算方法，而如今对于在双侧检验中应用此法的看法不一。

第二，由于计算过繁，须赖预先制备的工具表才便于实用，而目前见到的工具表均无确切的双侧检验界限值，并且单侧检验界限值的范围也太窄，不敷实际需要。

鉴于此，我们编制了对四格表数据进行统计检验用的确切概率界限值工具表，其有关条件如下：

（A）包括两个样本含量均在 50 例以内的一切例数组合；

（B）上述组合的单侧检验和双侧检验，双侧检验的计算方法详后；

（C）上述单、双侧检验的界限值均按 $P\leqslant0.05$ 和 $P\leqslant0.01$ 划分。

本工具表共包括约 134,000 个数据，排列于 213 张表上[1]。只要符合上述条件，不经计算即可直接查出对四格表数据进行统计检验的准确结果。

双侧检验的概率计算方法

设有表 1 资料:甲组 46 例中出现某种阳性者 26 例,阳性率 56.5%;乙组 36 例中阳性者 12 例,阳性率 33.3%。两组阳性率的差值是 23.2%,检验其显著性。

表 1　比较两个率的四格表

	（＋）	（－）		（＋）　%
甲组	X_1: 26	N_1-X_1: 20	N_1: 46	X_1/N_1: 56.5
乙组	X_2: 12	N_2-X_2: 24	N_2: 36	X_2/N_2: 33.3 （－）
	X_1+X_2: 38	$N-(X_1+X_2)$: 44	N: 82	D: 23.2

当表 1 数据的周边合计(46、36、38、44)不变时,方格内的四个观察值共有 37 种组合,即以周边合计中的最小数 36 加 1 等于 37(因为从 0 、 1 、 2 、 ……、36 共有 37 个数)。按表 1 中的符号把有关数据代入,就能求出每个组合的概率:

$$P=\frac{N_1!\ N_2!\ (X_1+X_2)!\ [N-(X_1+X_2)]!}{X_1!\ X_2!\ (N_1-X_1)!\ (N_2-X_2)!\ N!}$$

$$P=\frac{46!\ 36!\ 38!\ 44!}{26!\ 12!\ 20!\ 24!\ 82!}=0.02053$$

算得结果的含意是:差值 D=23.2% 的发生概率为 P=0.02053。37 种组合及其阳性率、差值、概率均列于表 2 中,其中用粗线方格标出者为原始资料的组合(即表 1)。

表 2　对表 1 资料用四格表确切概率法进行检验的程序

甲组	38　8	…	32　14	31　15	30　16	29　17	28　18	27　19	26　20	25　21
乙组	0　36		6　30	7　29	8　28	9　27	10　26	11　25	12　24	13　23　…
甲组阳性率(%)	82.6		69.6	67.4	65.2	63.0	60.9	58.7	56.5	54.3
乙组阳性率(%)	0.0		16.7	19.4	22.2	25.0	27.8	30.6	33.3	36.1
差值 D (%)	82.6		52.9	48.0	43.0	38.0	33.1	28.1	23.2	18.2
概率 P	0.0000		0.00000	0.0001	0.00048	0.00210	0.00730	0.02053	0.04693

0.03051

甲组	17　29	16　30	15　31	14　32	13　33	12　34	11　35		2　44
乙组	21　15	22　14	23　13	24　12	25　11	26　10	27　9	…………	36　0
甲组阳性率(%)	37.0	34.8	32.6	30.4	28.3	26.1	23.9		4.3
乙组阳性率(%)	58.3	61.1	63.9	66.7	69.4	72.2	75.0		100.0
差值 D (%)	-21.3	-26.3	-31.3	-36.3	-41.1	-46.1	-51.1		-95.7
概率 P	0.02849	0.01101	0.00346	0.00088	0.00018	0.00003	0.00000		0.00000

0.01556

表 2 的上半部分是"甲组阳性率－乙组阳性率"的差值为 23.2% 以及更大差值的各种组合及其概率,即 $D \geqslant 23.2\%$ 的概率,依次相加可得

$$0.02053 + 0.00730 + 0.00210 + \cdots + 0.00000 = 0.03051$$

这是"本侧"的概率之和。表 2 的下半部列出的差值都是负数,因为在这些组合中,甲组阳性率均小于乙组阳性率,当求两个百分率之间的相距达到或超过 23.2% 的差值时,应计算 $D \leqslant -23.2\%$ 的概率,依次相加可得

$$0.01101 + 0.00346 + 0.00088 + \cdots 0.00000 = 0.01556$$

这是"对侧"的概率之和。

下面进行统计检验的计算

单侧检验:假设:甲组阳性率不大于乙组阳性率。检验时应采用差值 $D \geqslant 23.2\%$ 的概率,本侧的概率之和。$P = 0.03051 < 0.05$,结果有显著意义。

双侧检验:假设:甲组阳性率等于乙组阳性率。检验时应采用差值 $|D| \geqslant 23.2\%$ 的概率,本侧的概率之和与对侧的概率之和的合计:

$$P = 0.03051 + 0.01556 = 0.04607 < 0.05$$

结果有显著意义。另一种算法是:把本侧概率之和二倍,即单侧检验的概率之二倍,作为双侧检验的概率,此例为

$$P = 2 \times 0.03051 = 0.06102 > 0.05$$

结果无显著意义。

在我们查阅的有关专著和工具表中,对于把确切概率法运用在单侧检验和双侧检验的做法可分为三类:

第一类:只用于单侧检验,未用于双侧检验[2,3,4]。

第二类:把本侧和对侧的概率相加,作为双侧检验的概率[5,6,7]。

第三类:把单侧检验概率的二倍,作为双侧检验的概率[5,8,9,10,11,12]

显而易见,当 $N_1 \neq N_2$ 时(常常是不等的),任何一个四格表内的四个数据,它们的各种组合的序列总是不对称的,各组合的两个百分率之差值也是不对称的,与这些差值相对应的各个概率当然也是不对称的(唯一的例外是在 $N_1 = N_2 = N/2$ 时,但它并不妨碍以下的讨论)。笔者认为:单侧检验与双侧检验的区别仅在于对差值概念的确立,也就是对"D"的符号所作的规定。正确的规定是

单侧检验:$D \geqslant$ 某一特定差值;

双侧检验:$|D| \geqslant$ 某一特定差值。

应该遵照这一规定来择取所检验的差值范围。因此,当进行双侧检验时,必须把与这些差值相对应的概率按本侧和对侧分别累计,然后合并,才是唯一正确的方法。在表 2 上,接受双侧检验的差值及其概率如下:

差值(%)23.228.1…82.6−26.3−31.3…95.7

概率(0.02053+0.00730+…+0.00000)+(0.01101+0.00346+…+0.00000)

$$=0.03051+0.01556$$

$$=0.04607$$

工具表的制作

四格表的确切概率工具表之制法是：按一般方法计算单侧检验的概率，按上述方法计算双侧检验的概率，以 $P \leqslant 0.05$ 和 $P \leqslant 0.01$ 为水准，取其差值或差值绝对值为最小时的四格表数据作为界限值。仍用表 2 数据为例说明如下〔只包括(1)、(2)、(3)〕：

(1)单侧检验的 0.05 界限值：$N_1 = 46, N_2 = 36, X_1 = 26, X_2 = 12$。

上面已经计算出，与 $D \geqslant 23.2\%$ 相应的概率 $P = 0.03051 < 0.05$。如果再缩小差值，取 $X_1 = 25$ 和 $X_2 = 13$，算得 $D = 18.2\%$，则与 $D \geqslant 18.2\%$ 对应的概率为

$$P = 0.04693 + 0.03051 = 0.07744 > 0.05$$

不能满足 $P \leqslant 0.05$ 的条件，故不成立。因此 $D = 23.2\%$ 就是在规定水准的条件下的最小差值，即 $N_1 = 46, N_2 = 36$ 和 $X_1 = 26$ 时，$X_2 = 12$ 就是单侧 0.05 的界限值。

表 3　录自《医用统计工具表》[1]中表 8−158(第 184 页)

N_1	X_2	N_2	X_2				N_1	X_1	N_2	X_2			
			单侧		双侧					单侧		双侧	
			0.05	0.01	0.05	0.01				0.05	0.01	0.05	0.01
46	28	18	6	4	5	3	46	27	46	18	14	16	13
		17	5	4	5	3			45	17	14	16	13
		16	5	3	5	3			44	17	14	16	13
		15	4	3	4	3			43	16	13	15	12
		14	4	2	3	2			42	16	13	15	12
		13	3	2	3	2			41	15	12	14	12
		12	3	2	3	2			40	15	12	14	12
		11	3	1	2	1			39	14	12	13	11
		10	2	1	2	1			38	14	11	13	11
		9	2	1	1	1			37	14	11	13	10
		8	1	0	1	0			36	13	11	13	10
		7	1	0	1	0			35	13	10	12	9
		6	0	0	0	0			34	12	10	12	9
		5	0	—	0	—			33	12	9	11	9
		4	0	—	0	—			32	11	9	11	8

续表

N_1	X_2	N_2	X_2				N_1	X_1	N_2	X_2			
			单侧		双侧					单侧		双侧	
			0.05	0.01	0.05	0.01				0.05	0.01	0.05	0.01
46	27	31	11	9	10	8	46	26	39	14	11	13	10
		30	11	8	10	8			38	13	11	12	10
		29	10	8	9	7			37	13	10	12	10
		28	10	7	9	7			36	12	9	12	9
		27	9	7	8	7			35	12	9	11	9
		26	9	7	8	6			34	12	9	11	8
		25	8	6	8	6			33	11	9	10	8
		24	8	6	7	5			32	11	8	10	7
		23	7	5	7	5			31	10	8	9	7
		22	7	5	6	5			30	10	8	9	7
		21	7	5	6	5			29	9	7	9	7
		20	6	4	5	4			28	9	7	8	6
		19	6	4	5	4			27	9	6	8	6
		18	5	4	5	3			26	8	6	8	6
		17	5	3	5	3			25	8	6	7	5
		16	4	3	4	3			24	7	5	7	5
		15	4	3	4	2			23	7	5	6	5
		14	4	2	3	2			22	7	5	6	4
		13	3	2	3	1			21	6	4	6	4
		12	3	1	2	1			20	6	4	5	4
		11	2	1	2	1			19	5	4	5	3
		10	2	1	2	0			18	5	3	4	3
		9	2	0	1	0			17	4	3	4	3
		8	1	0	1	0			16	4	3	4	2
		7	1	0	1	0			15	4	2	3	2
		6	0	0	0	0			14	3	2	3	2
		5	0	—	0	—			13	3	2	2	1
		4	0	—	0	—			12	2	1	2	1
46	26	46	17	13	15	12			11	2	1	2	1
		45	16	13	15	12			10	2	1	2	1
		44	16	13	15	12			9	1	0	1	0
		43	15	12	14	12			8	1	0	0	0
		42	15	12	14	11			7	1	0	0	—
		41	15	12	14	11			6	0	—	0	—
		40	14	11	13	11			5	0	—	0	—

　　在予制的工具表[①]上,可以直接查出所需的结果。表 3 系录自该工具表上表 8—158。先在 N_1、X_1 和 N_2 的栏下找到 $N_1=46$,$X_1=26$,$N_2=36$ 的横列,然后在"单侧 0.05"栏下的相应位置上即可查出 $X_2=12$(标有[1]者),这就

是界限值,表示当

$$N_1=46, X_1=26,$$
$$N_2=36, X_2=12、11、10、9、8、7、6、5、4、3、2、1 \text{ 或 } 0$$

时,均能满足单侧 $P \leqslant 0.05$ 的条件,而得出有显著意义的结论。

（2）单侧检验的 0.01 界限值:$N_1=46, N_2=36, X_1=27, X_2=11$。

上面已经计算出,与 $D \geqslant 28.1\%$ 相应的概率为

$$P=0.00730+0.00210+\cdots+0.0000=0.00998 < 0.01$$

如果再缩小差值,取 $X_1=26, X_2=12$,算得 $D=23.2\%$ 则与 $D \geqslant 23.2\%$ 对应的概率为

$$P=0.03051 > 0.01,$$

不能满足 $P \leqslant 0.01$ 的条件,故不成立。因此 $D=28.1\%$ 就是在规定水准的条件下的最小差值,即当 $N_1=46, N_2=36, X_1=27$ 时,$X_2=11$ 就是单侧 0.01 的界限值。这一结果也可以在表上直接查出来。方法是:先找到 $N_1=46, X_1=27$ 和 $N_2=36$ 的横列,然后在"单侧 0.01"栏下的相应位置上即可查出 $X_2=11$（标有[2]者）,这就是界限值,表示当

$$N_1=46, X_1=27,$$
$$N_2=36, X_2=11、10、9、8、7、6、5、4、3、2、1 \text{ 或 } 0$$

时,均能满足单侧 $P \leqslant 0.01$ 的条件,而得出有非常显著意义的结论。

（3）双侧检验的 0.01 界限值:$N_1=46, N_2=36, X_1=26, X_2=12$。

上面已经计算出,与 $|D| \geqslant 23.2\%$ 相应概率为

$$P=0.03051+0.1556=0.04607 < 0.05$$

如果再缩小差值,取 $X_1=25$ 和 $X_2=13$,算得 $D=18.2\%$,则与 $|D| \leqslant 18.2\%$ 对应的概率为

$$P=(0.04693+0.03051)+(0.02849+0.01556)=0.12149 > 0.05$$

不能满足 $P \leqslant 0.05$ 的条件,故不成立。因此 $D=23.2\%$ 就是在规定水准的条件下的最小差值,即当 $N_1=46, N_2=36$ 和 $X_1=26$ 时,$X_2=12$ 就是双侧 0.05 的界限值。这一结果在表 3 上查阅的办法是:先找到 $N_1=46, X_1=26$ 和 $N_2=36$ 的横列,然后在"双侧 0.05"栏下的相应位置上即可查出 $X_2=12$（标有[3]者）,这就是界限值,表示当

$N_1=46, X_1=26,$

$N_2=36, X_2=12、11、10、9、8、7、6、5、4、3、2、1$ 或 0

时,均能满足双侧 $P \leqslant 0.05$ 的条件,而得出有显著意义的结论。

(4)双侧检验的 0.01 界限值:$N_1=46, N_2=36, X_1=27, X_2=10$。

此例因 $X_1=27$ 与 $X_2=10$ 之和是 37,而不是表 2 中的 38,即与后者的周边合计不符,故须另行组合,见表 4,其中用粗线方格标出者为原资料的组合。可见与 $|D| \geqslant 30.9$ 相应的概率为

$$P = 0.00479 + 0.00245 = 0.00724 < 0.01$$

如果再缩小差值,取 $X_1=26$ 和 $X_2=11$,算得 $D=25.9\%$,则与 $|D| \geqslant 25.9\%$ 对应的概率为

$$P = (0.01167 + 0.00479) + (0.00673 + 0.00245) = 0.02564 > 0.01$$

不能满足 $P \leqslant 0.01$ 的条件,故不成立。因此 $D=30.9\%$ 就是在规定水准的条件下的最小差值,即当 $N_1=46, N_2=36$ 和 $X_1=27$ 时,$X_2=10$ 就是双侧 0.01 的界限值。这一结果在表 3 上查阅的办法是:先找到 $N_1=46, X_1=27$ 和 $N_2=36$ 的横列,然后在"双侧 0.01"栏相应位置上即可查出 $X_2=10$(标有[4]者),这就是界限值,表示当

$N_1=46, X_1=27,$

$N_2=36, X_2=10、9、8、7、6、5、4、3、2、1$ 或 0

时,均能满足双侧 $P \leqslant 0.01$ 的条件,而得出有非常显著意义的结论。

表 3 所摘录的工具表的全部数据均由国产 709 型电子计算机计算,然后重新编排者。

表 4　说明双侧检验 0.01 界限的例子

甲组	37 9	…	28 18	27 19	26 20	…	15 31	14 32	13 33	…	1 45
乙组	0 36		9 27	10 26	11 25		22 14	23 13	24 12		36 0
甲组(%)	80.4		60.9	58.7	56.5		32.6	30.4	28.3		2.2
乙组(%)	0.0		25.0	27.8	30.6		61.1	63.9	66.7		100.0
D (%)	80.4		35.9	30.9	25.9		-28.5	-33.5	-38.4		-97.8
P	0.00000		0.00092	0.00366	0.01167		0.00673	0.00192	0.00044		0.00000

　　　　　　　　　　0.00479　　　　　　　　　　　　　　0.00245

工具表的用法

查阅四格表的确切概率工具表[1]，须把原资料按以下形式列出：

X_1	N_1-X_1	N_1
X_2	N_2-X_2	N_2

并规定 $N_1 \geqslant N_2$ 和 $\dfrac{X_1}{N_1} > \dfrac{X_2}{N_2}$ 为查表的条件

例一

（＋）	（－）	
$X_1:28$	18	$N_1:46$
$X_2:2$	16	$N_2:18$

已经满足上述查表条件。按 $N_l=46$、$X_1=28$ 和 $N_2=18$ 在表 3 上可查出

单侧检验：$X_2=4$、3、2、1 或 0 时 $P \leqslant 0.01$；

双侧检验：$X_2=3$、2、1 或 0 时 $P \leqslant 0.01$。

表示无论进行单侧检验或双侧检验，两组间的差异都有非常显著意义。

例二

（＋）	（－）	
$X_1:26$	20	$N_1:46$
$X_2:14$	27	$N_2:41$

已经满足上述查表条件。按 $N_l=46$、$X_1=26$ 和 $N_2=41$ 在表 3 上可查出

单侧检验：$X_2=15$、14、13、12、……1 或 0 时 $P \leqslant 0.05$；

双侧检验：$X_2=14$、15、16、17、…… 时 $P > 0.05$。

表示当进行单侧检验时两组间的差异有显著意义，而进行双侧检验时则无显著意义。

例三

（＋）	（一）	
19	$X_1:27$	$N_1:46$
27	$X_2:18$	$N_2:45$

遵照 $N_1 \geqslant N_2$ 的规定：$N_1 = 46$，$N_2 = 45$；但比较两组的阳性率时，$\frac{19}{46} <$ $\frac{27}{45}$，未满足 $\frac{X_1}{N_1} > \frac{X_2}{N_2}$ 的条件。在此情况下，可改变为比较其"阴性率"，则 $\frac{27}{46} <$ $\frac{18}{45}$，故取 $X_1 = 27$ 和 $X_2 = 18$。实际上，在同一资料中，检验两组阴性率之间差异的显著性也就是检验两个阳性率之间差异的显著性。现在按 $N_1 = 46$，$X_1 = 27$ 和 $N_2 = 45$ 查阅表 3，即得

单侧检验：$X_2 = 18$、19、20、21、…… 时，$P > 0.05$；

双侧检验：$X_2 = 17$、18、19、20、…… 时，$P > 0.05$。

表示无论进行单侧检验或双侧检验，两组间的差异皆无显著意义。

关于四格表的其他形式可参阅有关专著[13]的分类。

结　　语

本文论述并确立了四格表确切概率法用于双侧检验的计算程序，并阐明了相应的工具表之制作及其用法。按照这一计算可获得准确的检验界限值。工具表的范围包括两个样本均不超过 50 例的全部组合。在相应的医学科研数据分析中应用此表能够简便地得出准确的检验结果。

参考文献

[1] 陆守曾、董玉恒：医用统计工具表，表 8, 27～239 吉林人民出版社 . 1978.

[2] Fisher, R. A.: Statistical Methods for Research Workers, 12th. ed. 96～97, 1954.

[3] Ostle, R.: Statistics in Research, 133, 1963.

[4] Lombard, O. M.: Biostatistics for the Health Professions, section. 2, 10. 1975.

[5] Lieberman, G. J. and Owen, D. B.: Tables of the Hypergeometric Proba-

bility Distribution, 9~11, 1961.

[6] Armitage, P.: Statistical Methods in Medical Research, 137, 1973.

[7] 杨纪珂:数理统计方法在医学科学中的应用, 127, 1964.

[8] Steel, R. G. D. and Torrie, J. H.: Principles and Procedures of Statistics, 80, 1960.

[9] Owen, D. B.: Handbook of Statistical Tables, 480, 1962.

[10] Beyer, W. H.: Handbook of Tables for Probability and Statistics, 218, 1966.

[11] Pearson, E. S.: Biometrika Tables for Statisticians, Vol, I, 67, 1956, 12.

[12] 山内二郎等:统计数值表,表G4, 227－239, 1972.

[13] 中国医学科学院卫生研究所等三单位主编:卫生统计学, 90~93, 94~98, 人民卫生出版社. 1978.

The Statistical Tables and Calculating procedures Of the Exact Probability for Fourfold Tables

Abstract

Fisher's exact probability treatment has been acknowledged as the most accurate method to undergo significance test on small sample based on the fourfold table data. However, his method has so far been applied only to one-sided test in his writing dealing with this subject. Nevertheless, there have been controversy among the statisticians on the problem of how to correctly employ it in the two-sided test. The writer is of the opinion that the sum of all the probabilities corresponding to $|D| \geqslant P_1 - P_2$ would be the criterion judgment. He has prepared the statistical tables for two samples of not more than fifty individuals 134,000 figures and contain the 0.05 and 0.01 levels of limit in as well as the two-sided tests. They may be used for reference by researchers of medicine or other disciplines pursuing significance tests based on fourfold table data.

(《白求恩医科大学学报》)1979 年第四期)

23　四格表显著性界值表的改进与扩充

一、问题的提出

四格表是医学研究资料中最常见的形式之一，其假设检验方法有多种，而以概率直接计算法最为精确[1]。但此法计算较繁，为便于使用，常需一个根据样本构成即可直接查阅的显著性界值表。近二、三十年来，国内外学者以概率直接计算法的基本原理为基础，提出了多种形式的显著性界值表[2]~[8]。

本文作者认为《统计数值表》[2]所提供的格式较为简捷，篇幅小，使用方便，该表规定：以四格表的最小观察值为 X，相应的行和列之边际小计为 m 和 s，且 m＞s，总计值为 n。一般形式如下：

$$
\begin{array}{cc|c}
X & m-X & m \\
s-X & n-m-s+X & n-m \\
\hline
s & n-s & n
\end{array}
$$

可由 X, m, s 在工具表上直接查出 n 的界值，以获知概率 P 是否达到某个 α 水准。原表范围：

$$X=0,1,\cdots,7, m\leqslant 40, s\leqslant 20,且 m\geqslant s$$

表 1 系摘录，以说明用法，并讨论改进意见。

使用时，对任意四格表先确定最小观察值 X，同时确定与 X 相应的边际小计 m 和 s，然后将总计值 n 与工具表上查出的显著性界值比较：凡小于或等于此界值者，即在相应的 α 水准上显著（单侧检验），或在相应的 2α 水准上显著（双侧检验），凡大于此界值者，即在同样水准上不显著。

表1 四格表显著性界值（由文献[2]摘录）

$X=3$

m	s	α				m	s	α			
		.05	.025	.01	.005			.05	.025	.01	.005
23	7	30				24	7	32			
	8	33	32				8	35	33		
	9	36	34	32			9	38	36	34	33
	10	40	37	35	34		10	41	39	36	35
	11	43	40	37	36		11	45	42	39	37
	12	46	43	40	38		12	48	45	41	40
	13	49	46	42	41		13	51	48	44	42
	14	52	49	45	43		14	55	51	47	45
	15	56	52	48	45		15	58	54	49	47
	16	59	54	50	48		16	61	57	52	50
	17	62	57	53	50		17	65	60	55	52
	18	65	60	55	53		18	68	63	58	55
	19	69	63	58	55		19	71	66	60	57
	20	72	66	61	57		20	75	69	63	60

【例1】

X:3	21	m:24
8	8	16
s:11	29	n:40

有 X,m,s 查表1，所得如下

m	s	0.05	0.025	0.01	0.005
24	11	45	42	39	37

由于 n=40，介于 42～39 之间，故单侧检验在 α=0.025 水准上显著，或双侧检验在 α=2×0.025＝0.05 水准上显著。

对该表提出二个问题。

(1)单侧概率的二倍并非准确的双侧概率，而该表的双侧检验界值系由单侧检验的概率乘2求得。例如，【例1】中单侧检验 α＝0.025 水准的界值与双侧检验 α＝0.05 水准的界值表上所示相同，均为 42，表示当 n≤42 时在此 α

水准显著,而 n>42 时在此 α 水准不显著。但实际上并不尽然。如 $n=43$（x，m，s 不变),按两端的概率累加计算如下：

【例2】

X: 3	21		m: 24
8	11		19
s: 11	32		n: 43

相当于 $X=3$ 一格的理论频数：

$$E=\frac{24\times11}{43}=6.1395$$

符合条件的四格表组合,单侧共有四种,而双侧共有六种：

0	24	1	23	2	22	3	21	…	11	13	10	14
11	8	10	9	9	10	8	11	…	0	19	1	18

$$P_1=0.03143 \qquad\qquad P_2=0.00691$$

$$P=0.03834$$

故单侧概率 $P_1=0.03143$,虽然已经超过了 $\alpha=0.025$ 水准,而双侧的概率 $P=0.03834$,却并未超过 $\alpha=2\times0.025=0.05$ 水准。可见 $X=3$，$m=24$，$s=11$，$n=43$ 的四格表双侧检验在 $\alpha=0.025$ 水准上仍是显著的！通过【例2】看出：表1给出的双侧界值与实际情况有出入,此例偏低,从而增大了 II 型误差。另一种情况见【例3】。

【例3】

X: 3	21		m: 24
17	19		36
s: 20	40		n: 60

由表1查得之单侧检验 $\alpha=0.005$ 水准的界值,或双侧检验 $\alpha=0.01$ 水准的界值,为 $n\leqslant60$。但经两端概率累加计算,实得双侧概率 $P=0.0108$,已经超过 0.01 ! 可见表1给出的界值在此例又偏高了,从而增大了 I 型误差。

(2)只列出下界值,没有上界值,不完整。该表仅列出相应 α 水准时达到显著要求的 n 之"下界值",即样本总计 n 小于或等于此界值为显著。实际上,当样本总计 n 达到或超过另一个"上界值"时亦为显著。

【例4】

$X=3$，$m=24$，$s=7$ 时,由表1查出 $\alpha=0.05$ 水准的界值是 $n\leqslant32$,其余 α 水准者皆未列出,表明只有单侧检验在 $\alpha=0.05$ 水准或双侧检验在 $\alpha=0.10$ 水准可获得显著结果,而在表中的其他水准上都不可能获得显著结果。然而,已经算出：$n=200$ 的四格表(A),单侧或双侧检验在 $\alpha=0.05$ 水准上均显著；$n=350$ 的四格表(B),单侧或双侧检验在 $\alpha=0.01$ 水准上均显著。

	(A)			(B)	
3	21	24	3	21	24
4	172	176	4	322	326
7	193	200	7	343	350

还可以进一步求得如下的界值：

$n \geq 182$ 时，单侧或双侧检验在 $\alpha = 0.05$ 水准上都显著；

$n \geq 328$ 时，单侧或双侧检验在 $\alpha = 0.01$ 水准上都显著。这两个值（182，328）就是单侧或双侧检验在 $\alpha = 0.05$ 和 0.01 水准的"上界值"。

二、改进的计算方法

（1）单侧概率的直接计算法

【例5】

X: 3	21	m: 24
4	15	19
s: 7	36	n: 43

相当于 $X = 3$ 一格的理论频数：

$$E = \frac{24 \times 7}{43} = 3.91$$

单侧符合条件的全部四格表组合如下：

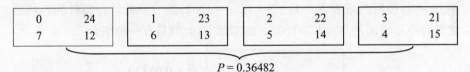

0	24		1	23		2	22		3	21
7	12		6	13		5	14		4	15

$$P = 0.36482$$

【例6】

X: 3	21	m: 24
4	57	61
s: 7	78	n: 85

相当于 $X = 3$ 一格的理论频数：

$$E = \frac{24 \times 7}{85} = 1.98$$

单侧符合条件的全部四格表组合如下：

7	17		6	18		5	19		4	20		3	21
0	61		1	60		2	59		3	58		4	57

$$P = 0.30896$$

因此，对于一般情况的四格表，其单侧概率的算法是先求出"X"格的理论频数：

$$E = \frac{ms}{n}$$

再根据 X 与 E 的关系作出判断：如果 $E > X$，则单侧符合条件的全部四格表组合如下：

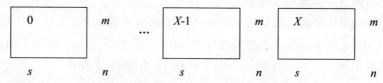

如果 $E < X$，则单侧符合条件的全部四格表组合如下：

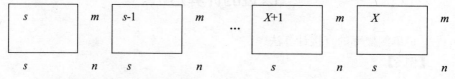

（2）双侧概率的直接计算法

在表 1 中，双侧检验的显著性界值是按单侧概率二倍求得的，这种计算方法在很多场合不适宜。本文作者认为：文献[1]中所阐述的双侧概率累加法是切合实际的。

在【例 6】中，单侧符合条件的四格表有五种组合，已在前面列出；计算双侧概率时，按原四格表 $X - E = 3 - 1.98 = 1.02$，故另一侧符合条件的四格表之组合亦必须满足 $X - E \geqslant 1.02$。而实际上，此例只有一种组合：

0	24
7	54

$P_2 = 0.08839$

于是，得双侧累加概率为 $P = P_1 + P_2 = 0.30896 + 0.08839 = 0.39735$。

表 2 是几个四格表数据用二种方法算得概率之比较。可见单侧概率乘 2 所得结果与双侧概率直接累加所得结果可能极不一致，有时差别相当大，甚至单侧概率乘 2 会出现 $P > 1$ 的不合理情况（第③个四格表）！但二法也有结果相等的时候，这种情况出现在行（或列）的边际小计相等的条件下，如第④个四格表，行的二个边际小计均为 25，故二法结果无差别。一般情况下，行（或列）的边际小计越接近，二法所得结果亦接近。如第①表，行的边际小计为 24 和 19，二法结果较接近；反之，相距甚大者，如第②表，二法计算结果相差就大。

表2　几个四格表数据用二法算得之双侧概率

四格表		单侧概率	"单侧"乘2之概率	双侧直接累加之概率
①	3　21 4　15	0.364817	0.729634	0.680459
②	3　21 4　57	0.308964	0.617928	0.397353
③	3　21 4　28	0.661775	1.323550	1.000000
④	3　22 11　14	0.012738	0.025476	0.025476

（以上特点亦适用于列的二个边际小计）

三、表的改进形式

根据上述讨论,我们用单侧及双侧累加法算得了 X 从 0 到 7, $m \leqslant 40$, $s \leqslant m$ 时,包括单、双侧 0.05 和 0.01 水准的全部上、下界临界值。表 3 系摘录其一部分,以资说明(全表另文发表)。表中下界未列出部分表示不存在,上界未列出部分表示大于 5000。表 3 未出现大于 5000 的情况。

表的使用方法:先找出某四格表观察值中的最小值,为 X,相应行、列边际小计大者为 m,小者为 s,总计为 n。由 X, m, s 查得表 4 中有关数值。"下界"的意义:当 n 小于或等于该值时,在指定的 α 水准上显著,"上界"的意义: n 大于或等于该值时,在指定的 α 水准上显著。也就是说:当 n 落在相应 α 水准的上、下界之间(不包括界值本身)时,在 α 水准上不显著。

【例 7】

9	8	17	最小值为 3,故 $X=3$,
X: 3	20	m: 23	取 $m=23$, $s=12$, $n=40$
s: 12	28	n: 40	

查表 3, n 值小于单侧 0.05 下界值 46,故在单侧 0.05 水准上显著;同时,等于单侧 0.01 下界值 40,故在单侧 0.01 水准上也显著,又小于双侧 0.05 下界值 45,故在双侧 0.05 水准上仍显著。

【例 8】

20	X: 3	m: 23	最小值为 3,故 $X=3$,
558	19	577	取 $m=23$, $s=22$, $n=600$
578	s: 22	n: 600	

183

查表 3,n 值大于单侧 0.05 水准的上界值 586,故在单侧 0.05 水准上显著;又双侧 0.05 水准上界值同此,故在双侧 0.05 水准上显著。

【例 9】

45	21	66
11	X: 3	s: 14
56	m: 24	n: 80

最小值为 3, 故 $X=3$,
取 $m=24$, $s=14$, $n=80$

查表 3,n 值在单侧 0.05 水准上、下界 55～383 之间,故在该水准上不显著;同样,在双侧 0.05 水准上也不显著(界值:51～383)。

表 3　四格表显著性界值表(摘录)

$X=3$

m	s	单侧 0.05 下界	上界	单侧 0.01 下界	上界	双侧 0.05 下界	上界	双侧 0.05 下界	上界	m	s	单侧 0.05 下界	上界	单侧 0.01 下界	上界	双侧 0.05 下界	上界	双侧 0.01 下界	上界
23	6	—	147	—	262	—	147	—	262	23	20	72	531	61	978	68	531	57	928
	7	30	174	—	314	30	174	—	314		21	75	559	63	1029	68	559	60	1029
	8	33	202	—	365	33	202	—	365		22	78	586	66	1080	72	586	63	1080
	9	36	229	32	417	36	229	32	417		23	82	614	69	1131	75	614	66	1131
	10	50	257	35	468	50	257	35	468	24	6	—	153	—	274	—	153	—	274
	11	43	284	37	519	43	284	37	519		7	32	182	—	328	32	182	—	328
	12	46	312	40	570	46	312	40	570		8	35	211	—	382	34	211	—	382
	13	49	339	42	621	49	339	42	621		9	38	240	34	435	37	240	34	435
	14	52	367	45	672	52	367	45	672		10	41	268	36	489	39	268	36	489
	15	56	394	48	723	56	394	48	723		11	45	297	39	542	43	297	38	542
	16	59	422	50	774	59	422	50	774		12	48	326	41	596	47	326	41	596
	17	62	449	53	825	62	449	53	825		13	51	355	44	649	48	355	44	649
	18	65	477	55	876	65	477	55	876		14	55	383	47	702	51	383	46	702
	19	69	504	58	927	69	504	58	927										

结　语

1. 本文利用 $CJ-709$ 型电子计算机对四格表直接概率计算法的界值表作了如下改进:①用两端累加法直接计算双侧概率,②增加了达到显著性的"上界值",③扩充了查阅范围。

2. 通过改进的界值表,对于任意四格表,均可按规定的符号 X、m、s、n 直接查出假设检验的结论。

3. 证明了当 $\dfrac{ms}{X+0.5} \leqslant n \leqslant \dfrac{ms}{X-0.5}$ 时,双侧概率 $P=1$; $n > \dfrac{2ms}{X}$ 或

$(m+s) \leqslant n < \dfrac{2ms}{X+s}$ 时,单侧概率等于双侧概率。

参考文献

[1] 郭祖超:医用数理统计方法,74,人民卫生出版社,1965.

[2] JSA:统计数值表(日)227,1972.

[3] 陆守曾等:医用统计工具表,27~239,吉林人民出版社,1978.

[4] 史秉璋等:四格表显著性便查表,科研中的统计方法,1~2.1976.

[5] Owen,D B.:Handbook of Statistical Tables,458,1962.

[6] Pearson,E.S. and Hat Hartly,H.O:Biometric Tables for Statisticians, Vol .I,65,1954.

[7] Latscha,R. :Texts of Significance in a 2X2 Contingency Table, Extension of Table,Biometrika,40:74,1953.

[8] Armsen,P.:Tables for Significance Tests of 2 X 2 Contingency Tables, Biometrika 42:494,1955.

(《白求恩大学学报》1981 年第三期)

24 六种检验四格表资料显著性方法的评价

医学统计中常遇到对四格表资料的显著性检验问题,四格表又称 2×2 表,其一般形式如下:

	甲样本	乙样本	
有效	a	b	$m_1 = a + b$
无效	c	d	$m_2 = c + d$
	$n_1 = a + c$	$n_2 = b + d$	$n = a + b + c + d$

该表的显著性检验方法已有多种。本文通过 CJ－709 型电子计算机用蒙特卡洛法进行抽样实验,据实验结果对下列六种检验方法的效率进行评价。

一、六种方法

1. 概率直接计算法(简称 P 法):

$$P = \sum \frac{n_1! \ n_2! \ m_1! \ m_2!}{a! \ b! \ c! \ d! \ n!} \tag{1}$$

求和规定:边际和固定时,以观察频数与估计频数之差的绝对值不少于原资料的四格表者为限[1],即采用双侧的确切概率直接累计计算法[2]。

2. χ^2 法:

$$\chi^2 = \frac{(ad - bc)^2 n}{m_1 m_2 n_1 n_2} \tag{2}$$

3. Yates 校正 χ^2 法(简称 χ_c^2 法):

$$\chi_c^2 = \frac{\left(|ad - bc| - \frac{n}{2} \right)^2 n}{m_1 m_2 n_1 n_2} \tag{3}$$

4. 对数似然比检验(简称 χ_G^2 法):

$$\chi_G^2 = 2 \sum f_i \ln \frac{f_i}{F_i}$$

$$= 2[a\ln a + b\ln b + c\ln c + d\ln d + n\ln n -$$

$$(a+b)\ln(a+b) - (c+d)\ln(c+d) - (a+c)\ln(a+c)$$

$$- (b+d)\ln(b+d)] \tag{3}$$

其中，f_i 为观察频数，F_i 为估计频数。χ_G^2 近似服从 $df=1$ 时的 χ^2 分布，其界值可查 χ^2 值表。

5. 校正对数似然比检验（简称 χ_{G1}^2 法）[4]：

$$\chi_{G1}^2 = 1.8[a\ln a + b\ln b + c\ln c + d\ln d + n\ln n - (a+b)\ln(a+b) -$$

$$(c+d)\ln(c+d) - (a+c)\ln(a+c) - (b+d)\ln(b+d)] \tag{5}$$

由于 χ_G^2 法和 χ_{G1}^2 法的算式内出现自然对数，当观察频数为 0 时无法计算。为便于比较，在随机抽样所得的四格表中，有任一格的观察频数为 0 的四格表均未统计在内。在我们设计的两个实验中，研究第 I 类误差率时，在 12000 个四格表中只出现 2 个这种四格表，研究第 II 类误差率时，在 12000 个四格表中只出现 1 个这种四格表。

6. 方差比法（简称 F 法）[5]：

$$\left. \begin{array}{l} S_A = \dfrac{c^2}{n_1} + \dfrac{d^2}{n_2} - \dfrac{(c+d)^2}{n}, df=1 \\[2mm] S_E = (c+d) - \left(\dfrac{c^2}{n_1} + \dfrac{d^2}{n_2} \right), df=n-2 \\[2mm] F = \dfrac{V_A}{V_E} = \dfrac{S_A/1}{S_E/(n-2)} = \dfrac{S_A(n-2)}{S_E} \end{array} \right\} \tag{6}$$

S_A 为样本间的离均差平方和，S_E 为误差的离均差平方和△。按一般的方差分析列表如附表：

附表　方差分析表

变异种类	自由度	离均差平方和	方差	F
样本间	1	S_A	$V_A = \dfrac{S_A}{1}$	$\dfrac{VA}{VE}$
误　差	$n-2$	S_E	$V_E = \dfrac{S_E}{n-2}$	
总变异	$n-1$	$S_A + S_E$		

△ 文献(4)S_E的计算公式误为：$S_E = (c+d) - \left(\dfrac{c2}{n1} + \dfrac{d}{n2} \right)$

二、抽样实验

在两个按一定要求设计的总体中进行抽样实验,用蒙特卡洛法电子计算机随机抽取样本容量合计分别为 30、40、50、60、70、100、150、200、400 和 1000 的甲、乙样本。两样本的容量分别按 3:7、2:3 和 1:1 构成。对每种构成随机抽取 400 个四格表。两个实验总共抽取 24000 个四格表,分别用上述六种不同检验方法计算,然后对计算的结果进行比较和评价。

实验 1 从同一总体抽样

设两个无限总体的阳性率均为 40%,即可看作从同一总体中抽样。记录用六种检验方法检出的有显著差别结果的四格表数,并计算其占全部四格表总数的百分率,得该实验的第 I 类误差率(假阳性错误)的估计值。在同一总体抽取 12000 个样本时,第 I 类误差率 P 法为 3.68%,χ^2 法为 5.28%,χ_C^2 法为 3.11%,χ_G^2 法为 5.42%,χ_{G1}^2 法为 4.24%,F 法为 5.24%。

实验 2 从两个不同总体中抽样

设计两个无限总体,甲样本随机取自阳性率为 40% 的总体,乙样本随机取自阳性率为 90% 的总体,样本容量及抽取的四格表数与实验 1 相同。

分别用六种方法作显著性检验,按双侧 $\alpha=0.05$ 水准记录各法检验结果差别不显著的四格表数,并计算其占全部四格表数的百分率。由于取自两个不同阳性率的总体,故此百分率即该实验的第 II 类误差(假阴性错误)的估计值。从不同总体抽取 12000 个样本时,第 II 类误差率 P 法为 4.08%,χ^2 法为 2.55%,χ_C^2 法为 5.18%,χ_G^2 法为 2.28%,χ_{G1}^2 法为 2.84%,F 法为 2.53%。

三、讨论

1. 由本文可见:各检验方法发生第 I 类误差,从小到大的顺序是 χ_C^2,P,χ_{G1}^2,F,χ^2,χ_G^2;发生第 II 类误差,从小到大的顺序是 χ_G^2,F,χ^2,χ_{G1}^2,P,χ_C^2。对于检验方法的选择,宜根据发生第 I、II 类误差的大小和计算方法是否简便,有无适当的工具表等条件而定。

2. P 法与 χ_C^2 法、χ^2 法的比较

(1)由抽样实验结果所见,凡 $\chi^2 < 3.84$ 时,P 法的 P 值皆大于 0.05;凡 $\chi_C^2 > 3.84$ 时,P 法的 P 值皆小于 0.05。可以认为,χ^2 法检验不显著者,P 法必不显著,χ_C^2 法检验显著者,P 法必显著。

(2)当两个样本容量相等时,χ_C^2 法的检验结果与 P 法几乎完全一致。即

χ_C^2 法显著,P 法亦显著;χ_C^2 法不显著,P 法亦不显著。如 $\begin{array}{|cc|}\hline 66 & 86 \\ 134 & 114 \\\hline\end{array}$ $\chi_C^2 =$

3.8306,仅略小于 3.84,其 P 法的 P 值为 0.0502,此值仍大于 0.05。又如

$\begin{array}{|cc|}\hline 9 & 18 \\ 26 & 7 \\\hline\end{array}$ $\chi_C^2=3.8587$,仅略大于 3.84,其 P 法的 $P=0.0486$,仍小于 0.05。

因此,当两个样本容量相等时,χ_C^2 法可以代替计算繁琐的概率直接计算法,显著性临界值可定在 $\chi_C^2 =3.841$。

(3)当两样本容量不等时,虽 $\chi_C^2 <3.84$,P 法仍有可能显著,这就是说,

χ_C^2 法的"校正"过了头,易产生假阴性错误。本实验中甚至出 $\begin{array}{|cc|}\hline 1 & 11 \\ 8 & 10 \\\hline\end{array}$ $\chi_C^2 =$

2.9165,而 P 却小于 0.05 的现例子:$P=0.0492$。当样本容量逐渐增大时,χ_C^2

法与 P 法的结果就渐趋一致了。例如,当两样本的总容量大到 200 时,χ_C^2 法

与 P 法的结果大体一致,仅极少数例外。如 $\begin{array}{|cc|}\hline 137 & 272 \\ 163 & 428 \\\hline\end{array}$ $\chi_C^2 = 3.7517,P$

$=0.0494$。

3.χ^2 法与 χ_G^2 法、χ_{G1}^2 法的比较

在 χ^2 值大于 3.84 的四格表中,绝大多数 χ_G^2 法亦呈显著,仅五个四格表

相反,如 $\begin{array}{|cc|}\hline 137 & 273 \\ 163 & 427 \\\hline\end{array}$ $\chi^2=3.8583$,$\chi_G^2 =3.8376$。在 χ^2 小于 3.84 的四格表中,

χ_G^2 法大多亦不显著,仅 12 个四格表相反。如 $\begin{array}{|cc|}\hline 41 & 125 \\ 79 & 155 \\\hline\end{array}$ $\chi^2=3.7973$,$\chi_G^2 =$

3.8471。随着样本容量的增大,二者结果渐趋一致;当两样本总容量在 100 以上时,二者结果就几乎完全一致了。

在比较 χ_G^2 法与 χ^2 法时发现:二者虽基本一致,但 χ_G^2 值往往稍大于 χ^2 值。因此,以 χ_G^2 法为基础略加校正,得 χ_{G1}^2 法是完全必要的。

4.χ^2 法与方差比法的比较

在 χ^2 大于 3.84 的四格表中,绝大多数用方差比法呈显著,仅 5 个四格表相反。而在 χ^2 小于 3.84 的四格表中,方差比法仅 2 个四格表相反。这些出现相反结果的四格表,各法所得统计量均在显著水准的临界值附近,如

$\begin{array}{|cc|}\hline 19 & 43 \\ 41 & 47 \\\hline\end{array}$ $\chi^2=3.8535,F=3.9024$,而 $F_{0.05,(1,n-2)}=3.91$,$\begin{array}{|cc|}\hline 5 & 24 \\ 16 & 25 \\\hline\end{array}$ $\chi^2=$

3. 8379，$F=3.9445$，而 $F_{0.05,(1,n-2)}=3.89$。此外，当两个总体阳性率不同时，χ^2 法与方差比法检验效果几乎相同；然而 χ^2 法毕竟最通用而简便，故较 F 法为优。

The Discussion of Six Significant Tests for Four-fold Table

Shi Bingzhang, et al., Shanghai Second Medical College, Shanghai, etc.

A random sampling experiment of 2400 Four-fold tables was carried out with Monte Carlo method by using the CJ—709 computer. Under the condition of $=0.05$ level and two tailed test, it is compared with the following six tests: direct probability calculating, log—likelihood ratio, corrected log—likelihood ratio, chi—square, Yate's corrected chi—square, and variance ratio. The efficiency, two kinds of error and the scope of application of the different methods are appraised.

参考文献

[1] 郭祖超，等：医用数理统计方法，第 1 版，第 71～78 页，人民卫生出版社，北京，1965.

[2] 陆守曾，等：医用统计工具表，几点说明（四），第 1 版，吉林人民出版社，长春，1973.

[3] Zar J.H. Biostatistical Analysis, pp 53～54, Prentice Hall, London, 1974.

[4] 史秉璋，等：列联表显著性测验简算法．科研中的统计方法（2）：11，1977.

[5] 田口玄一：法の問題点と累積法の提案(1). 最新医学 29：806，1977.

（《中华预防医学杂志》1984 年第 18 卷第 6 期）

25 对四格表资料六种检验方法的再评价

关于四格表资料的六种检验方法,笔者已发表对 24000 个抽样四格表数据的分析[1]。本文拟按原抽样结果再作进一步评价。

兹将原设计所得六种方法的 Ⅰ 型误差率 α 和 Ⅱ 型误差率 β 列于附表,并算出(α+β)之和。再评价如下:

(1)总的来看,各(α+β)值颇接近,且均未超过 2×0.05=0.10,故六种方法皆可应用。

(2)若以同时满足 α≤0.05 和 β≤0.05 为优,则 P 法和 χ^2_{G1} 法均达到要求;再以 α 和 β 均较小为最优,则应首选 P 法。

(3)虽然 β≤0.05,但 α>0.05。表示抽样结果超越了设计的 α 水准,即扩大了 Ⅰ 型误差率,较易出现"假阳性"的结论,易犯"过宽"的错误,χ^2 法,χ^2_G 法和 F 法属此。

附表　抽样试验中六种方法的 Ⅰ、Ⅱ 型误差率

方　　法	从两个相同总体中抽取 12000 个样本的 Ⅰ 型误差率(%) α	从两个不同总体中抽取 12000 个样本的 Ⅱ 型误差率(%) β	α+β
P 法(概率直接计算法)	3.68	4.08	7.78
χ^2	5.28	2.55	7.88
χ^2_C（Yates 校正法）	3.11	5.18	8.29
χ^2_G（对数似然比检验）	5.42	2.28	7.70
χ^2_{G1}（校正对数似然比检验）	4.24	2.84	7.08
F 法(方差比法)	5.24	2.58	7.77

(4)与(3)项相反,虽然 α≤0.05,但 β>0.05,表示抽样结果超越了设计的 β 水准,即扩大了 Ⅱ 型误差率,较易出现"假阴性"的结论,易犯"过严"的错误,χ^2_C 法属此。

(5)应用时，用χ^2法若得$P>\alpha$，必可在α水准不拒绝H_0，如差异无显著性；用χ_C^2法若得$P\leqslant\alpha$，必可在α水准拒绝H_0而接受H_1，如差异有显著性；但当用χ_C^2法得$P<\alpha$而同时用χ^2法得$P>\alpha$时，最好再用P法求出确切的P值后再作结论。

(6)χ_C^2法、F法与χ^2法的检验效果十分接近，而χ^2法毕竟通行而简便。

(7)$\chi_{G_1}^2$法的效果与P法很接近，可见对χ_G^2法系数的校正是必要的。

参考文献

[1] 史秉璋等：六种检验四格表资料显著性方法的评价，中华预防医学杂志，18(6)：343，1984.

（《中国卫生统计》1986年第三卷第一期）

26 医学杂志中正确应用统计方法的几个问题

近年来,医学杂志中应用统计数据进行分析者日渐增多,这就必然涉及如何正确应用统计方法。笔者认为,下面几个问题有一定的共同性,而且与国外的情况亦大致类似[1],姑以《中西医结合杂志》中的某些论著为例,提出来同作者和编辑商榷。

一、分组与结论的关系

统计上的分组是指把统计数据按照研究指标的特征归类,使对比各组之间除对比因素不同外,达到组间的均衡一致。如比较不同疗法的疗效时,一般应考虑性别相同(或男女比例接近)、年龄接近、病情轻重一致等。

【例1】 [2]在比较 50 例糖尿病人与 19 例正常人的某些指标时,病人组中男 27 人,女 23 人;正常人组中男 7 人,女 12 人。两组男女之比偏离的相对程度可计算如下:

$$R = \frac{27}{23} \div \frac{7}{12} = \frac{27 \times 12}{23 \times 7} = 2.01$$

表示设正常人组中男女相当于1:1时,则病人组中男女之比将为2.01:1! 这样的分组是否会影响对比的效果以及结论,不得而知。其实,如果将男病人与男正常人对比,女病人与女正常人对比,就可以把分组与结论联系起来。若能再适当增加正常人的例数至接近于病人者(这并不困难),如此设计就比较圆满了。

数据的同一结果有时可以解释为不同原因,也可能所得结果本来就是由多个原因形成的。

【例2】 [3]在比较糖尿病人与正常人的血浆雌二醇(E_2)时,有如下一组资料:

	平均年龄(岁)	E_2均数($ng\%$)
糖尿病人(偏阳虚)	55.6	6.8
正常人(偏阳虚)	45.8	5.4
假设检验结果	?	$P < 0.05$

单从 E_2 均数看,病人组高于正常人组,有显著性。但同时病人组的平均年龄比正常人组高了将近 10 岁,而且又同男子的更年期交错,对于 E_2 的均数和变异之变化是否有影响,值得考虑。类此的资料最好先试分析年龄与 E_2 值的回归关系,如有显著性,可比较两组之修正值,以排除受年龄的影响;如无显著性,予以说明后,仍可按原法处理。

二、标准差(SD)与标准误(SE)的应用

标准差说明一组变量值之间的参差不齐程度:标准差小,较整齐一致;大,参差程度也大。如为了说明一组病人在同一研究指标上的大小不等,即表示个体间的差别或正态分布状况时,宜采用。

【例3】[4] 在说明不同脉象者的某些心血管功能指标时,采用了"均数 ± 标准差"的形式,并于文内运用标准差的大小作了探讨:"……滑脉的桡动脉血流量最高(但标准差大),外周阻力很低,可能是造成每一脉波滚过时,使桡动脉扩张较大,手触之有滑脉现象"。这样应用是适宜的。

标准误说明样本统计指标对于其总体统计指标而产生的抽样误差,实际上,当只对手头一个样本统计指标进行分析时(经常如此),标准误就是说明此指标的稳定性或重现程度。标准误小,抽样误差也小,较稳定;大,可能不大稳定。

【例4】[5] 这里要说明的是不同病程病例组的心率均数,后者属统计指标,并由样本数据算得,故采用"均数 ± 标准误"的形式是适宜的。

文献上有时不论说明什么同题,一律用标准差,理由是:有了标准差,也就可以计算标准误了。这样处理并不妥当。因为标准差与标准误各有其意义和适用条件,尤其是标准差,只有结合实际变量值的分布状况应用,才能充分发挥它的效果。

【例5】[6] 此文内都是通过均数进行比较分析的,而所列出者皆为标准差,甚不相宜。尤其是,有的标准差明显超过同组均数,如 $M = 8.63, SD = 9.80$ 等,表明变量值分布已呈极度偏态(可能属"L"形),即使欲用标准差说明个体差异,也是难为其力的。若把全部标准差改用标准误,就显得协调了。

如何选用标准差或标准误,应根据它们本身的不同意义和作者拟阐明的问题而定,并于表的标目上或文内注明名称,同时,应用标准差还要考虑量变值的分布,有时能用,有时不适用,可参见专著[6]。

三、假设检验(即显著性检验,下同)方法的选择

医学上常用的假设检验方法已有几十种。对研究所得数据选择何种统计方法作分析,犹如对病人选择何种治疗方案。疾病有分类,须经诊断;统计数据亦有分类,须经判断。对于同一种病,同一个病例,可采取不同疗法;对于同一份统计资料,也可运用不同的分析方法。至于对效果的评价,临床上依照疗效好坏;统计上则根据所获得信息之丰富程度。

目前最常见的方法选择不当有二种:其一是本为配对设计者,却用组间比较,即按完全随机分组的设计处理;其二是对三组以上整体的设计仍用 t 检验作多次的两组间比较。

【例6】[7]这是一个临床实验,对 50 例非胰岛素依赖型糖尿病人作饮食控制和中药疗效观察。原文已写明系"自身对照",后者属于配对设计。但处理时却把 50 例病人按治疗前为一组,食控一个月后为另一组,食控加中药治疗二个月后又为一组,共有"三组"。一般认为,配对设计是一种较好的设计方法,同时按配对所得差值均数作 t 检验,其自由度为 $n-1$,此例应是 49。而原文分别按两组均数作 t 检验,其自由度为 n_1+n_2-2,此例得 98。这样处理会丢失部分信息。

【例7】[8]在比较同一药物的三种不同剂量($5\mu_l$、$20\mu_l$、$50\mu_l$)的效果时,应先采用方差分析,如有显著性,再按两两比较(多重比较)分析,这是把同一药物的全部实验作为一个整体来分析的,尤其是两两比较检验,其把握度较高。原文仍采用多次的两组间 t 检验法是欠妥当的。

【例8】[9]这是一个四组临床研究设计,包括三个病例组和一个健康对照组。宜先用方差分析,如得 $P<\alpha$(即所定判断水准),可再用 Dunnett's t 检验分析。注意:这不是一般的 t 检验(后者属 Student's t 检验,即原文所采用者)。

四、表达方式

文献中在应用统计方法,符号、术语方面,存在着某些不完整、不明确、不统一的问题。

【例9】 [10]对检验的结果,只说"经统计学处理,差异非常显著($P<$0.001)",至于"$P<0.001$"如何得来,却未指出。因为统计学中的假设检验方法很多,有的方法之间是等价的,有的则不等价,其数理统计上的理论亦不同。不指出方法,显然不便读者复算、评价或质疑,亦不便于借鉴。笔者检视本刊1卷1期中有统计数据的论著共11篇,其中除1篇写明采用 t 检验,1篇未作检验之外,余下的9篇皆只有 P 值的大小,而未指明统计量或所用方法,这是不完整的。

【例10】 [7]文内用了符号"$\bar{R}$",但未予说明。在统计上,"$\bar{R}$"所代表的内容甚多,如极差、秩和、多元相关系数、Ridit 值、相对危险比、⋯⋯等。符号上面加"—","—"则表示"平均"之意。从全文的数据看,可能是指 Ridit 分析中的均数(如果是,则关于标准组的选择尚待商榷)。不指明所用符号的名称或涵意,将使读者费解甚至误解。

【例11】 [5]原文对于"P"的解释如下:"P 为各疗程组治疗前后平均心率之比。"观察表内相应的 P,显然是某种假设检验所得之概率。实际上,这个 P 值是用来说明治疗前后平均心率差别之显著性的。对统计符号的解释应该明确。

关于应用各种假设检验后的表达形式,笔者建议至少要包括四个内容:(1)统计指标,(2)样本含量(例数),(3)统计量,(4)P 值,然后才作结论。上述第(1)项,通常都是写明的,如均数、有效率等,第(4)项,一般也都写明,因为它与结论直接相关;而第(2)项,有时只在开头或文内提一下,阅读时颇为不便,况且有时例数并非始终一样,最好在表内标出;至于第(3)项,常用的统计方法可以只写一个通用的符号,如 t、F、χ^2、u 等,而对一般读者可能不大熟悉或不统一的符号,尚需同时标明方法。如 Dunnett's t 检验,Ridit 分析的均数 $\bar{R}$,Wilcoxon 的两组秩和检验的 H 值或 T 值等,以便于读者查阅。

医学文献中所见应用统计方法方面的问题,当然并不局限于本文提出来的这些,难免挂一漏万。然而,即使仅仅对以上的几个问题作出改进,也将会收到较好的效果,同时方便了读者。

参考文献

[1] Glantz SA:Biostatistics:How to Detect,Corret and Prevent Errors in the Medical Literatures 61(1):1,1980.

[2] 徐鸿达等:糖尿病中医辨证分型与血浆皮质醇水平的关系．中西医结合

杂志 1(1):27,1981.

[3] 邝安堃等:男性Ⅱ型糖尿病中医辨证论治与血浆性激素关系的初步观察.
中西医结合杂志 5(3):79,1983.

[4] 陈可冀:关于临床从"证"入手研究中医理论的问题.中西医结合杂志 1
(1):39,1981.

[5] 邝安堃等:中医治疗病态窦房结综合征的疗效及对性激素的影响.中西
医结合杂志 1(1):3,1981.

[6] 中国医学科学院卫生研究所等:《卫生统计学》第 1 版,第 62 页,人民卫生
出版社,1978.

[7] 滕岳明等:饮食控制与益气养阴汤加减治疗非胰岛素依赖型糖尿病 50 例
疗效观察.中西医结合杂志 3(2):91,1983.

[8] 邱洪法等:气血实质的探讨(I).中西医结合杂志 1(1):32,1981.

[9] 尹光耀等:脾虚症胃病中血浆环核苷酸与胃粘膜肠上皮化生改变的关系.
中西医结合杂志 3(2):104,1983.

[10] 姜文卿等:附子Ⅰ号的临床研究.中西医结合杂志 1(1):6,1981.

(《中西医结合杂志》1984 年第五期)

27　中医药科研设计中的交互作用和均衡性

数理统计方法在医学科研中的应用,其核心问题是以概率论为手段,把各种误差控制在适当的范围之内,使其对研究过程和研究结论的影响不超过事先规定的界限。

统计方法在中医药研究中的应用,同在医学的其他方面应用并没有特殊的地方。但在实际工作中有两个问题应该特别受到重视:①实验设计中药物间的交互作用;②临床观察中病例组间的均衡性。下面各举一例说明。

[例1]　研究党参对 ATP 酶的作用及考的松对这一作用的影响。

实验设计:按照研究目的,设计中要包括三个问题:①党参对 ATP 酶的作用,②考的松对 ATP 酶的作用,③二者作用之间的交互作用——加强、抑制或无关。采用 2×2 析因设计:党参(有、无)与考的松(有、无),共 4 种组合,每组各重复 7～10 次。

结果:各组均数见下图。

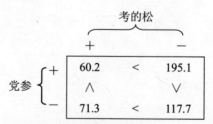

图　党参与考的松的交互作用

(均数:单核巨噬细胞 **ATP** 酶的平均相对含量)

分析:全部按 $\ln X$ 变换值作方差分析,结果如下:

1. 考的松的作用有显著性:$F=33.60, P<0.001$。

2. 党参的作用无显著性:$F=1.06, P>0.30$。

3. 检视上图,考的松有、无时,党参的作用方向相反。即党参加用考的松时,ATP 酶减少(60.2),不加用时,增多(195.1),表示党参与考的松对 ATP 酶的作用可能存在交互作用。方差分析结果有显著性:$F=5.78, P=0.025$。

4. 对党参有、无分别作多重比较（两两比较），用 SNK 法：

单用党参组与不用药组比较 ATP 酶含量，195.1＞117.7 有显著性：$q=3.461$，$P<0.05$；

考的松加党参组与不加党参组比较 ATP 酶含量，60.2＜71.3，无显著性：$q=1.343$，$P>0.05$。

结论：单独用党参有增加 ATP 酶的作用，但当同时用考的松时，此种作用即不出现。

讨论：上述实验如不用析因设计，不分析两药之间的交互作用，将不能检验反映党参真实作用的显著性。

一帖中药往往有好几味药，药与药之间可能存在交互作用。一味药又含有多种成分，再按各种成分考虑交互作用将更加复杂。设某一帖药包括四味药：

如每味药取 2 个水平（有、无），析因设计共有 $2×2×2×2=16$ 个组；

如每味药取 3 个水平（大剂量、小剂量、无），析因设计共有 $3×3×3×3=81$ 个组；

如其中一味药取 4 个水平（如大剂量、小剂量、浸出液、无），其余三味药仍各取 3 个水平，析因设计共有 $4×3×3×3=108$ 个组。

这样的设计将要分析的组合共有 15 种，其中 11 种都属于交互作用，分为一级、二级和三级，每一种组合都要检验其显著性。当然，通常只有一部分组合有意义。在这种情况下，如果只分析四味药各自单独的作用，显然是不够的，因为研究目的就是要找出各味药之间的最佳组合。可见当出现交互作用时，单因素的显著性不论有无，往往并没有实际意义。如例一中党参单因素的作用无显著性（$P>0.30$），其实是被交互作用所掩盖了。

［例二］研究电针引产的效果：初产妇与经产妇的差别；胎膜已破与未破者的差别。指标：成功率。结果：见表 1。

表 1　电针引产的成功率比较

		例数	成功例数	成功率（%）	χ_c^2	P 值
产妇	初产	604	428	70.9	1.900	＞0.10
	经产	167	128	76.6		
胎膜	已破	398	318	79.9	24.002	＜0.001
	未破	373	238	63.8		

初步结论：电针引产对胎膜已破者的成功率高于未破者，而与产妇属初产

或经产者无关。

分析:初产妇、经产妇与胎膜已破、未破是两个交叉组的因素,其中胎膜已破、未破的差别有显著性。然而,胎膜已破、未破者在初产妇和经产妇二组中的比例不同,见表2。可见胎膜已破、未破这一有显著性的因素在初产妇和经产妇两个组中的不均衡性有显著性,不可忽视。一个有显著性的因素在另一个因素的各组中的分布比例有显著差别,这就是明显的不均衡了。

表2　初产妇和经产妇中胎膜已破与未破者的比例

产妇	已破例数	未破例数	比例(约数)	比数比	u 值	P 值
初产	331	273	6:5	1.81	3.44	<0.001
经产	67	100	2:3			

均衡性的分组:见表3。按此分组,使胎膜已破和未破这一有显著性的因素在初产妇与经产妇方面达到均衡性。

表3　先按胎膜已破和未破者分组,再按初产妇和经产妇分组

胎膜	产妇	例数	成功例数	成功率(%)	χ_c^2	P 值
已破	初产	331	258	77.9	3.979	<0.05
	经产	67	60	90.0		
未破	初产	273	170	62.3	0.807	>0.30
	经产	100	68	68.0		

修改的结论:在胎膜已破者当中,电针引产对经产妇的成功率高于对初产妇;而在胎膜未破者当中,尚看不出二者的差别。

往往看到文献上有这样的报道:同一疗法在不同医院、不同时间、不同地方所得结果相差很大。造成这种差别的一个重要原因,就是某些有关因素在组间的不均衡分布。常见的有三类:属于病例本身的,如性别、年龄、生活条件等有差别;属于疾病情况的,如病型、病情、病程等有差别;属于治疗条件的,如医护条件、医院设备、药物等有差别。如果在这些方面达不到均衡性,治疗结果就难以比较,即使差别有"显著性",也难以确认。均衡性(包括不均衡性)有时是很隐蔽的,研究者如果不加注意并作适当处理,将可能丢失有用的信息,甚至导致错误的结论。

(季钟朴等主编《中西医结合研究思路与方法学》上海科技出版社,1985 年)

28 中医药科研设计中应用统计方法的几个常见问题

统计方法在医学科研中的应用,其核心问题是以概率论为手段,把各种误差控制在适当的范围之内,使之对研究过程和研究结论的影响不超过事先规定的界限。这些方法在中医药研究中应用,同在医学的其他方面应用并没有理论上的区别,但实际工作中有几个常见的问题应该特别受到重视:①药物间的交互作用;②病例组间的均衡性;③交叉设计的运用;④混杂因素的控制。下面依次各举一例予以探讨。

【例1】 研究党参对 ATP 酶的作用及考的松对这一作用的影响。观察指标:动物实验单核巨噬细胞 ATP 酶的相对含量。

1.1 设计:按照研究目的,设计中要包括三个问题:①党参对 ATP 酶的作用,②考的松对 ATP 酶的作用,③二者作用之间的交互作用——加强、抑止或无关。采用 2×2 析因设计:党参(有、无)与考的松(有、无),共 4 种组合,每组各重复 10 次(由于动物在实验过程中的意外死亡,每组终结例数为 7～10 只)。

1.2 结果:各组均数如表1。

表1 党参与考的松的交互作用

		考的松				
		+			−	
+	a	60.2	<	b		195.1
党 参		∧?			∨	
−	c	71.3	<	d		117.7

1.3 分析:由于原资料 4 组方差不齐,全部取 $\ln X$ 变换值,达到方差齐性,($\chi^2_6 = 1.596, P > 0.50$),再按 $\ln X$ 作方差分析,结果如下:

①党参的作用无显著性:$F = 1.06, P > 0.30$。

②考的松的作用有显著性：$F=33.60,P<0.001$。

③党参与考的松之间的交互作用有显著性：$F=5.78,P<0.025$。从 4 个均数的对比可以看出：考的松有或无，党参的作用方向相反，即单独用党参时，ATP 酶增加（$117.7 \rightarrow 195.1$）；若同时加用考的松，ATP 酶减少（$71.3 \rightarrow 60.2$）。表示党参与考的松对 ATP 酶的作用可能存在交互作用。

④对党参有、无分别作多重比较（两两比较），用 SNK 法：

b 组与 d 组比较有显著性：$q=3.461,P<0.05$；

a 组与 c 组比较无显著性：$q=1.344,P>0.05$。

1.4 结论：①单独用党参有增加 ATP 酶的作用，但当同时加用考的松时，此种作用即不出现；②考的松有促进 ATP 酶降低的作用。

1.5 讨论：上述实验如不分析两药之间的交互作用，将不能检验出反映党参真实作用的显著性，而后者正是课题研究的核心所在。

一帖中药往往有好几味药，药与药之间可能存在交互作用。一味药又含有多种有效成分，再按各种成分考虑交互作用将更加复杂。设某一帖药包括四味药：

如每味药取 2 个水平（有、无），析因设计共有 $2\times2\times2\times2=16$ 个组；

如每味药取 3 个水平（大剂量、小剂量、无），析因设计共有 $3\times3\times3\times3=81$ 个组；

如其中一味药取 4 个水平（大剂量、小剂量、浸出液、无）其余三味药仍各取 3 个水平，析因设计共有 $4\times3\times3\times3=108$ 个组。

这样的设计将要分析 15 种组合，除 4 种为各单因素作用外，其余 11 种都属于交互作用，分为一级、二级和三级，每一种组合都要检验其显著性。当然，通常的结果只有一部分组合有意义。在这种情况下，如果只分析四味药各自单独的作用，显然是不够的。因为研究目的就是要找出各味药之间的最佳组合：包括用还是不用，常用的剂量，给药方式（剂型），投药时间等。可见当出现交互作用时，单因素的显著性不论有无，有时并没有实际意义，如例 1 中党参单因素的作用无显著性（$P>0.05$），其实是被交互作用所掩盖了。

【例 2】　研究胃脘痛两型病例组的性别均衡性。观察指标：例数分布及其比。

2.1 设计：按照研究目的收集中虚气滞型（A 组）和肝胃不和型（B 组）病例，各病例除病型外，应具有同样的条件，且这些条件皆与性别无关。采用计数数据的四格表形式，两组各含男、女病例若干例，共 4 个数。

2.2 结果：胃脘痛两型病例组的性别分布如表 2。

表 2　胃脘痛两型病例组的性别均衡性

		男		女	
A 组：	中虚气滞型	a	87	>	b	43
B 组：	肝胃不和型	c	54	<	d	100

2.3 分析：在 A 组中，男病例多于女病例，即 $a>b$；在 B 组中，男病例少于女病例，即 $c<d$。两型病例的性别分布可能不均衡。通过 OR（odds ratio）值对均衡性作假设检验如下：

公　　式　　　　　　本　　例

$$OR = \frac{ad}{bc} \qquad OR = \frac{87 \times 100}{43 \times 54} = 3.75$$

$$u = \frac{\ln OR}{\sqrt{\dfrac{1}{a} + \dfrac{1}{b} + \dfrac{1}{c} + \dfrac{1}{d}}} \qquad u = \frac{\ln 3.75}{\sqrt{\dfrac{1}{87} + \dfrac{1}{43} + \dfrac{1}{54} + \dfrac{1}{100}}} = 5.25, P < 0.05$$

2.4 结论：胃脘痛的两型病例在性别分布方面不均衡：中虚气滞型者男病例多于女病例，肝胃不和型者女病例多于男病例。

2.5 讨论：两组病例在同一指标各有 2 个水平的条件下，可通过 OR 值检验该指标分布的组间均衡性。设两组病例的性别分布完全均衡，即 $a:b=c:d$，则 $OR=1$；反之，当 $OR=1$ 时，可认为两组病例的性别分布完全均衡。以上是理论意义。通常，只要 OR 值在 1 附近，如 1.1、1.2、0.9、0.8 等，一般皆可认为已满足组间均衡性的要求；而当 OR 值明显偏离 1，且 u 检验达到 $P \leqslant \alpha$，则可结论为组间不均衡性显著。

对于病例组间的比较，设计时应特别重视组间均衡性，即对比各组在主要的混杂因素方面必须一致。反映组间均衡性的最简单形式即如本例：组数为 2，各组水平数为 2，组成四格表，对 OR 值作 u 检验，判断均衡性的显著性。

往往看到文献上有这样的报道：同一疗法在不同医院、不同时间、不同地方所得结果相差很大。造成这种差别的一个重要原因，就是某些有关因素在组间的不均衡分布。常见的有三类：属于病例本身的，如性别、年龄、生活条件等有差别；属于疾病情况的，如病型、病情、病程等有差别；属于治疗条件的，如医护条件、医院设备、药物等有差别。如果在这些方面达不到均衡性，治疗结果就难以对比，即使差别有"显著性"，也难以确认。均衡性（包括不均衡性）有时是很隐蔽的，研究者如果不加以注意并作适当统计处理，将可能丢失有用的信息，甚至导致错误的结论。

【例3】　研究赤芍精减少血小板聚集的临床疗效，并与一对照药比较。

观察指标：于每例受试者静滴一个疗程之前、后，各测其血小板聚集数，取"后测数"−"前测数"之差值。

3.1 设计：设赤芍精为 A 药，对照药为 B 药，用交叉设计。将各病例按条件相似者配对，第 1 对包括病例 1 和病例 2；第 2 对包括病例 3 和病例 4；……共 11 对，22 例。随机确定病例 1 之用药顺序，若为先用 A 药一个疗程，间隔适当天数，再用 B 药一个疗程，两药静滴之顺序为 A−B；病例 2 之用药顺序必须与病例 1 相反，即 B−A。如此逐一确定各病例对子的疗程顺序。病例总数是偶数。

3.2 结果：总共 22 个病例，各接受两个疗程治疗，每个疗程得 1 个差值，共计 44 个差值，为变量值 X，见表 3。

表 3 用交叉设计比较赤芍精(A)与对照药(B)减少血小板聚集之疗效

病例号	第一疗程		第二疗程		合计
	药物	X	药物	X	
1	A	−103	B	−25	−128
2	B	−7	A	−20	−27
3	A	−140	B	−17.5	−157.5
4	B	77.5	A	−98	−20.5
5	A	−63	B	−39.5	−102.5
6	B	−123	A	89	−34
7	A	−46	B	−39	−85
8	B	−25.5	A	−60	−85.5
9	A	15.5	B	−76.5	−61
10	B	−51.5	A	40	−11.5
11	A	−47	B	3.5	−43.5
12	B	−21.5	A	102.5	81
13	A	−46	B	14	−32
14	B	−96.5	A	6	−90.5
15	A	−50	B	8.5	−41.5
16	B	−14.5	A	−107	−121.5
17	A	−20.5	B	28	7.5
18	B	−8.5	A	11.5	3
19	A	−15	B	−24.5	−39.5
20	B	−76	A	15	−61
21	A	32	B	−4	28
22	B	−45	A	20	−25
合计	—	−874.5	—	−173.0	−1047.5
药物合计	A：−1044.0		B：−3.5		

3.3 分析:用方差分析。

①A 药与 B 药之间的差异:$F=9.400,P<0.01$;

②第一疗程与第二疗程之间的差异:$F=4.273,P>0.05$;

③$A-B$ 顺序与 $B-A$ 顺序之间的差异:$F<1$;

④22 个病例之间的差异:$F<1$。

3.4 结论:①赤芍精静滴减少血小板聚集数的作用大于所用对照药;②两个疗程之间的差异尚无显著性;③两种治疗顺序之间的差异无显著性;④各病例之间的差异无显著性。

3.5 讨论:

①第一疗程与第二疗程之间的差异,按通常取 $\alpha=0.05$ 水准,则 $F=4.273$ 尚略小于界值 $F_{0.05}=4.351$,可结论为差异无显著性;但实际上,与 $F=4.273$ 对应的 $P=0.053$,已十分接近 α 水准了。这种情况表明:两个疗程已出现可能有差异的倾向,即第二疗程之效果不及第一疗程,应引起研究者的关注。一般可考虑调整两个疗程间隔之天数,疗程长短,剂量或投药方式等,以使各病例在第二疗程起始时尽可能达到与第一疗程同等的状态,即维持均衡性。

②在验证药物治疗慢性病的临床实验中,运用交叉设计来协调两个治疗方法在各病例方面的均衡性,是很有效的。设计是否成功的关键在于对两个疗程的安排,即如何维持受试病例在整个临床验证过程中处于较好的均衡状态。

【例 4】 研究艾油对烫伤创面的愈合作用。观察指标:①疗效(分为治愈和未愈);②从开始治疗到治愈的时间。

4.1 设计:按研究目的将烫伤病例分为两组,试验组为基础治疗加艾油,对照组为基础治疗。为使两组病例的条件尽量达到均衡性,对以下三个协变量进行控制:年龄(分为<18 岁、18~50 岁、>50 岁 3 个等级),烫伤深度(分为浅Ⅱ°、深Ⅱ°、Ⅲ°度共 3 个等级),烫伤面积(分为<10％、10~19％、20~40％共 3 个等级)。试验组 15 例,对照组 10 例。共观察 60 天。作多因素的生存分析。

4.2 结果:见表 4。

表 4　两组烫伤病人的治愈时间

	n	终检人数	治愈时间中位数
试验组	15	1	37
对照组	10	2	51

4.3 分析：作多元 Weibull 回归，结果如下：

①试验组的治愈时间比对照组短：$P<0.001$。

②年龄对治愈时间的影响尚无显著性：$P=0.077$。

③烫伤深度对治愈时间有影响：$P<0.001$。

④烫伤面积对治愈时间的影响无显著性：$P=0.267$。

4.4 结论：在控制了年龄、烫伤深度、烫伤面积三个混杂因素的影响后，试验组病例的平均治愈时间比对照组短，并估算出平均缩短 24.5%。故认为艾油有促进创面愈合的作用。

4.5 讨论：

①此例如仅对两组疗效进行 χ^2 检验，由于烫伤病例的最终结果都是痊愈，故难以分辨两组之间可能存在的差别；如仅比较两组病例从开始治疗到治愈的时间，由于临床观察常出现终检（包括失访、退出治疗、直至研究结束时尚无治疗结果等），这里有 3 例，如不统计这些病例，将损失部分信息，因为在他们终检时至少提供了"直至终检时尚未痊愈"的信息。在此，生存分析是适用的。

②临床实验要使两组病例的情况完全一致是很困难甚至不可能的，此时可通过多元统计方法对主要影响因素（协变量）进行控制，以防止研究因素的作用可能被混杂因素掩盖。本例如不控制各协变量的影响，则试验组与对照组的治愈时间之间无显著性，$P=0.073$。协变量是指已知其对研究结果可能有影响的修饰因素。在分析时，无论协变量的作用是否有统计学上的显著性，均应对其进行控制，当然，如果某协变量的作用有显著性，则表明其对研究结果的影响程度可能更大，如此例烫伤深度即是。

（季钟朴等主编《中西医结合研究思路与方法学》上海科技出版社，第二版，1999 年）

29 统计资料的综合分析

对于同一份统计资料,有时可从不同的角度,用不同的处理方法,通过多种途经进行分析,故称之谓"综合分析"。综合分析能够开阔分析的思路,从几个方面提炼蕴藏于原始数据中的信息,对资料的利用比较充分,使结论的内容更加具体、丰富。

用两个实例进行讨论。

例1 为研究酵解作用对血糖浓度的影响,取八名健康人的血液制备成血滤液。每一受试者的血滤液又分成四份,并随机地分别放置 0、45、90、和135 分钟,然后测定其血糖浓度(见表1),试比较放置不同时间的血糖浓度有无变化[1]。

表1 放置不同时间的血滤液所含血糖浓度(mg%)

受试者编号	放置时间(分)			
	0	45	90	135
1	96	95	89	83
2	95	94	88	84
3	106	105	97	90
4	98	97	95	80
5	102	88	97	88
6	112	112	101	94
7	105	103	97	85
8	95	92	90	80
均数	101.0	99.5	94.3	87.1

先按配伍组设计用方差分析比较四个时间的均数,得 $F = 78.5, P < 0.001$,按 $\alpha = 0.05$ 水准,可认为血滤液放置不同时间后,其血糖浓度是有变化的(另计算得各受试者均数间的 $F = 28.7, P < 0.001$,从略)。再用 Student—

Newman-Keuls 法(简称 SNK 法,下同)作物四个均数间的两两比较,除 0 分与 45 分两组间无显著差别,其余各组间差别都有显著性。

再以各放置时间为 X,对应的血糖浓度均数为 Y,拟合指数曲线,得曲线回归方程为

$$\lg(103 - \hat{Y}) = 0.282021 + 0.006881X$$

绘图见图 1,表示血糖浓度有随血滤液放置时间的延长而下降之趋势。

对于表 1 的资料,如果仅作方差分析,则只能从四个放置时间的"时点"上说明它们之间有无差别,而结合曲线回归则可说明它们的变动趋势,随着放置时间的延长,血糖浓度加速下降。

在分组均数的资料中,如果处理组是按照数量上的差别划分的,像温度、时间、剂量、PH 值、年龄等,一方面,固然要比较各均数之间的差别,另一方面,均数的序列又往往呈现某种趋势。分析时,前者多用方差分析,后者多用直线或曲线回归。由于回归能反映连续性,它所提供的信息至少有两个特点:第一,当各组均数之差尚为达到检验水准时,回归却可能观察出较明确的趋势;第二,对于各组之间的空白部分作出合理的内插估计。可见方差分析与回归分析的综合应用是很有价值的。

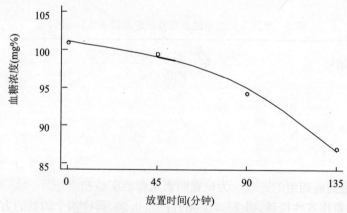

图 1　血滤液的放置时间与血糖浓度关系

例 2　在中药骨碎补对高脂血症的治疗和预防作用的研究中,以家兔 44 只,随机分为四组,每组 11 只,各间隔五周测定血清胆固醇一次,共四次,整个试验期为十五周。各组处理如下:

造型组:每日以胆固醇 0.3g 灌胃;

治疗组:每日以胆固醇 0.3g 灌胃,于第 5 周起每日肌注 100% 骨碎补液 1.7ml/kg;

预防组:每日以胆固醇 0.3g 灌胃,于实验开始时即每日肌注 100% 骨碎补液 0.8ml/kg;

对照组:每日肌注生理盐水 0.8ml/kg。所测得各组均数见表 2[2]。比较各组均数并分析其动态变化。

表 2　骨碎补对家兔高脂血症的作用(血清胆固醇均数,mg%)

	实验时间			
	0 周	5 周	10 周	15 周
造型组	88.36	324.00	484.90	750.50
治疗组	79.45	323.00	252.55	140.90
预防组	90.09	140.09	94.27	108.00
对照组	75.55	88.09	77.90	73.50

将表 2 数据绘于图 2,以示四组的动态。分析如下:

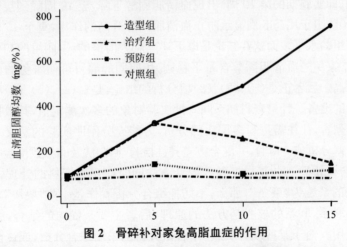

图 2　骨碎补对家兔高脂血症的作用

(1)给药前四组的比较。为检查四组家兔的实验初始是否一致,对 0 周时的四组方差作齐性检验,得 $\chi_c^2 = 0.489, P > 0.90$;再作四个均数的方差分析,得 $F = 1.474, P > 0.20$。

(2)对照组的回归分析。为检查家兔在正常条件下的血清胆固醇含量是否稳定,求直线回归,得 $b = -0.3268, t_b = 0.487, P > 0.50$。

(3)造型组的回归分析。为确定家兔在连续用胆固醇灌胃的条件下,血脂是否上升及变化的趋势,求直线回归,得 $b = 42.9464, t_b = 15.855, P < 0.001$。

(4)实验第 5 组时四组均数的比较。为观察预防效果,对四个均数作方差分析,得 $F=5.456,P<0.025$。再作 SNK 法两两比较,预防组均数与造型组均数有显著差别($q=3.454,P<0.005$),而与对照组均数无显著差别($q=1.001,P>0.20$)。

(5) 实验第 10 周时四组均数的比较。为观察治疗效果及预防的持续效果,对四个均数作方差分析,得 $F=9.776,P<0.001$。再作 SNK 法两两比较,治疗组均数与在造型组均数有显著差别($q=3.944,P<0.01$),而与对照组均数无显著差别($q=2.935,P>0.10$);预防组均数则仍与造型组均数有显著差别($q=6.454,P<0.001$),而与对照组均数有无显著差别($q=0.275,P>0.50$)。

(6) 实验第 15 周时四组均数的比较。为观察治疗和预防的持续效果,对四个均数作方差分析,得 $F=20.678,P<0.001$。再作 SNK 法两两比较,治疗组均数和预防组均数都与造型组均数有显著差别($q=8.556$ 和 $9.230,P<0.001$),而与对照组均数有无显著差别($q=0.946$ 和 $0.496,P>0.50$)。

综合以上分析可得结论如下:对家兔肌注一定剂量的骨碎补液,治疗组于用药 5 周(即实验期的第 10 周)出现血清胆固醇下降,至 10 周降到接近对照组的水平;预防组于用药 5 周显示防止血清胆固醇升高的作用,直至 15 周仍保持接近对照组的水平。而这些结论是以下述三点为前提的:①四组的初始条件一致;②正常家兔的血清胆固醇含量平稳;③用胆固醇灌胃可使家兔的血清胆固醇持续升高。后者正是(1)、(2)、(3)项分析的结论,是对(4)、(5)、(6)项分析所得结论作的准备。计量资料如系同一批实验对象的多次测定值,其数据形成纵横交叉排列者,往往需进行多层次的分析,方能充分阐明实验的意义。这类分析常用方差分析或 t 检验,并配合方差齐性检验,回归法及非参数检验等。

"综合分析"一词,是指把各种统计方法同时应用于资料的处理。如果称各种方法的系统为"条条";那么,不妨把综合分析看作是一些"块块"。前者主要是纵向联系,联系的核心是方法的原理;后者主要是横向的结合,结合的依据在于应用。对于某些统计资料,结合研究目的采用综合分析,或许能给我们某些方面的启迪。

参考文献

[1] 上海第一医学院卫生统计学教研组:医学统计方法,41 页,上海科技出版社,1979.

[2] 王维信等:骨碎补降血脂及防止主动脉粥样硬化块形成实验现象,中医杂志,21(12):65.1980.

(《中国卫生统计》1984 年第一卷第二期)

30 两条回归线高度的比较

问题的提出

在比较两条回归线时,目前多用两种假设检验:

(1)比较两个回归系数:b_1 与 b_2,其 H_0 为 $\beta_1 = \beta_2$,H_1 为 $\beta_1 \neq \beta_2$(双侧检验)。

(2)比较两个截距:a_1 与 a_2,其 H_0 为 $\alpha_1 = \alpha_2$,H_1 为 $\alpha_1 \neq \alpha_2$(双侧检验)。

设两条回归线相互平行,则 $b_1 = b_2$,$a_1 \neq a_2$,而 $|a_1 - a_2|$ 就是这两条回归线之间的垂直距离。但由于抽样误差的影响,即使两个总体具备 $\beta_1 = \beta_2$ 的条件,其相应的样本回归系数 b_1 与 b_2 一般并不相等,即两条回归线不平行。于是,两线之间的距离在不同的 X_i 变量值也就迥异,故 $|a_1 - a_2|$ 将无法表示这样两条回归线之间的距离。如果 X 变量均为正值,其最小变量值离开 $X = 0$ 又甚远,还可以出现 $\bar{Y}_1 > \bar{Y}_2$ 而 $a_1 < a_2$,虽然 b_1 与 b_2 无显著差别(见图1)。

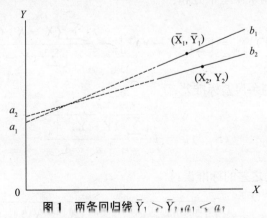

图 1　两条回归线 $\bar{Y}_1 > \bar{Y}_2$,$a_1 < a_1$

有二个问题要注意:第一,比较两个回归系数只能说明他们的坡度大小有无差别,而与回归线的坐标位置无关。也就是说,接受备择假设 $H_1 : \beta_1 > \beta_2$,并不限制两条回归线何者在上,何者在下,或何者偏左,何者偏右。第二,两个截距虽可表示确切的坐标位置,但因此时取 $X = 0$,后者大多已在 X 的最小变量值与最大变量值区间之外,所以也不能有效地用于确定回归线的实际位置。总之,在回归中仅分析 b 和 a,一般都不能确定两条回归线的实际位置,当然也无从判断他们之间的差别了。

比较两条回归线的高度(elevation),可以检验两条回归线在位置上差别的显著性。本文以 e_1 和 e_2 代表两个样本的回归线高度,以 ε_1 和 ε_2 代表相应的两个总体回归线高度。

方法及意义

当检验两个回归系数差别的结果为不拒绝 $H_0 : \beta_1 = \beta_2$,即两个总体的回归线相互平行时,可以进一步检验这两个总体回归是否具有相同的"高度"。如果是,就认为这两个总体回归可能重合;如果不是,表示他们之间虽然平行,但并非重合。

检验两条回归线高度的公式[1]:

加权合并的回归系数:

$$b_w = \frac{\sum (X_1 - \bar{X}_1)(Y_1 - \bar{Y}_1) + \sum (X_2 - \bar{X}_2)(Y_2 - \bar{Y}_2)}{\sum (X_1 - \bar{X}_1)^2 + \sum (X_2 - \bar{X}_1)^2} \quad (1)$$

合并回归的 Y 剩余误差平方和:

$$\left[\sum (Y - \hat{Y})^2 \right]_w = \left[\sum (Y - \bar{Y})^2 \right]_w - \frac{\left[\sum (X - \bar{X})(Y - \bar{Y}) \right]_w^2}{\left[\sum (X - \bar{X})^2 \right]_w} \quad (2)$$

合并回归的 Y 剩余误差标准差:

$$(S_{y,x})_w = \sqrt{\frac{\left[\sum (Y - \hat{Y})^2 \right]_w}{n_1 + n_2 - 3}} \quad (3)$$

两条回归线高度之差的标准误:

$$S_{e1-e2} = (S_{y,x})_w \sqrt{\frac{1}{n_1} + \frac{1}{n_2} + \frac{(\bar{X}_1 - \bar{X}_2)^2}{\sum (X_1 - \bar{X}_1) + \sum (X_2 - \bar{X}_2)^2}} \quad (4)$$

t 检验：

$$t = \frac{(\bar{Y}_1 - \bar{Y}_2) - b_W(\bar{X}_1 - \bar{X}_2)}{S_{e1-e2}}, \quad \nu = n_1 + n_2 - 3 \qquad (5)$$

$H_0 : \varepsilon_1 = \varepsilon_2 ; H_1 : \varepsilon_1 \neq \varepsilon_2$。

在已经接受 $H_0 : \beta_1 = \beta_2$ 的情况下，按公式(5)所作 t 检验的结果若为 $P >$ α，则可在 α 水准得出两条回归线相符(coincidental)的结论；若为 $P \leqslant \alpha$，则在 α 水准认为两条回归线虽然可能平行，但并不相符。

关于公式(5)的意义，$(\bar{Y}_1 - \bar{Y}_2)$ 是两条回归线各自的中心点高度之差，无须解释。但由于 $\bar{Y}_1$ 和 $\bar{Y}_2$ 一般不会恰巧在同一 X 坐标上，应通过 $b_W(\bar{X}_1 - \bar{X}_2)$ 修正其偏离，使之成为两条回归线在加权合并的 b_W 回归的 $\bar{X}_W$ 处修正高度之差。这就是"高度的比较"区别于截距的比较之所在(见图2，详下)。

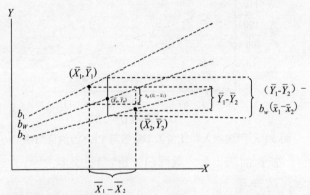

图 2　比较两条回归线高度的检验公式中对 $(\bar{Y}_1 - \bar{Y}_2) - b_W(\bar{X}_1 - \bar{X}_2)$ 的解释

如何修正两条回归线的 $(\bar{X}_1, \bar{Y}_1)$ 点与 $(\bar{X}_2, \bar{Y}_2)$ 点在 X 轴方面的偏离呢？用图解予以阐明。图 2 上的回归包含如下条件：

$$b_1 > 0 \quad b_2 > 0 \quad b_1 > b_2$$
$$\bar{Y}_1 > \bar{Y}_2 \quad \bar{X}_1 < \bar{X}_2$$

在此条件下，显然 $(\bar{Y}_1 - \bar{Y}_2)$ 缩小了两条回归线间的实际距离，有时甚至可以得出不合理的数值来。图中央直角三角形与 Y 轴平行的边，就是依照加权合并回归计算的修正值：$b_W(\bar{X}_1 - \bar{X}_2)$。此处 $b_W > 0$ 而 $\bar{X}_1 < \bar{X}_2$，故为负值，代入公式(5)适于 $(\bar{Y}_1 - \bar{Y}_2)$ 相加。图 2 中央的垂直粗线表示修正后两条回归线的间距，其横坐标为 $\bar{X}_W$，这个长度正好是 $(\bar{Y}_1 - \bar{Y}_2)$ 与

$\left| b_w(\bar{X}_1 - \bar{X}_2) \right|$ 之和。

应用及实例

(一)当两个回归系数间无显著差别时,用比较回归高度的方法检验它们的差别。

【例1】 测得心气虚病人(第1组)和正常人(第2组)的两个指标:

$$X : HR(心率,次/分)$$
$$Y : PEP(射血前期,毫秒)$$

试分析两组人 HR 值与 PEP 值间回归的差别(原始数据略,回归线见图3)。

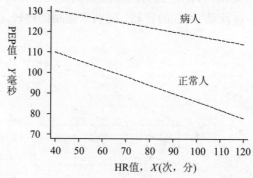

图3　心气虚病人和正常人 HR 值与 PEP 值的回归线

分步骤循序进行,前三步为一般回归分析,参见文献[2][3]。

(1)基本运算。

	病　人(1)	正常人(2)	合　并(w)
n	71	114	185
$\bar{X}$	72.873	69.233	
$\bar{Y}$	119.583	97.302	
$\sum (X-\bar{X})^2$	17808.3592	8544.0978	26352.4570
$\sum (Y-\bar{Y})^2$	19561.7458	20878.3035	40440.0493
$\sum (X-\bar{X})(Y-\bar{Y})$	−4624.6459	−3259.8579	−7884.5038
a	138.5074	123.7166	
b	−0.2597	−0.3815	
$\sum (Y-\hat{Y})^2$	18360.7733	19634.5591	

（2）分别比较两个回归系数与 $\beta=0$。

第1组　$H_0:\beta_1=0,H_1:\beta_1\neq0$。$\alpha=0.05$。

$$S_{Y_1 \cdot X_1}=\sqrt{[19561.7458-\frac{(-4624.6459)^2}{17808.3592}]/(71-2)}=16.3125$$

$$S_{b_1}=\frac{16.3125}{\sqrt{17808.3592}}=0.1222$$

$$t_1=\frac{|-0.2597|}{0.1222}=2.125\quad \nu_1=69$$

$$P_1<0.05$$

第2组　$H_0:\beta_2=0,\quad H_1:\beta_2\neq0$。$\alpha=0.05$。

$$S_{Y_2 \cdot X_2}=\sqrt{[20878.3035-\frac{(-3259.8579)^2}{8544.0978}]/(114-2)}=13.2404$$

$$S_{b_2}=\frac{13.2404}{\sqrt{8544.0978}}=0.1432$$

$$t_2=\frac{|-0.3815|}{0.1432}=2.663\ \nu_2=112$$

$$P_2<0.01$$

结论：在 $\alpha=0.05$ 水准接受 $\beta_1\neq0$ 和 $\beta_2\neq0$，两个回归系数均不为0。

（3）比较两个回归系数。

$H_0:\beta_1=\beta_2,H_1:\beta_1\neq\beta_2$。$\alpha=0.10$

$$(S_{Y \cdot X})_w=\sqrt{\frac{18360.7733+19634.5591}{71+114-4}}=14.4886$$

$$S_{b_1-b_2}=14.4886\sqrt{\frac{1}{17808.3592}+\frac{1}{8544.0978}}=0.1907$$

$$t=\frac{|-0.2597-(-0.3815)|}{0.1907}=0.639$$

$$\nu=181,P>0.50$$

结论：在 $\alpha=0.10$ 水准不拒绝 $\beta_1=\beta_2$，两个回归系数无显著差别。

（4）比较两条回归线的高度。

$H_0:\varepsilon_1=\varepsilon_2;H_1:\varepsilon_1\neq\varepsilon_2$。$\alpha=0.05$。以下按公式（1）～（5）依次代入有关数据，计算结果如下：

$$b_w=\frac{-4624.6459+(-3259.8579)}{17808.3592+8544.0978}=-0.2992$$

$$[\sum(Y-\hat{Y})^2]_w=40440.0493-\frac{(-7884.5038)^2}{26352.4570}=38081.0510$$

$$(S_{y,x})_w = \sqrt{\frac{38081.0510}{71+114-3}} = 14.4650$$

$$S_{e1-e2} = 14.4650\sqrt{\frac{1}{71} + \frac{1}{114} + \frac{(72.873-69.233)^2}{17808.3592+8544.0978}} = 2.2108$$

$$t = \frac{(119.583-97.302)-(-0.2992)(72.873-69.233)}{2.2108} = 10.571$$

$$\nu = 71+114-3 = 182 \quad P < 0.001$$

结论:在 $\alpha = 0.05$ 水准接受 $H_1 : \varepsilon_1 \neq \varepsilon_2$,即两条回归线的高度不等。

(5)综合以上对例 1 所在回归分析之结论。

①无论心气虚病人或正常人,其 HR 值与 PEP 值之间均有负回归关系:HR 值越大,PEP 值越小。两组的回归方程:

心气虚病人组:$\hat{Y}_1 = 138.5074 - 0.2597X_1$

正常人组:$\hat{Y}_2 = 123.7166 - 0.3815X_2$

②两组的 HR 值与 PEP 值之回归系数无显著差别;在图 3,两条回归线大致平行。

③在同一 HR 值条件下,心气虚病人的 PEP 均值高于正常人,与图 3 所示一致。

(二)检验回归线高度在回归合并中的应用。

设有图 4 所示的两条回归线,他们几乎平行,故两个回归系数间的差别没有显著性,同时两个截距亦十分接近(甚至可以出现交叉,如图 1 式样)。如果根据 b_1 与 b_2,a_1 与 a_2 的检验结果都得到了较大的 P 值,如 $P > 0.10$、0.20 或 0.50 等,由于接受 $\beta_1 = \beta_2$ 和 $\alpha_1 = \alpha_2$,就作出两个回归可以合并的结论,显然是

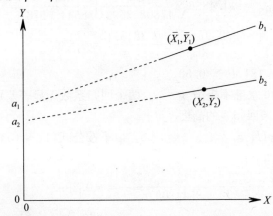

图 4　两条回归线的 b_1 与 b_2 接近,a_1 与 a_2 接近,而两个高度相差悬殊

不慎重的,因为它们的高度相差悬殊,实际上不宜合并! 所以应该同时运用两个回归系数间的比较和两个回归线高度间的比较来分析回归的合并问题。

笔者认为,当两个回归满足以下三项时,方可合并:①$\beta_1 \neq 0$,$\beta_2 \neq 0$;②$\beta_1 = \beta_2$;③$\varepsilon_1 = \varepsilon_2$。

【例2】 用碘量法和极谱法测定 7 份污浊水样品的溶解氧含量。二种方法所测定值之间有线性回归关系;再用同样方法测定 8 份清洁水样品,亦呈线性回归关系(见图 5)。分析这两个样本(污浊水组和清洁水组)回归方程是否宜于合并。

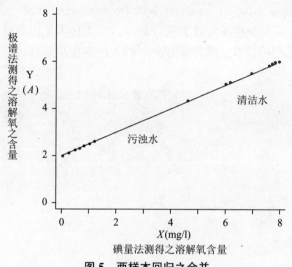

图 5　两样本回归之合并

分析的方法同例 1,数据及计算过程从略。结果及结论如下:

①两个样本各自的回归系数分别接受 $\beta_1 \neq 0$ 和 $\beta_2 \neq 0$($P < 0.001$)。

②两个样本回归系数的比较接受 $\beta_1 = \beta_2$($P > 0.50$)。

③两个样本回归线高度的比较接受 $\varepsilon_1 = \varepsilon_2$($P > 0.10$)。

④按以上三项结果可认为此两个样本回归宜于合并。两样本各自的回归方程及合并的回归方程如下:

污浊水:$\hat{Y}_1 = 1.9427 + 0.5582X_1$

清洁水:$\hat{Y}_2 = 2.0382 + 0.5503X_2$

合　并:$\hat{Y}_w = 1.9398 + 0.5642X_w$

图 5 上的直线就是根据合并回归方程绘出的,可见对两样本观察点皆有很好的拟合优度。

小　结

　　对回归线高度的分析可用于确定和比较回归线的位置,与回归系数的分析结合应用,可以互有补益,使结论更趋完善。

参考文献

[1] Zur J H:Biostatistical Analysis,230. Prentien-Hall,1974

[2] 郭祖超等:医用数理条统计方法,215～218,人民卫生出版社,1965

[3] 四川医学院主编:卫生统计学,75～76,人民卫生出版社,1978

　　　　　　　　　　　　　　　(《中国卫生统计》1985 年第二卷第四期)

31 怎样正确应用假设检验

应用假设检验的前提是正确的研究设计,尤其是随机化和可比性。前者,由于各种假设检验方法皆以概率论为基础,当然非随机资料不能用;后者,与对检验结果的解释密切相关,检验缺乏可比性的资料,其结论将是模糊的,并可能导致错误。如果设计是正确的,那么当获得研究结果之后,怎样才能正确应用假设检验呢? 从实践经验可归纳出以下五个方面。

(1)先分析指标,后进行检验。假设检验总是针对已取得的统计指标或数据分布作出评价的,例如检验二个阳性率之间的差别在统计上是否有显著性,首先就要看这两个阳性率之间的差别在专业上是否有意义。如果有意义,则再作检验:有显著性,可确认此意义($P \leqslant \alpha$);无显著性,则认为这种差别可能只是偶然出现的,故尚不能确认。如果这两个阳性率之差太小,在专业上并无意义,则不必再作假设检验了,因为不论检验的结果如何,都是无价值的。

(2)要根据研究目的和资料性质用适当的检验方法,必要时,也可多试几种方法。能够用于分析同一资料的性质相同的几种检验方法之间,有的是等价的,即所得 P 值相等,如比较两个均数用 t 检验或方差分析;有的是不等价的,即所得 P 值不等,如多个均数间的某些两两比较方法。有时,还可在不同性质的检验方法间选择,如参数法与非参数法。如何选出最优或较优的方法? 一般说,只要方法的应用条件得到满足,则 P 值较小的方法是可取的,因为在其它情况不变时,P 值小表示易于落入 $1-\beta$ 域内,或者说,把握度 $1-\beta$ 较大。比如当同一资料作两因素的方差分析所得 P 值明显小于作单纯组间的方差分析时,往往是由于排除了一个混杂因素之后的效果;又如非参数法优于参数法的结果往往出现于呈偏态分布的资料,而对于近似正态分布者,参数法的效能常明显优于非参数法。这些性质都是选择检验方法时要加以考虑的。

(3)显著好? 不显著好? 有的初学者认为显著总比不显著好,其实并不尽然。当研究一种新的治疗方法,希望比原有的方法疗效高,我们自然希望它们之间的差别大,而且有显著性,这时,P 值越小越好,表示这种差别极少可能是偶然发生的。当比较几组计量数据的均数,要先检验方差齐性时,我们自然希望它们接近,而且无显著性,这时 P 值越大越好,表示各组方差之间的差别非常可能是偶然出现的,因此可以忽略不计。对于希望有显著性的检验,一般取 $\alpha=0.05$ 水准是适宜的;但对于希望没有显著性的检验,如果仍用 $\alpha=0.05$ 水准就太小了! 若得, $P=0.06$, $P>\alpha=0.05$,则结论为"无显著性",但这种差别(以及更极端的差别)偶然出现的概率毕竟只有 6%,就据此解释为偶然的随机误差而予以忽略不计,是不适宜的。所以对于希望"不显著"的检验,水准应定得稍大些,如取 $\alpha=0.10$、0.20 以及更大的值。

(4)结论是概率性的。假设检验的结论为显著,要考虑到或许是由于 I 型错误所致;假设检验的结论为不显著,也要考虑到或许是由于 II 型误差所致。这在前面已经说到了。但概率性的结论也要充分利用已得到的信息,这就涉及到如何运用实际的 P 值与 α 水准之间的关系问题。先作个比喻:若以平均 70 分录取研究生,即 70 分为及格标准,而某考生考得平均 81 分,我们可说他在高于 80 分的水准上被录取,而不必再拿刚够及格的 70 分为标准,因为该考生已远远超过及格的分数线了。类此,原定显著水准为 $\alpha=0.05$,实际检验结果为 $P<0.001$,我们不是也可以说"在 $\alpha=0.001$ 水准上有显著性",而不必再说"在 $\alpha=0.05$ 水准上有显著性"了吗?! 因为既然已达到较高的 α 水准 0.001,当然也就超越了较低的 α 水准 0.05 了。相反的情况如原定的不显著水准为 $\alpha=0.10$,实际检验结果得 $P>0.50$,我们也可以说"在 $\alpha=0.50$ 水准上达到方差齐性"而不必说"在 $\alpha=0.10$ 水准上达到方差齐性"了,道理是一样的。这样做,是否违背了 α 水准应该预先确定而不能在检验之后再选择的规定呢? 并不矛盾。预定 α 水准是为防止迎合研究者的需要而作出主观判断,而这里采用更高要求的做法是在预定水准的基础上充分利用资料提供的信息,指出错误更小的结论或更大可能的正确结论。

(5)关于单侧检验,既不要在无把握时误用,也不要在条件具备时错过正当运用的机会。①对于应该用双侧检验的资料误用单侧检验,无异是把 2α 水准当作 α 水准来作结果,这样,犯 I 型错误的机会恰好是实际上标明的 α 水准之 2 倍,如某预防药在试验过程中非但不能肯定其防病作用,而且也不能排除其使疾病促发的可能性,自然是一个双侧检验的问题。若误用单侧检验,并取检验水准为 $\alpha=0.05$,其实双侧水准正是 $\alpha=0.10$,于是使假阳性结论发生的机会升高一倍。②对于应该用单侧检验的资料而仍用双侧检验,将使犯 II 型错误的机会增加,对本来已经可作结论的一部分结果却认为尚不能下结论,这是一种损失,同样是很可惜的。当然,没有把握用单侧检验时应该用双侧检验,这无疑是正确的;但已经具备了用单侧检验的条件而不用,将会失去一部分成功的机会,也要引起足够的重视!

参考文献

[1] 陆守曾统计资料的综合分析,中国卫生统计,1(2):15,1984.

[2] 杨树勤等:中国医学百科全书·医学统计学,98~99页,上海科学技术出版社,1985.

[3] Nashville RJL, Norman MLM: An Introduction to Mathematical Statistics and Its Applications,348(影印版,无出版年).

(《中国卫生统计》1986 年第三卷第一期)

32 2×2 析因设计及其分析一例

为研究党参对调整虚证的作用,并分析其与考的松作用的关系,取党参二个水平(＋,－)与考的松二个水平(＋,－)交叉分组,共进行四组动物实验。以显微分光光度计双波法测定之单核巨噬细胞 ATP 酶相对含量为观察指标,全部结果列于表 1 的上半部。

表1　2×2 析因设计的实测数据[党参与考的松对 ATP 酶(相对含量)的作用]

		＋党参		－党参	
		＋考的松 (1)	－考的松 (2)	＋考的松 (1)	－考的松 (2)
X		26.6	131.8	42.7	101.6
		55.2	123.7	30.2	67.2
		70.2	320.1	102.9	138.7
		67.9	177.9	57.6	170.5
		25.5	136.1	104.1	123.4
		35.1	224.9	78.7	90.6
		128.3	361.4	83.2	145.0
		72.9	183.5		66.3
			186.1		188.4
			105.2		85.6
n	(1)	8	10	7	10
按 X	$\bar{X}$ (2)	60.2	195.1	71.3	117.7
	S^2 (3)	1135.18	7260.89	872.60	1802.37
按 $x = lnX$	$\bar{X}$ (4)	3.96	5.20	4.18	4.71
	S^2 (5)	0.3150	0.1636	0.2181	0.1367

在表 1 上,第(1)列为同时用党参和考的松组,第(2)列为单独用党参组,第(3)列为单独用考的松组,第(4)列为空白对照组。原设计各组均为 10 例,共 40 例,因偶然事故损失 5 例,实得 35 例。各组例数及按原数据算得之均数

见表 1 下半部第 (1)、(2) 行。

表 1 下半部第 (3) 行是四组原数据的方差，可见相距甚大。作方差齐性检验[1]：$\chi_c^2 = 11.505, \nu = 3, P < 0.01$，故在 $\alpha = 0.01$ 水准上认为四组的方差不齐。乃取 $x = \ln X$ 变换值，其均数及方差分别列于表 1 下半部第 (4)、(5) 行，可见四个方差已相当接近。再作方差齐性检验：$\chi_c^2 = 1.596, \nu = 3, P > 0.50$，故在 $\alpha = 0.50$ 水准上认为四组的方差达到齐性。于是，按 $x = \ln X$ 变换值进行四组均数的方差分析。

方差分析的结果见表 2，初步结论如下：① 党参对 ATP 酶无作用（$P > 0.30$）；② 考的松对 ATP 酶有作用（$P < 0.001$）；③ 党参与考的松对 ATP 酶有交互作用（$P < 0.025$）。

表 2　表 1 资料按 $x = \ln X$ 变换值的方差分析

	ν	SS	MS	F	P
总变异	34	14.3274			
党　参	1	0.2130	0.2130	1.06	>0.30
考的松	1	6.7379	6.7379	33.61	<0.001
交互作用	1	1.1598	1.1598	5.78	<0.025
剩余误差	31	6.2167	0.2005		

将表 1 下半部第 (2) 行的四个均数排列在表 3 上，便于反映上述三项结论的具体意义。我们不妨先看考的松的作用：无论是否用党参，考的松皆有降低 ATP 酶的作用，趋势一致。若把用考的松的第 (1)、(3) 两组合并，同时把不用考的松的第 (2)、(4) 两组合并，分别求出它们的均数：

$$第 (1)、(3) 组：\frac{8(60.2) + 7(71.3)}{15} = 65.4$$

$$第 (2)、(4) 组：\frac{195.1 + 117.7}{2} = 156.4$$

两者相差 91.0，约 2.4 倍。表 2 中表示考的松作用的方差分析结果 $F = 33.61, P < 0.001$[3]，即指此二个合并均数之差异在 $\alpha = 0.001$ 水准上有显著性。但若把用党参的第 (1)、(2) 两组合并，同时把不用党参的第 (3)、(4) 两组合并，也分别求出它们的均数：

$$第 (1)、(2) 组：\frac{8(60.2) + 10(195.1)}{18} = 135.1$$

$$第 (3)、(4) 组：\frac{7(71.3) + 10(117.7)}{17} = 98.6$$

223

两者仅相差 36.5，尚不及 1.4 倍。表 2 中表示党参作用的方差分析结果 $F=1.06, P>0.30$[3]，是指此二个合并均数之差异即使在 $\alpha=0.30$ 水准上仍无显著性。再进一步检视表 3 上的四个均数：第(2)组大于第(4)组而第(1)组却小于第(3)组，表示当不用考的松时，党参可能有促使 ATP 酶升高的作用，而当同时用考的松时，这种作用即不再出现。按 SNK 法分别对第(2)、(4) 二个组和第(1)、(3) 二个组的均数作两两比较[2]（按 $\bar{x}$）：

表 3　表 1 资料按 X 值计算的四个均数间关系

		考的松		
		+		−
党参 {	+	(1)60.2	<	(2)195.1
		∧ ?		∨
	−	(3)71.3	<	(4)117.7

第(2)、(4)组：$q=\dfrac{5.20-4.71}{\sqrt{\dfrac{0.2005}{10}}}=3.461$

$q_{0.025,30,2}=3.337, P<0.025$[4]

第(1)、(3)组：$q=\dfrac{|3.96-4.18|}{\sqrt{\dfrac{0.2005}{2}\left(\dfrac{1}{8}+\dfrac{1}{7}\right)}}=1.343$

$q_{0.20,30,2}=1.853, P>0.20$[4]

结果表明：第(2)、(4) 二个组的均数间差异在 $\alpha=0.025$ 水准上有显著性，而第(1)、(3) 二个组的均数间差异即使在 $\alpha=0.20$ 水准上仍无显著性。可以确认上述的分析有统计学意义。这也是对党参与考的松交互作用的方差分析结果（$F=5.78, P<0.025$）的解释，即用不用考的松对党参的作用是有影响的。

综合以上分析可得如下结论：①考的松有促使 ATP 酶降低的作用；②单独用党参有促使 ATP 酶升高的作用；③党参的上述作用在同时用考的松的情况下将会消失。

从本例不难看出，析因设计和分析善于辨别不同因素之间是否存在交互作用，而交互作用的出现往往使某个（或某些）单因素各水平间的差异互相抵消，以致看不出显著性。如表 3 上单独用党参的第(2)、(4) 二个组的均数原本是有差别的（$P<0.025$）；但由于同时用考的松第(1)、(3) 二个组的大小关系颠倒了过来，"冲淡"了党参二个水平之间的差别，因而无显著性了（$P>$

0.30）。本例具体说明了交互作用的意义及其实用价值，也反映了析因实验方法的特性。

参考文献

［1］中国医学百科全书，医学统计学，114 页，上海科技出版社，1985.

［2］中国医学百科全书，医学统计学，108 页，上海科技出版社，1985.

［3］陆守曾等：医用统计工具表，表 21，275～306 页，吉林人民出版社，1978.

［4］Zar,J. H,Biostatistical Analysis,Table 12,451～466,Prentice-Hall. Inc. 1974.

（《中国卫生统计》1986 年第三卷第二期）

33 对估计样本含量的认识

实验设计中估计样本含量,是指在所选择的Ⅰ型和Ⅱ型误差水准前提下,按设定的指标间差异推算出足以拒绝 H_0 之最小样本含量而言。也是按一定的检验水准能分辨指标间是否相异的最小观察例数。作这样的估计,有两个条件必须考虑:①α 水准和 β 水准;②指标间差异。基于此,笔者提出三点认识。

(1)只有完全按照原设计进行重复实验,所估计的样本含量才有效。因为这种估计是在原变异度不变的假定下进行的;若实验因素同时有更改(比如消除某个混杂因素),则变异度亦将随之而异,于是,所估计的例数就失效了。例:比较均数 $\bar{x}=8$ 与 $\mu=10, s=16$,按 $\alpha=0.05$ 和 $1-\beta=0.80$ 用双侧 t 检验,估计应取 $n=34$。但当同时改变实验条件而降低变异度,使 $s=10$ 时,即使仍得 $\bar{x}=8$,在上述 α 和 $1-\beta$ 水准只需 $n=15$ 就可达到同样效果。

(2)任何对样本含量的估计结果,只有相对意义而非准确的数值上的意义。由于估计样本含量都是有条件的,而这种条件却难以在重复实验的结果中一成不变地保持下来,所以不可把估计的"n"当作必能达到目的准确数值来理解。例:为分辨相关系数 $r=0.90$ 与 $\rho=0.80$,按 $\alpha=0.05$ 和 $1-\beta=0.50$ 用双侧 z 检验,估计应取 $n=23$。这里并不保证用 23 例定可获得 $P \leqslant \alpha$ 的结论。因为即使是十分优良的设计,当付诸实施后,也不易再使 $r=0.90$ 重现。如得 $r=0.91$(为相当理想的结果),则只需 20 例;而得 $r=0.88$(也是很可能的),就要 39 例了。其实,实验结果能够达到设计时的 $r=0.90 \pm 0.01$ 或 $r=0.90 \pm 0.02$,已属十分稳定,而估计的 n 尚且如此,可见只宜把 $n=23$ 看作应采用样本含量的约数,才是对估计例数的正确理解。

(3)当研究者认为假设检验未能拒绝 H_0 是由于样本含量不足,并依据估算的例数扩大再实验时,其结果可能有两种:① 指标大致保持原水平,因 n 增大而 P 值降低,终至达到 $P \leqslant \alpha$ 而获得预期结论;② 指标间的差异缩小或变异度增大,或二者兼有,于是 n 虽增加而 P 值未变或反而升高。第一种结果通常表示设计正确,预期目的达到,自无须讨论。第二种结果则提示研究者:问题不在样本含量而在实验因素方面，此时再扩大例数是徒劳的或事倍功半的。研究者应正确理解这一提示，对除样本含量以外的实验设计中各个环节进行周密检查，寻出症结，改进设计方案。

（《中国卫生统计》1986 年第三卷第三期）

34 distribution-free 与 nonparametric
有何区别？有些书刊中以 distribution-free
为题，却阐述非参数检验的内容，应如何理解

首先，distribution-free 和 nonparametric 这两个名词都不是严格准确的，只是因为最初有人用了，也就沿用下来了；而在不同的书刊中，对这两个名词的涵义，其解释也并不完全相同。以下是笔者的看法，作一初探。

Nonparametric 是指在检验假设中不对参数作出明确的断定，是针对 parametric 而言的，nonparametric 是 parametric 之反义，后者在检验假设中对参数作出明确的规定。如比较两组计量数据，用 t 检验（属参数法）时，检验假设 H_0 必须明确断定两个总体均数相等，即 $\mu_1 = \mu_2$，μ_1 和 μ_2 是参数；而用两组秩和检验（属非参数法）时，检验假设 H_0 只规定两个总体的变量分布相同，并未涉及任何参数。由于参数与总体变量分布的类型密切相关，故当这些分布不符合参数统计的要求，或对它全然不知时，就难以对参数作出断定。应用非参数统计则不考虑参数，仅仅提出两个总体的变量分布相同，至于分布的形状如何，就不必去追究了。

Distribution-free 是指应用假设检验时不依赖于变量的分布型，是针对只能用于某些特定分布型的方法而言，distribution-free 是 identified distribution 之反义，后者在资料的应用条件中对变量分布型有一定的要求，尤其在小样本中更为严格。如比较单因素四组计量数据，用 F 检验（属参数法）时，要求四个总体的变量均服从正态分布；而用 Kruskal-Wallis 秩和检验（属非参数法）时，并不对总体的变量作此要求，故总体的分布可以是任意的。distribution-free 一词是"分布自由"或"自由分布"之意，笔者建议用"任意分布"。

综合以上所述，由于非参数法适合于任意分布的资料，而在非特定分布的资料则不宜对参数作出明确断定，故 nonparametric 和 distribution-free 两个词的原本涵义尽管不同，而就其所包含的统计方法来看，则基本一致。如上述两组或多组秩和检验对总体参数都不作明确断定，故属非参数统计；同时，它

们对总体变量的分布类型亦不作要求，故属任意分布统计。于是，有些书刊上就以 distribution-free 为章节的题目，而在其中阐述各种非参数统计方法，可认为并无矛盾。

（《中国卫生统计》1987 年第四卷第二期）

35 对《统计数值表》一个界值的改正

由日本规格协会(JSA)主编,于 1972 年出版的《统计数值表》(Statistical Tables and Formulas with Computer Applications)是一本有权威性的专著,在国内外被广泛引用。笔者发现该书 303 页表 14.3:Percentage Points of the Distribution of the Number-of-runs $r(m=n)$ 中,当 $m=90$,α(上侧)$=0.01$ 时,$r=107(0.00999)$ 系 108(0.00672)之误。而 $r=107$ 时,其相应概率为 0.01011$>$0.01,当然不可作为 α(上侧)$=0.01$ 之界值。

笔者曾将此结果函告该书编者。近接日本规格协会总务课尾崎重夫先生复函,谓经多次重复计算,均得与笔者相同的结果,即该项正确的数据为"108(0.00672)",同意该书有误。

(《中国卫生统计》1989 年第六卷第四期)

36 医学应用变量变换法质疑与建议

对于一组医学数据,取原变量值 $X_1, X_2, \cdots X_n$ 的某函数值 $x_1, x_2, \cdots x_n$,则 x_i 为 X_i 之变换值(代换值)。按照预定目的,依大小顺序排列的各相邻 x_i 之间距,将不同于对应的各相邻 x_i 之间距,从而使 X 分布变换为 x 分布,改变了原来的分布形状。分布形状之改变,必然导致方差以及其他统计量的改变。这一过程常称为变量变换(代换)。本文就变量变换法在医学上的应用提出质疑和讨论,并在某些方面提出建议。

应用变换法之目的

在医学上应用变量变换法,其目的可归纳为以下两点。

(一)改变分布形(型)

如上所述,变量通过变换,可以改变原来的分布形状。例如,为求正常值范围,可将偏态分布资料经变换而使之达到或接近正态分布;为拟合曲线回归,可将观察点之非线性趋势经变换而使之达到或逼近线性趋势。至于应用的效果,一般都能够通过优度检验作出判断。

(二)通过方差齐性

当几个样本的方差不齐时,可将原数据按同一函数式进行变换,使各个样本的变换值之方差达到齐性,从而满足应用 F 检验、t 检验等参数分析之条件。至于变换后的方差是否一致,可经方差齐性检验作出判断。

变换值的均数和方差

当比较几个样本均数时,如果方差不齐,可经变量变换,使其变换值之方差达到齐性,并对所得变换值之均数进行比较。通常认为:根据变换值进行统计分析,常用以说明原数据的信息[1,2]。然而,是否凡已通过方差齐性检验的变量值,都可以据此对其均数实施假设检验或其他统计分析,并将结论用于对

231

原资料的判断呢? 这里有两个问题应引起注意,讨论如下。

第一个问题:由变换值算得之样本方差,其大小顺序有时会出现与原数据相反的现象。如表 1 资料[3],按原数据计算,两个样本的方差不齐;为比较两个均数,原文取 $x_1 = \lg X + 1$ 进行变换。变换后,两个方差通过齐性检验,但它们的大小顺序却颠倒了过来,见表 2。从环境卫生学的意义来看这份资料:当河水受污染时,生化耗氧量升高,必然均数亦升高;同时离散度一般亦较大,即方差较大。因此,无论均数或方差,枯水期水样均高于丰水期,表 1 下部明确地反映了这些特点。若按原文变换法计算,枯水期耗氧量方差反而小于丰水期,与原资料所示不一致。兹改用 $x_2 = \lg(X+1)$ 变换,除均数仍保持原来的关系外,所得方差之大小顺序亦与原资料保持一致。表 2 列出由 X, x_1, x_2 分别计算的方差,其离散度比较见图 1。

表 1　某河水不同时期浅层水的生化耗氧量(mg/L)

	枯水期		丰水期
	1.99		0.24
	0.99		0.54
	1.22		0.50
	1.17		0.34
	1.96		0.40
	0.71		0.76
	1.25		0.30
	1.28		0.20
均数	1.315	>	0.410
方差	0.1978	>	0.0339

表 2　表 1 资料按三种算法所得之方差

	枯水期		丰水期	F	P
X	0.1978	>	0.0339	5.835	<0.05
$x_1 = \lg X + 1$	0.0215	<	0.0360	1.721	>0.40
$x_2 = \lg(X+1)$	0.00665	>	0.00302	2.202	>0.30

笔者认为:当原资料本身的性质具有离散度方面的变动特征者,进行变量变换后仍应保持其原来的特征。何况有时不但要分析均数,同时还要分析方差。如果变换后方差的大小出现倒置,又如何能进行分析呢? 亟应慎用。关于表 1 资料,宜取 x_2 变换,不宜取 x_1 变换。

第二个问题:为比较均数,采用变量变换以使方差达到齐性,有时会出现

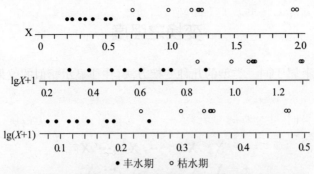

图1 表1两组资料的原始数据及其变换值之离散度比较

均数之大小顺序与原资料相反的现象。设有 A,B 两个样本,$\bar{X}_A < \bar{X}_B$,$s_A^2 < s_B^2$,且后者方差不齐($P < 0.05$),见表3。

表3 两个偏态分布样本及其变换值的均数和方差

(样本 A:2,2,2,2,6;样本 B:1,1,1,1,16)

	均 数		方 差		F	P
	A	B	A	B		
X_1	2.800<	4.000	3.2000<	45.0000	14.06	<0.05
$\lg X_1$	0.398>	0.241	0.0455<	0.2900	6.37	>0.10
$\lg(X+4.487)$	0.854=	0.854	0.00870<	0.06547		
$\lg(X+6)$	0.884<	0.887	0.00771<	0.05920		

　　为比较此两个均数,取 $x = \lg X$ 变换,虽获变换值的方差通过齐性检验,但同时出现$\bar{x}_A > \bar{x}_B$,与原资料相反(注意此时的变换函数 $x = \lg X$ 是严格单调上升的),故无法对它们进行 t 检验或其他检验。当取 $x = \lg(X+5)$ 变换时,均数大小顺序又与原资料一致:$\bar{x}_A < \bar{x}_B$;而且在 $x = \lg X$ 和 $x = \lg(X+5)$ 之间,不难求出导致 $\bar{x}_A = \bar{x}_B$ 之变换函数式:$x = \lg(X+4.487)$。以上情况表明:对于表3上的两个样本,某些变换虽可使方差通过齐性检验,却不能利用这些变换值比较其均数,故所作的各种变换终于失去了原意。

　　笔者认为:对偏态分布数据进行变换,尤其是处理 L 型资料时,由于分布形状变换较大,致使各个样本的均数、方差等都可能有相当剧烈的变动,即使不出现各样本均数大小顺序之倒置,亦往往会明显地缩小(或扩大)均数间的差异。在此条件下检验均数间差异的显著性,有时难以获得适用于原资料的结论。如果一时未找到满意的变换,还不如选用某些 distribution free 方法进行分析为妥。表3数据虽属虚设,但类似的实测资料却并非鲜见。

变换之强度

在应用上属于同一类型的几种变换方法,往往显示相似的效果,却又具不同的强度。

例如:

$$x = X^{\frac{1}{2}}, X^{\frac{1}{2.1}}, \cdots, X^{\frac{1}{3}}, \cdots, X^{\frac{1}{a}}$$
$$x = X^2, X^{2.1}, \cdots, X^3, \cdots, X^a$$
$$x = \lg X, \lg(X+1), \cdots, \lg(X+a)$$

这些变换式都是显而易见的。只要适当调整 a 的值,即可逐渐增加或减弱各该变换之强度。然而,有些变换本是完全不同的方法,却有相似效果,即应用于实际资料时,它们之间只有强度不同。对于这类方法,选择必须恰如其分,过之或不及都不能获得好的效果。例如以下三种方法均可用于百分数的变换,使 S 型曲线趋于直线化:

arcsine 法: $y = \sin^{-1}\sqrt{p}$

probit 法: $y = \dfrac{X-\mu}{\sigma} + 5$ (p 为 X 值左侧面积,可由正态曲线表查出)

logit 法: $y = \dfrac{1}{2}\ln\dfrac{p}{1-p}$

这是三种不同的方法,按其变换效果的强调划分:arcsine 变换最弱,logit 变换最强,probit 变换居中。图 2 是将百分数 p 在 1%,50% 和 99% 三点固定,比较此三法强度之图示[4]。可见 logit 曲线弯曲度最大,即强度最强;arcsine 曲线弯曲度最小,最接近于直线(直线表示无效),即强度最弱;而 probit 曲线在两者之间,其强度亦属中等。

常见对百分数的变换,不分析其所需强度为何,仅依照"习惯"确定方法。如剂量反应资料的反应率(致死率、有效率等)用 probit 变换,一般患病率用 arcsine 变换等。如此选择方法,有时并不能获得满意的效果。笔者认为:对变换方法之取舍,须在应用效果上属同一类的模型中谨慎选择,根据最适切的强度,才能达到最好的效果。

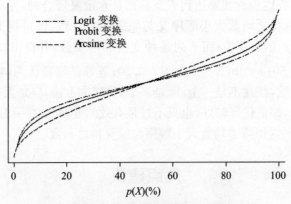

$p(X)(\%)$

图2 三种用于百分数的变换法之强度比较

变换之优度

关于变换之优度,一般而言,以优度检验所得 P 值之较大者为优,但应注意变换后仍保持原资料之性质。如本刊第3卷第2期《实例分析》栏所载的2×2析因设计实例[5],原资料的最大方差为最小者的8.3倍,方差齐性检验结果为 $P<0.01$,拟用方差分析比较四个均数及其交互作用,故必须经变量变换处理。当采用 $x=\lg X$ 变换后,最大方差与最小方差之比减至2.3倍,方差齐性检验结果为 $P>0.50$;同时,四个均数间的大小顺序仍与原资料保持一致。因此,变换之优度甚佳。

这里应注意两个问题。

第一,关于变换后的优度检验之检验水准。在一般的假设检验中,常用 $\alpha=0.05$,当 $P\leqslant0.05$ 时,即可拒绝 H_0;而优度检验之立意与此相反,当 $P>0.05$ 时,可否就接受所设 H_0 呢?要作分析。假定某优度检验结果为 $P=0.06$,表示如果 H_0 成立,则获得此样本及其以外者之概率达到6%,可见机会并不算大!虽已达到 $P>\alpha$,但据此就接受 H_0,显然不妥。而上述实例为 $P>0.05$,表示从所设 H_0 条件下的总体内,随机获得此样本及其以外者的概率超过一半(实际上为 $P=0.65$),这个机会相当大,故有充分理由接受 H_0,意谓在四个方差相等的总体内获得上述样本是合理的。笔者认为:优度检验水准不应设在0.05,而须增大,如取 $\alpha=0.30,\cdots,0.50$ 等,至少也要取 $\alpha=0.10$。如果变换后的优度检验所得为 $P<0.10$,可视作优度不佳。

第二,对于同一资料的变换方法可有多种选择。对变换效果之判断,实际上有一个容许范围,而不必强求达到"最优"效果。如上述2×2析因设计例,

235

变换后的方差齐性检验如果达到 $P>\alpha$，而 α 水准又属合理，即可接受 H_0；同时，由变换值算得之均数大小顺序又与原资料者一致，即可视为适用的变换法。原文取 $x=\ln X$ 变换；而下列各种变换亦可实施，并得出同样的结论：$x=\sqrt{X}$，$P>0.50$；$x=\ln(X+20)$，$P>0.50$；等等。笔者认为：对适宜于同一资料的变换方法，往往不是一个，而是多个，从理论上说，应是无穷个。实际被选用的变换法，即使优度较好，也只不过是有效的变换法之一而已。重要在于 $P>\alpha$ 水准而同时保持着均数大小顺序与原资料之一致。

几点建议

通过以上对变量变换法之质疑与讨论，兹提出以下建议。

（一）为满足均数比较要求方差齐性之条件，可采用适当的变量变换。但变换后均数之大小顺序应与原资料一致；否则，即使获得方差齐性，所选变换法亦难以付诸实用。

（二）在两组计量数据的比较中，如果资料同时具有集中和离散两方面的变动性质，应注意保持均数和方差两者皆与原资料的性质一致。至于在分析多组计量数据时，实际上处于相互间多重比较的的关系中。变换后，只要原资料各均数间的大小顺序得以保持，同时方差达到齐性即可，而不必要求其大小顺序与原资料一致。这一道理与多个均数间的两两相互比较法皆属双侧检验，而不必考虑单侧检验相类似。本项建议以原资料无须分析其离散度为前提。

（三）对同一资料的变换常有一容许范围。在此范围内皆可视为适宜之方法。故实际上所用的任何成功之变换，仅仅是能够达到一定优度的若干方法中的一个，而且难以选出唯一的最优变换法。因此，只要达到预先设定对优度之要求，即可认为适宜的变换。

（四）对变量变换后的优度之判断，应取检验水准 $\alpha=0.20$ 及以上者为妥，最小勿低于 $\alpha=0.10$。

参考文献

[1] 杨树勤主编. 中国医学百科全书·医学统计学. 上海：上海科技出版社，1985：38

[2] Snedecor GW, Cochran WG. Statistical Methods, 7th. edition. Iowa：The Iowa State University Press, 1980：282

［3］杨树勤主编．中国医学百科全书·医学统计学．上海：上海科技出版社，1985；39

［4］杨树勤主编．中国医学百科全书·医学统计学．上海：上海科技出版社，1985；30

［5］陆守曾．2×2 析因设计及其分析一例．中国卫生统计，1986；3（2）；48～49

（《中国卫生统计》1990 年第七卷第三期）

37 现有地方病统计资料再开发中的
几个常见问题

我国地方病种类多，分布广，尤以农村、内地、山区为多。各地在多年的防治工作中都积累了不少资料，对这些资料的分析利用一般尚不充分，进行再开发大有可为。笔者认为，此类再开发工作中常见以下四个方面问题，若处理得当，将获得较好的效果。

（1）收集资料的项目及格式必须统一、可行，结合该病特征。所谓"可行"，是指现有资料可能提供的项目及其详细程度而言，而"特征"则指对此病的分析要有意义。例如克山病的人群分布特点，可将其年龄性别共分为三组：10岁以下儿童，20～50岁妇女，其余部分[1]。这样既易于收集资料，又足以反映其年龄性别特征，而不必再行细分。

（2）从宏观上评估资料的可靠性。要求现有资料不出现任何误差，是难以做到的。从数据的分布来看，却可评估出所收集的资料是否可靠。如发（患）病率的分布往往呈偏态，若分布形状尚整齐，而且通过适当变换可使之达到正态化，甚至通过正态性检验，则此资料从宏观上看可认为是较好的。当然，这并非意味不需要对原始登记逐项检查。

（3）对于非全面调查资料之处理。常见从若干地区所得资料之调查方式不同，大致分三类：全面的、随机抽样的、局部的。前二种好办，有法可循，最后一种则情况较复杂。往往局部调查的范围越小，越是调查高发（患）病区，即发（患）病率越高，而随着局部调查范围的扩大，发（患）病率亦逐渐降低。而局部调查范围与所得发（患）病率之间的关系多属指数曲线回归。必要时，即可依此类回归关系进行估计，效果颇佳[2]。

（4）要着眼于开发出新的信息。关于各种地方病的规律，有的已经由各地区，不同年度多次揭示，为学者所公认，而有些特点却并非一贯、一致及统一认识者，则亟需通过现有资料之再开发来提取新的信息。如吉林省克山病的发病情况，通过再开发，提出了季节性中有春季小高峰、夏季发病高峰等，人群分布中有妇女型、儿童型、混合型等特殊现象[3]。而这些统计数据在一般报告中却鲜为人知。

参考文献

[1] 郭祖超. 统计资料的再分析. 中国卫生统计, 1984; 1(2): 9.

[2] 陆守曾.《中华人民共和国地方病与环境图集》编纂中的调查设计与统计分析, 中国卫生统计, 1987; 4(4): 18.

[3] 陆守曾, 等. 吉林省克山病25年统计资料分析. 中国卫生统计, 1988; 5(2): 14.

（《中国卫生统计》1990 年第七卷第四期）

38 对"再开发"研究的再认识

关于现有卫生统计资料的再开发,经过几年的实践和探讨,在理论上和应用效果上都有了明显的进展。据此,我再谈几点认识。

(一)再开发的意义:再开发是一种观念,而不是指某个或某类特定的统计方法;虽然在这一观念的引导下,可以提出一些新方法或分析问题的新途径。统计资料在前人分析的基础上,经过再开发的进一步分析,可从中提炼出更为丰富的信息来。再开发研究是一个逐步深入的过程。

(二)再开发的内涵:首先,当然是对现有资料中蕴藏的信息的再开发,其次,是对统计方法应用效果之开发。前者在于充分利用资料,后者则指充分发挥所用方法的效应。此外,再开发还包涵着对已确定的统计学理论、概念方面的再认识。可见,再开发研究的内涵丰富而广泛,具有很强的生命力。

(三)再开发的特点:①再开发的基础是对资料的专业性质作深入的了解,明确研究目的,而不能仅依靠增加一、二个分析指标。②再开发研究常须把专项分析扩展成综合分析,以充分利用资料间的交叉关系和相互作用,从而获得新的信息。③再开发的研究常须选用多种统计方法,故要求研究者掌握较多的手段,有时还要学点新方法。④现有资料往往具有局限性,水平、周期、口径等难以达到统一要求,出现不均衡现象。因此,取材要慎重,必要时须经过改造,个别的可以填补。⑤再开发研究仍需有周密的设计,绝非简单的"有什么资料就分析什么内容"。所不同者,这里的设计对象是现有资料,而不是直接的研究对象。⑥利用现有资料,一般不涉及组织新的调查,故可节省经费。一个部门,一个科室,甚至一个人都可以实施。

(四)再开发研究引出的倾向:①为进一步提炼信息,传统上对一份资料用一种方法,作一次处理,得一个结论的办法就显得单薄了。必然要求多种方法的综合运用,开辟新的分析途径。如进行多层次的,纵横交叉的甚至使资料处于不同条件下的再分析。②利用现有资料探索新方法。如田凤调氏在"秩和"的基础上提出"秩和比"(RSR)方法,使之成为一个综合性指标,赋予原有的秩和法以新义。③对传统方法的再研究。某些常用方法在实践中的复杂性又引起了重视。如列联表问题,甚至 χ^2 问题,都是传统性的方法和历史性的问题,却又成了现实的研究课题。实际上,即使最复杂的模型,若借助计算机软件,有时反倒简单了;而某些简单问题,却又往往有其复杂性的一面,尤其在实际应用上。再开发的广泛应用,更多地需要常用方法,故促进了这方面的研究。

由于再开发问题本身尚处于研究中,所以对它的认识也要不断丰富、充实、提高和再认识。以上所谈当然也不能例外。

参考文献

[1] 郭祖超. 统计资料的再分析, 中国卫生统计, 1984;1(2):9.

[2] 陆守曾.《中华人民共和国地方病与环境图集》编纂中的调查设计与统计分析. 中国卫生统计, 1987;4(4):18.

[3] 陆守曾,等. 吉林省克山病 25 年统计资料分析. 中国卫生统计, 1988;5(2):14.

[4] 陈浩球,等. 罗布麻对人体高血压、高血脂医治疗效的统计分析. 数理统计与管理, 1986;4:5.

[5] 杨琦,等. Hotelling T^2 检验. 中国卫生统计, 1987;4(4):28.

(《中国卫生统计》1990 年第七卷第四期)

39 现有资料再开发研究 10 年

(一)再开发研究的概况

关于现有卫生统计资料再开发(或称再分析、再利用等,全文同此)的实际施行,已有相当长的时期了。但作为一种特定的观念,从理论上阐明其意义、作用和发展前景,并导向近 10 年来对现有资料的重新认识,从中充分挖掘有用的信息,则应追溯到郭祖超教授发表于 10 年前的一篇论文[1]。该文指出:"人们的认识是螺旋式上升的,统计资料在前人分析的基础上,经过进一步分析往往可以提炼出更多的信息来。当然前人的分析也是正确的。"这一观点的提出,引起了卫生统计学界的重视。此后几年内,中国卫生统计学会不失时机地先后组织召开过 4 次全国性专题研讨会:"统计预测与综合评价方法研讨会"(1987 年 1 月,南通);"现有卫生统计资料再开发研讨会"(1989 年 7 月,宜昌);"现有卫生统计资料再开发第二次研讨会"(1989 年 10 月,上海);"卫生管理统计研讨会"(1991 年 1 月,西安)。这些会议征集到的论文,全部或大部分属现有资料再开发方面的课题。此外,地区性的研讨会则更多,如"东北三省现成卫生统计资料再利用研讨会"等。从这些会议所征集到的大量论文中,可以看出广大卫生统计工作者,尤其是在基层工作的专职和兼职人员,对现有卫生统计资料进行再开发具有浓厚的兴趣和十分活跃的思想。这些论文大致涉及到下列 4 个方面:

(1)使用现有卫生统计资料的原则;

(2)开发利用现有卫生统计资料的统计理论与方法;

(3)开发利用现有卫生统计资料的电子计算机软件;

(4)对现有卫生统计资料的综合评价并进行预测。

10 年来的起步、发展和研究成果,说明"再开发"研究这一领域已经形成相当的规模并迅速打下良好的群众基础。

(二)再开发研究的意义

再开发是一种观念，而不是指某个或某类特定的统计方法；虽然在这一观念的引导下，可以提出一些新方法或分析问题的新途径（如综合分析）。统计资料在前人分析的基础上，经过再开发的进一步分析，可从中提炼出更为丰富的信息来。因此，再开发研究也是一个逐步深入的过程。

近年来在国外杂志上常见的 meta-analysis 一词，其分析思路亦有与再开发相通之处，但前者大多为临床资料分析，不如我们所说再开发的意义广泛。至于所用方法和手段，当可择而借鉴。

(三)再开发研究的内容

首先，当然是对现有资料中蕴藏的信息之再开发；其次，是对统计方法应用效果的再开发（如对四格表资料各种研究方法的比较、适用条件和鉴别的研究）。前者在于充分利用资料，后者是指充分发挥所用方法的效率。此外，再开发还包涵对已有的统计学理论、概念方面的研讨和再认识，因为这些研究也是有利于提炼出资料信息的。可见，再开发研究的内容丰富而宽广，具有很强的生命力。

(四)再开发研究的特点

(1)再开发的基础是对资料的专业性质作深入的了解，明确研究目的，而不能仅依靠增加几个分析指标或分析方法。在这方面，对资料本身的研究是第一位的，而对所用方法的研究是第二位的。

(2)再开发研究常须把单项分析扩展成综合分析，以充分利用资料的不同层次、交叉现象和相关关系等，从而获得新的信息，但综合分析绝不是各种方法的堆砌，而必须是以研究资料某个核心问题为主的多种方法的有机结合，并作出统一的结论。

(3)再开发研究往往采用多种统计方法，故要求研究者掌握较多的手段，有时还要学点新方法。

(4)现有资料大多含有某些缺点或局限性，其水平、间期、口径等难以达到完全统一，以至出现不均衡现象。这些状况就全部资料而言是已成定局的，不可弥补的。所以，对资料的运用要十分慎重，既要维护随机的原则，又要有所取舍；必要时，可进行个别的增补；对于指标，也可作少量的估算，以最大限度地利用现有资料，并保持完整性。

（5）再开发研究仍需有周密的设计，绝非简单的"有什么资料就分析什么内容"。所不同者，这里的设计对象是现有资料，而不是直接操作于研究对象本身。设计中对起止时间或时点的规定、对入选者或入选数据的条件、指标及其标准的确认等均应从严掌握，以免导致不真实的以至错误的结果。某些对现有资料再开发研究的失败，其原因大多在于此。

（6）各种医疗卫生单位，大多保存着相当数量尚未充分利用的卫生统计资料，这是一大批由基层人员经过长期辛勤工作却又未曾把其中蕴藏的信息有效提炼出来的原始的和半原始状态的数据。这一情况十分有利于基层人员实施再开发研究。近年各种研讨会上来自基层的再开发研究题目较多，此其重要缘由。

（7）利用现有资料，一般不涉及组织新的现场调查，故可节省经费。一个部门，一个科室，甚至一个人都可以实施。

（五）再开发研究引出的倾向

（1）为进一步提炼信息，传统上对一份资料用一种方法，作一次处理、得一个结论的做法就显得十分贫乏了，必然要求多种方法的综合运用，以开辟新的分析途径，甚至使资料处于不同条件下进行再分析，如计量分析和计数分析并用，单因素分析和多因素分析并用等。

（2）利用现有方法探索新方法。如有人在"秩和"（sum of ranks）的基础上提出"秩和比"（RSR，ratio of sum of rank）方法[3]，使单一的秩和指标成为综合性指标，赋予了新义。

（3）对传统方法的再研究。某些常用方法在再开发研究的实践中，引出了复杂性，又重新得到重视。如列联表问题，甚至 χ^2 问题，都是历史很久的传统方法，却又成了现实的研究课题。实际上，由于计算机软件的进步，复杂的数学模型有时反倒简单了；而某些较为简单的方法，由于实际应用时在概念上的复杂性，却又引发出许多还需要进一步研讨的课题。再开发的广泛运用，也促进了这方面的研究。

由于统计资料再开发问题本身仍处于不断深入研究的过程之中，所以对它的认识也必然要不断丰富、充实、提高和修正。10 年来再开发研究取得了可喜的进展和成效，希望今后在这一领域内将结出更丰硕的果实，为推动卫生统计事业发展提供一个有效的、群众基础广泛的途径。

参考文献

［1］郭祖超．统计资料的再分析．中国卫生统计，1984；1(2)9.

［2］陆守曾．统计资料的综合分析．中国卫生统计，1984；l(2)14.

［3］田凤调．综合指数与秩和比法初探．中国公共卫生学报，1988；74，234.

（《中国卫生统计》1994 年第十一卷第五期）

40　对卫生统计学的性质等两个问题的看法

（一）卫生统计学是一门什么样的学科？

先说说"国家标准"。在《中华人民共和国国家标准学科分类与代码》[1]中,卫生统计学被确定为三级学科,其代码是 910·4030,所从属的一级学科是统计学（910,代码,下同）,所从属的二级学科是社会统计学（910·40）。此外,在一级学科预防医学与卫生学（33）内未设卫生统计学;而在一级学科基础医学（310）内设有二级学科医学统计学,其代码是 310·57。

再看看权威性专著如何讲。在《中国医学百科全书·医学统计学》的第一条目"医学统计学",起首有如下定义:"医学统计学是运用概率论和数理统计的原理、方法,结合医学实际,研究数字资料的搜集,整理分析和推断的一门学科。"[2]这个条目的撰写者是本学科的两位前辈:许世瑾、郭祖超,而在作为预防医学本科专业教材的《卫生统计学》则定义为:"卫生统计学是把统计理论、方法应用于居民健康状况研究、医疗卫生实践和医学科研的一门应用学科。"[3]

以下是本人的三点看法:

（1）习惯上的"卫生统计学"一词,其实是上述卫生统计学与医学统计学的混合体。《卫生统计学》全书 22 章,除绪论、人口统计、出生统计、死亡统计、寿命表、疾病统计等 6 章外,其余 16 章都是讲方法,而其中至少有 11 章是讲数理统计方法,尤其是小样本分析方法（含相应的原理）,这就表明,这本《卫生统计学》教材有一半的篇幅难以归入它所从属的二级学科社会统计学之内。我们早已接受了这一事实,承认这个"混合体"存在的必要性;否则,本学科的教学行为,有关学术会议的召开,以及《卫生统计学》杂志的组稿等等,都将无法实现。

（2）按照国家标准,卫生统计学和医学统计学是分属于不同的一级学科的两门独立学科,一方面,他们都把数理统计学的理论和方法应用于医学（广义

的,下同),这是共同点;另一方面,它们之间又存在着明显的不同点,至少是不同的侧重点,可归纳如下:

(a)研究范围:卫生统计学包含居民健康状况,医疗卫生实践和医学科研;医学统计学则只要求结合医学实际内容。可见,前者具体,后者笼统。

(b)研究重点:卫生统计学有许多规范化的指标及指标体系,要遵从习惯用法,国际通行或由主管部门规定;医学统计学则只注重研究医学数字资料,一般并无规范化的指标或指标体系。

(c)样本含量:卫生统计学常用普查资料或大样本的抽样调查资料;医学统计学则多取小样本资料。

(d)属性:卫生统计学属社会科学,虽然研究的具体内容亦含有某些自然现象;医学统计学则属生物科学,归于自然科学。

可见这两门学科既有密切联系,有交叉,难以划分出截然的界限;又确有各自明确的侧重范畴,不可等同。

(3)卫生统计学和医学统计学均为边缘学科,其位置就在医学与数理统计学的"结合部"既有结合,何者为"载体"呢? 这是一个有导向意义的问题,值得探讨。

先举一个实例[4]。有位细胞学研究员,为研究用党参治疗虚症的效果,设计 4 组动物作实验,以 ATP 酶的相对计量为指标,最后通过方差分析比较各组的均数,却未能说明党参有疗效($P>0.30$)。原设计系按 4 组随机实验安排:党参组、对照组、正常组、复合组,即 4 个组是完全并列的;经检视,根据 4 组的实验条件,应依次为党参组、考的松组、空白对照组、党参+考的松组,后者构成一个完整的 2×2 析因设计,经方差分析,其交互作用有显著性($P<0.025$),并得出党参对虚症有疗效和考的松抑制党参作用的结论。

这位研究员未曾听说过"析因设计",当然不可能自觉地遵循析因设计安排实验因素和分组,更不懂得什么是"交互作用"。这里纯属研究者对实验本身进行探索和思考,完全自发地选择、配置了这 4 个组,而恰恰符合 2×2 析因设计。可见统计理论和方法必须以实际医学问题为载体才有选择和运用的意义。如果仅以把统计理论、方法应用于医学来阐明学科的性质,其载体是不明确的,意义是不完善的,以之导向也是含混不清的!

卫生统计学和医学统计学作为与数理统计学交叉的边缘学科,只能以医学为载体,下述简单的逻辑程序可概括本学科的内容:从医学实践出发,通过统计理论、方法的分析,说明某个医学实际问题。

（二）来自不同专业的人员如何提高业务水平？

由于边缘学科的性质，本学科专业人员来自两个方面：医学，或其他生物学科；数学、计算机，或其他非生物学科。因此，他们的基础知识一般是不完善的，至少是不充分的，都有一个需要提高和适应的过程，才能具备相应的业务能力，对于这个适应的过程，提出以下三点看法：

（1）补短用长。

学医的，要补数学；学数学的，要补医学，这是没有人反对或怀疑的，但由于知识的系统性和延续性，一般来说，所短者补了之后，其深度和广度，仍旧不如原来的所长者，这在大多数情况下，是不会以当事人的愿望而轻易变更的。所以，补短的目的依然是为了更有效地发挥原有的所长，或者说，科班学得的系统知识仍占据着主体的地位。譬如在教学上，原来学医出身的老师和原来学数学出身的老师，讲课的格调就是不一样，这是很正常的，应该发挥自己的长处和特色。除非经过一个很长时期的深造和实践，才可能把所短者"补齐"。我们的先驱者在这方面曾做出了榜样，确非易事。

有一位医学院毕业的医学统计学教师，在努力选修数理统计学之后，认为医学是不科学的，只有数理统计才是真正的科学，于是，他一心学习数学，而把医学抛之脑后。几年过去，请他讲课，讲的几乎是纯属数理统计理论，连实例也讲不清，学生听不懂，说他讲课比数学老师还要侧重数学理论，如此弃长补短，致事倍功半，亦难以在本专业方面取得成就。从实际出发，还是要"补其所短，用其所长"。

（2）转变观念。

所谓"补短"，不仅在于知识的学习，更重要的是实现观念的转变。一个医学本科生要学完40多门课程才能毕业。这些课程大致分三类：形态、功能、临床（此外尚有外语、体育等公共课），养成了习惯于观察、记忆、判断、操作，而往往淡化了量化的观念，如对各种检验的结果，只判断出"正常"或"不正常"是不够的。凡属计量指标，都有分布现象和某种分布型，按照不同范围可制定出不同的界限；同属正常值也有高、中、低之差，而同属异常者也有重、中、轻之分，所有的计量指标，其正常者分布与异常者分布无例外地都有交叉，所以从总体来看，误诊和漏诊也就不可能避免。只有建立清晰的量化观念，才能在分布中作出判断，同时又看到失误的可能性，这是统计学的观念。

学数学的，或其他非生物学科出身的，必须努力学习医学的基本知识。这一点，比要求学医的人去补数学方面的知识难得多，难，首先就难在接受观念上,越是高等数学,越少具体的数字,人们研究的兴趣也往往在推导、证明上;而对于数据的实际运算,常常是琐碎的,重复的,却不大有兴趣。应如何对待呢？要认识医学统计资料不同于抽象的数字;数字是重复的,而统计资料反映的生物现象则从来不会重复,这是对数据资料的观念上的转变。数学讲推导,推导出来,被证明了,就是真理,放之四海而皆准。医学讲人体,各人各样,绝无完全相同。同样的病,同样的治疗,对这个病人有效,对那个病人却无效,这也是真理,同一个人身上,同类细胞各长一个样;同一个人,不同时间的指标又不同;……总之,医学现象充满者个体变异,没完没了的变异。这些变异造就出丰富多彩的统计数据,同时也促使多得令人眼花缭乱的统计方法的不断创立。这是卫生统计学和医学统计学本身的性质所决定的,一个学数学出身的年轻人,要建立起牢固的生物性个体变异的观念,分布的观念,样本的不确定性观念,……等等,必须经历一个相当长的学习和实践过程,切不要小看了这一个过程！本人招收过几名科班学数学出身的研究生,开始对他们说这些,他们当面点头称是,我看得出,心里在想:未必象你讲得那么严重,还不就是几个数字,准会一通百通。一年,二年下来,慢慢悟出点道理,才知道,同样的方法,用在不同的医学实际问题上;或者不同的方法,用在类似的医学实际问题上,并不是一通百通,反倒往往是一通百不通！

（3）融为一体。

经过补短用长,再经过观念的转变,就会逐渐在医学与数理统计方法之间形成一个独立的范畴。或者说,把统计理论和方法的思维逻辑融合于医学的具体问题之中,这就是卫生统计学和医学统计学的最概括,又是最实质性的核心内容。

下面是从一位卫生统计学博士研究生的学位论文《小规模临床试验中重复观测资料的疗效判定统计方法》中,所摘录"本研究基本思想"中一段:"…临床上广泛采用将各项症状、体征及实验室检查结果划分为几个有序级别作综合评价,对这类资料,经典方法如协方差分析、裂区分析及析因分析等,其应用条件均含有某些严格的假定,而这些假定往往难以全部满足,致不便采用。对于这类病例的重复观测资料,病情的变化过程可用一个随机过程来描述,每次测量值代表该病人在该时期所处的状态,一切可能的状态合在一起,就是该随机过程的状态空间。它可能是一个有限的、可数的甚至不可数的集合。而病人病情沿时间轴的变化,也可看为连续的或离散（阶跃）的。这样,可以被用来描述病人病情变化过程的随机过程模型就很多了。当指标是计量的,往往可把它看成是一个平稳过程,从而使用时间序列分析的一套方法来处理。"

以上这段颇为精辟的叙述,是一个把统计理论和方法融合于医学实际问题的很好例子。在这段短文中,很难划分开统计方面的观念与医学方面的观念,可见作者已经把二者融为一体,并将医学内容和统计学的思路都表达得很清楚,很自然,很准确,也很有见地和逻辑性。

参考文献

[1] 中华人民共和国国家标准．学科分类与代码 GB/T 13745－92．国家技术监督局,1992 年 11 月 1 日发布,1993 年 7 月 1 日实施．P87.88

[2] 中国医学百科全书．医学统计学．上海科技出版社 1985;1

[3] 杨树勤编．卫生统计学．人民卫生出版社.1987;1

[4] 陆守曾.2×2 析因设计及其分析一例．中国卫生统计,1986;3(2):48

（注:本文系陆守曾教授在江苏省卫生统计研究会第三次代表会暨第五次学术会议上的发言）

（《中国卫生统计》1994 年特刊）

41 均数比较的常见误用

计量资料有较好的精确性、灵敏性和稳定性，包含信息丰富，其平均指标涵义明确，为研究者乐于采用，文献上频频出现。然而，由于对资料的性质理解不确切，致选择统计方法不当，其结果往往会损失部分信息，严重者则影响结论。这是统计分析中一个误区，以下是这个误区里的两种最多见情况。

(1)把配对设计的资料作两组比较。对同一批观察先后进行两次计量检测，如用降压药治疗高血压症，可在一批病例服药前和服药一个疗程后各测量血压，此为自身的配对设计；又如取同窝的 2 只小鼠为对，分别给予实验处理和对照处理，共做若干对，此为异体的配对设计。凡配对设计，其原始资料均有每 2 各数据一一对应的性质，统计分析时，应利用这一性质将每对数据按统一的方向相减，以所得差值（或其派生值）作为变量值，再计算其均数、t 值等，样本含量就是对子数。但常见文献上误将上述配对数据分为两个独立的组，分别计算两组各自的均数，并按两组均数比较作 t 检验，殊不知这样处理必然使原来只有差值之间的变异扩大为"两个样本"各自的变异，错误地增大了标准差（当然也增大了标准误），而且同时也把样本含量从原来的对子数变成了"两个样本"的例数之和。其结果大多使 t 检验所得 P 值增大，有的可达几倍，甚至几十倍，并可导致差异从有显著性变为无显著性了。

(2)把 3 组及以上的计量资料作逐对比较的 t 检验。当实验设计为并列的 3 组或 3 组以上计量数据分析时，应该用方差分析比较各组均数；如得 $P \leqslant \alpha$，再选用适当的两两比较方法作各对均数分析。这样可获得最好的统计检验效率。但审稿中或文献上常见将此类资料用 t 检验进行重复比较，如原设计为 A、B、C、D 四组，作 6 次 t 检验：A 与 B、A 与 C、A 与 D、B 与 C、B 与 D、C 与 D。如此处理，一是将原来的多组整体设计割裂，失去了总变异和总剩余误差，与原设计思想不符；二是损失了部分信息，降低了检验效率。关于后者，是由于在方差分析基础上的两两比较法（如 Duncan 法、SNK 法、Dunnett

法等),当各组均数以大小为序时,间隔组数越多的比较,其检验效率越高,即同样条件所得 P 值小于 t 检验所得者。于是,很可能出现:同一对均数间之差异用 t 检验为无显著性而两两比较检验为有显著性。

(《中国卫生统计》1995 年第十二卷第二期)

42 单侧检验辨释

在假设检验中选用单侧检验,主要是为了提高检验效率,即提高$(1-\beta)$。本文就单侧检验的意义,单、双侧检验的假设与分布中的单、双尾面积,以及单侧检验之应用价值等问题进行探讨;此外,亦述及只有单侧检验的方法。

单侧检验的一般意义

当所设 H_0 为总体参数等于某一定值,而 H_1 为仅从一个方向上偏离此定值者,为单侧检验。以下是几种常见的单侧检验,注意与相应的双侧检验分辨。

1. 检验两组的差异显著性时,只考虑 A>B 之意义,不考虑 A<B 之可能性者,为单侧检验(若上述 A 与 B 之间的关系全部相反,亦为单侧检验);同时考虑包含 A>B 和 A<B 两种可能性者,为双侧检验。例如,某新药与一同类的常用药之疗效比较,一般应用双侧检验;而含甲药之某复方与单纯甲药之疗效比较,则可以采用单侧检验。

2. 检验差值均数的显著性时,只考虑正值的意义,不考虑负值之可能性者,为单侧检验(若上述正值和负值之设置相反,亦为单侧检验);同时考虑包含正值和负值两个方面的可能性者,为双侧检验。例如,试验某药是否有降血脂作用,一般应取双侧检验;而对伤口之愈合试用某辅助疗法时,由于即使不采用任何治疗方法伤口亦大多可自愈,故具备了选用单侧检验的条件。

3. 检验相关的显著性时,只考虑正相关的意义,不考虑负相关的可能性者,为单侧检验(若上述正相关和负相关之设置相反,亦为单侧检验);同时考虑正相关和负相关两个可能性者,为双侧检验。回归亦然。例如,两种试剂同时应用时可能有交互作用,但不明确作用之正负,即产生协同作用拮抗作用,一般应采用双侧检验;如果有理由只考虑其中之一(设为协同作用)而不必考虑另一作用(为拮抗作用)出现之可能性时,可以选用单侧检验。

4. 为检验多个实验组与一个对照组之差异而进行多重比较时,只考虑在

253

一个方向上的差异,不考虑在另一方向上出现差异之可能性者,为单侧检验;同时考虑包含两个相反方向上差异之可能性者,为双侧检验。例如,3个实验组 T_1、T_2、T_3 与同一个对照组 C 比较的 4 组设计中,无疑 H_0:$T_1 = C$,$T_2 = C$,$T_3 = C$;然而 H_1 却有以下两种状态:

单侧检验 $T_1 > C$,$T_2 > C$,$T_3 > C$(出现其中 1 个或 2 个或全部)

双侧检验 $T_1 \neq C$,$T_2 \neq C$,$T_3 \neq C$(出现其中 1 个或 2 个或全部)

上述单侧检验的 H_1 也可以是 $T_1 < C$,$T_2 < C$,$T_3 < C$,但不可同时含"$>$"和"$<$"。

对于大多数假设检验方法,实际应用时都要依据资料之性质及样本之特征注意辨识是否适宜采用单侧检验;如不适宜,则采用双侧检验。

单、双侧检验与单、双尾面积

假设检验的单侧、双侧与检验中涉及的单尾、双尾,它们既有密切的联系,又有不同的涵义,尤其要注意它们之间在各方法中固有的对应关系。

1. 一个误解:单侧检验就是"单尾检验"(双侧检验就是"双尾检验")。为易于解释,单侧检验常通过 t 检验法举例说明。在 t 分布图形上,单侧检验的 P 值与单尾面积相符,于是,"one-sided"与"one-tailed"亦被混用;由此导致将假设检验中单侧的意义与特定分布曲线下的单尾面积视同一体,甚至说成"单尾检验",这是对单侧检验的错误理解。其实,单侧检验与单尾面积符合一致的情况只存在于某些方法:如 u 检验法、t 检验法(分布对称)、两组秩和检验法、四格表确切概率检验法(分布不对称,唯当 $n_1 = n_2$ 时对称),并非广泛存在。

2. 另一种相符:双侧检验与单尾面积。在 F-分布中,用于检验均数间差异的方差分析,由于被检验的各个均数是无序排列的,故必然是双侧检验;其 P 值对应于 F-分布曲线下界值右端的尾部,故必然是单尾面积。设两个样本的含量为 $n_1 = 12$ 和 $n_2 = 10$,在 F-分布界值表上和 t-分布界值表上可分别查出以下的双侧检验界值,两者并有如下关系:

$$\left. \begin{array}{l} F_{0.05(1,20)} = 4.351 \\ t_{0.05(20)} = 2.086 \end{array} \right\} \quad \sqrt{4.351} = 2.086$$

再设两样本含量相当大时,亦可在 F-分布界值表上和正态分布界值表上分别查出以下的双侧检验界值,两者同样有如下关系:

$$F_{0.05(1,\infty)} = 3.841 \left.\vphantom{\begin{matrix}a\\b\end{matrix}}\right\} \quad \sqrt{3.841} = 1.960$$
$$u_{0.05} = 1.960$$

　　上列两组界值均明确表达了属于双侧检验的对应关系,而其中方差分析的 P 值(0.05)却与 F-分布曲线下界值右端面积相符,即双侧检验在此恰与单尾面积相符。

　　此外,χ^2 检验属双侧检验(无序排列),其 P 值对应于 χ^2 分布曲线下界值右端的面积,亦是双侧检验与单尾面积的相符。

　　3. 一个被忽视的问题:方差齐性检验与特殊的"双尾"面积。设两个样本方差如下,并按相反的两种顺序分别计算 F 值(取 $\alpha = 0.05$):

$$其一\begin{cases} n_1 = 16, \nu_1 = 15, \nu_1 = 8.012 \\ n_2 = 11, \nu_2 = 10, \nu_2 = 2.231 \end{cases}$$

$$F = \frac{8.012}{2.231} = 3.591$$

右尾界值 $F_{0.025(15,10)} = 3.522$

$$其二\begin{cases} n_1 = 11, \nu_1 = 10, \nu_1 = 2.231 \\ n_2 = 16, \nu_2 = 15, \nu_2 = 8.012 \end{cases}$$

$$F = \frac{2.231}{8.012} = 0.278$$

左尾界值 $F_{0.025(15,10)} = 0.284$

　　这里的 P 值是 $F_{(15,10)}$ 分布曲线下界值的右尾面积与 $F_{(10,15)}$ 分布曲线下界值的左尾面积之和,即

$$\left.\begin{matrix} 右尾面积:P < 0.025 \\ 左尾面积:P < 0.025 \end{matrix}\right\} \quad P < 0.05 \quad 双尾面积$$

　　故结果为方差不齐,见图1。至于两个方差按相反位置计算的两个 P 值,以及两个自由度按相反组合查出的两个 F 界值,显然均存在倒数关系:$1/3.591 = 0.278$,$1/3.522 = 0.284$。可见,"双尾"在此非但不对称,而且分属于两条不同的 F-分布曲线,是十分明确的了。

　　一般用于方差齐性检验的 F 界值表,往往直接将右端单尾 $F_{0.025}$ 作为 $F_{0.05}$ 界值,如本小节例子可得如下数值:

　　(1) 单尾面积(右):$P = 0.10 \ 0.05 \ 0.025 \ 0.01 \cdots$

　　(2)$2 \times$(1):$P = 0.20 \ 0.10 \ 0.05 \ 0.02 \cdots$

　　(3) 方差齐性检验界值:$F = 2.244 \ 2.845 \ 3.522 4.588 \cdots$

在 F- 分布曲线下，当 $F=1$ 时，其左、右面积有如下关系：

当 $\nu_1 = \nu_2$，左面积 = 右面积，方差齐性检验界值准确；

当 $\nu_1 < \nu_2$，左面积 < 右面积，方差齐性检验界值近似；

当 $\nu_1 > \nu_2$，左面积 > 右面积，方差齐性检验界值近似。

4. 单侧检验的辩识：备择假设。单侧检验的备择假设，是仅限于从某一确定的方向上偏离无效假设。如：

$$单侧\begin{cases} H_0:\mu=0 \\ H_1:\mu>0 \end{cases}$$

$$双侧\begin{cases} H_0:\mu=0 \\ H_1:\mu\neq 0(含 \mu>0 或 \mu<0) \end{cases}$$

可见，单侧检验之结论，必须依据已经确认的备择假设所规范者，即

$$P \leqslant \alpha，拒绝 H_0，同时接受 H_1；$$

$$P > \alpha，不拒绝 H_0。$$

至于此处 α 值究竟是某分布的单尾面积或双尾面积或其他形式的组合，却与结论无直接关系。有的书刊上将 one-sided 与 one-tailed 混淆，应注意纠正。

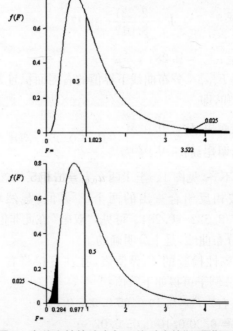

图 1　方差齐性检验中与 F 值对应的"双尾"面积

只有单侧检验的方法

一组按时间顺序、空间顺序或其他顺序收集的数据,当然是有序的。为检验其序列是否具有某种方向上的趋势;如升、降、曲线等,只要散点图分布的"轴"明显偏离其 $\bar{x}$ 轴者,可通过均方递差检验(mean square successive difference test)[1]进行分析。计算公式如下:

$$C = 1 - \frac{s_D^2}{s^2} \qquad H_0 : C = 0$$

$$s_D^2 = \frac{\sum (x_{i+1} - x_i)^2}{2(n-1)} \qquad H_1 : C > 0$$

$$s^2 = \frac{\sum (x - \bar{x})^2}{n-1} \qquad \alpha = 0.05$$

C 为均方递差检验的统计量;s_D^2 为递差均方;s^2 为均方。如数据序列是随机的,即无任何方向上的趋势时,s_D^2 为 s^2 的估计值,总体 $C = 0$;如数据序列具有某方向上的趋势时,则相邻变量值之间的变异程度将小于各变量值与均数之间的变异程度,故将出现 $s_D^2 < s^2$,$C > 0$,当达到 $C \geqslant C_{0.05}$ 时,$P \leqslant \alpha$,可作拒绝 H_0 而接受 H_1 之结论。

此法用于检验数据序列是否存在某种方向趋势时,其统计量 C 值在 $0 \sim 1$,若 $C = 0$,必然 $s_D^2 = s^2$,表示总体数列只有随机变异,而无任何方向上的趋势。至于另一侧 $C < 0$ 的意义,如变异之幅度随序列延续而扩大时可能出现,这是相关分布的偏性所致,而与检验方向趋势无关,应不予考虑。故均方递差检验只能是单侧检验,其 $H_1 : C > 0$。

当 n 超出工具表[1] 所列范围时,C 分布将近似正态,可由下式转换为 u 值,而 u_a 亦必须取单尾面积作为单侧检验的界值。

$$u = \frac{C}{\sqrt{\dfrac{n-2}{n^2-1}}} \qquad \begin{aligned} u_{0.05} &= 1.645 \\ u_{0.01} &= 2.326 \\ u_{0.001} &= 3.090 \end{aligned}$$

此外,某些非参数检验亦属只有单侧检验的方法。

单侧检验的应用价值

1. 正确采用单侧检验,理论上将获得高于双侧检验的效率。要对假设检验的不同方法或同一方法的不同应用方式作出评价,最终应以检验效率的高低为准。这个"效率"就是探察出真实 H_1 之能力,亦称功效或把握度,其概率为 $(1-\beta)$[2]。从图2可见,在设定的 H_0 和 H_1 条件下,用单侧检验时的 $(1-\beta)$ 值明显大于双侧检验,亦即前者的把握度大于后者。

把握度的值 $(1-\beta)$ 随 H_0 和 H_1 两个总体的参数之间距而变动:间距越大,$(1-\beta)$ 亦越大,反之越小,并形成把握度曲线,称 OC 曲线(operating characteristic curve)。从图3可见,在设定的总体参数条件下,采用单侧检验时的 OC 曲线始终位于双侧检验时的 OC 曲线之上,即前者的 $(1-\beta)$ 值始终高于后者,至于高出的幅度,则以 $(1-\beta)=\beta=0.5$ 为上限。若越过这个极限,原来的 $(1-\beta)$ 将与 β "对换",因为显然不应该出现 $(1-\beta)<\beta$,否则此假设检验将无实际应用意义。

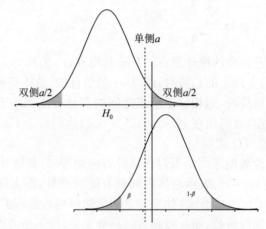

图2　在 H_0 和 H_1 不变时,用单侧检验和双侧检验的的"$1-\beta$"面积

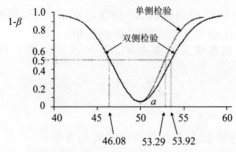

图3　把握度曲线(OC 曲线)设 $u_0=50,\sigma=10,n=25$

综合图2、图3所示,可得结论:正确采用单侧检验将获得高于双侧检验之效率。

2. 对"与其把概率因子估计得太少,不如估计得太多要妥当些"之评论。

如果正确地按照同一个 α 水准进行假设检验,并不存在单侧检验与双侧检验所得概率孰多孰少的问题。所谓"双侧检验较为妥当"的说法,仅在以下情况有意义:按原资料之性质,对原本只适用双侧检验者误用了单侧检验。下面是一个 u 值双侧检验的例子,已算得 $u=1.88$,

用双侧检验:$\alpha=0.05, u_a=1.96, P>\alpha, (P=0.06)$

用单侧检验:$\alpha=0.05, u_a=1.64, P<\alpha, (P=0.03)$

在此,用双侧检验是正确的,应得 $P>\alpha$;用单侧检验是错误的,不应得 $P<\alpha$。可见并非因为选用单侧检验或双侧检验而导致对概率值估计是否准确的问题。

3. 从严掌握选用单侧检验的条件。上述 u 检验的例子提示:当出现如下情况时,对同一资料采用单侧检验抑或双侧检验,将得到不同的检验结果:

$$u_{a(2)} \quad > \quad u \quad > \quad u_{a(1)}$$
$$(1.96) \qquad (1.88) \qquad (1.64)$$

因此,必须审慎地根据资料性质并考察样本数据特征,对照所设备择假设 H_1 的具体内容,确定是否采用单侧检验。若应该用双侧检验而误用单侧检验,将可能导致假阳性结果;若本可以用单侧检验却仍采取双侧检验,则可能导致假阴性结果,亦即失去了做出正确分辨的机会。后者无疑也是一种失误,且往往不易被识破! 笔者认为:对于单侧检验的选用既要从严掌握,又要在条件已具备时毅然运用,两者皆不可偏废。

(本文承陈峰博士、陈佩珍副教授协助完成,特此致谢!)

参考文献

[1] 杨树勤主编. 中国医学百科全书·医学统计学. 第一版. 上海:上海科学技术出版社,1985,115.

[2] 郭祖超主编. 医用数理统计方法. 第 3 版. 北京:人民卫生出版社,1988,108.

(《中国卫生统计》1999 年第十六卷第二期)

43　回顾与前瞻

—— 为《中国卫生统计》创刊 20 周年撰文

　　《中国卫生统计》杂志于 1984 年创办,至今历 20 年,是我国卫生统计学的核心学术期刊,所发表的原始文献代表着我国在本专业的成就和水平,并被我国主要医学检索工具收录。20 年来,本杂志已经形成自己的栏目特色和编撰风格,并拥有一支高水平的核心作者队伍和相当广阔的读者群体,在卫生统计学以及相关专业领域展示出自己的影响力和知名度。在浩瀚的期刊中,《中国卫生统计》坚定地活跃在自己的阵地上,独立发挥着不可取代的作用。

　　在不同时期,从各自视角对本杂志载文作过实质性统计分析和评述的文章有 4 篇[1]~[4],笔者从中得到了启示和借鉴。

3500 篇载文的回顾

　　本期刊自 1984 年第 1 卷第 1 期至 2003 年第 20 卷第 6 期共出版 110 期,计学术性载文 3500 篇,由 2029 位作者撰稿,这些作者分属于 1145 个单位。全部载文按栏目分列于表 1。其中,在历卷刊出的篇数较稳定的栏目有:论著、论著摘要、短篇报道和学术讨论等(初始的 4 卷因期数较少,未作比较,下同);篇数明显增多的栏目有:计算机应用、新药临床和方法介绍等。这些动态变化大致符合本专业在我国的 20 年发展,同时也反映了作者和读者对相关栏目的关注和需求。

904 篇原始文献的回顾

　　原始文献(primary document,一次文献)是期刊的核心,对原始文献作统计分析是客观评述期刊的重要手段。本期刊的原始文献编纂于 4 个栏目中:论著、计算机应用、医院统计和新药临床,在 20 卷内共计 904 篇。按表 1 的统计口径,在全部载文中占 25.8%,而篇幅之跨度达 47.3%,即大约 1/4 的文章

表1 《中国卫生统计》第1～20卷各栏目文章的篇数

年份	卷号	期数*	论著*	计算机应用	医院统计	新药临床	论著摘要	短篇报道	学术讨论	专题笔谈	方法介绍	实例分析	教学研究	综述	讲座	问题与思考	经验交流	资料★	合计
1984	1	2	21	3	4	0	0	13	2	0	0	0	1	0	2	0	3	5	54
1985	2	4	35	3	10	0	37	16	5	16	0	0	4	1	3	0	0	6	136
1986	3	4	29	0	12	0	29	26	2	19	0	6	4	3	3	5	2	2	142
1987	4	4	29	0	6	0	0	40	1	6	0	4	2	2	3	4	1	10	108
1988	5	6	47	0	0	0	48	80	5	12	0	1	0	0	3	2	0	7	205
1989	6	6	42	0	0	0	47	50	5	23	0	0	0	2	4	0	0	8	181
1990	7	6	47	0	0	0	66	43	7	11	0	0	2	0	1	0	0	4	181
1991	8	6	37	0	0	0	60	41	9	0	0	2	4	4	7	0	0	7	171
1992	9	6	36	0	0	0	65	42	7	1	0	5	0	5	3	0	1	15	179
1993	10	6	32	3	2	0	46	50	10	0	9	9	1	4	2	0	1	19	189
1994	11	6	36	5	13	0	47	35	7	0	9	8	4	4	1	0	2	5	176
1995	12	6	33	6	13	0	53	35	14	17	6	3	4	0	0	0	0	18	202
1996	13	6	34	7	5	0	70	38	7	0	6	0	1	2	0	0	0	24	196
1997	14	6	30	6	0	1	75	42	13	0	4	3	5	0	2	0	0	20	200
1998	15	6	29	7	0	0	67	33	10	0	7	2	1	6	0	0	0	19	182
1999	16	6	37	11	0	5	78	47	8	0	7	3	2	0	0	0	0	19	219
2000	17	6	42	9	0	13	54	67	8	0	4	0	3	2	0	0	0	11	213
2001	18	6	36	14	0	1	69	76	7	0	2	3	4	4	0	0	0	0	216
2002	19	6	45	12	0	0	60	46	7	0	5	2	2	2	0	0	0	0	181
2003	20	6	48	8	0	0	63	37	6	0	2	1	3	1	0	0	0	0	169
合计	—	110	725	94	65	20	1034	857	142	105	61	54	47	42	34	11	10	199	3500

* 增刊、专辑不在统计之列

△ 消息、启事、书讯、简讯、新书介绍等非学术性文章均未列入

★ 内含《调查报告》2篇,《图表》3篇,《机构介绍》1篇,《译文》3篇

覆盖着近一半的版面。

(一)关于内容分类,见表 2。

表 2 原始文献按内容分类的篇数

年份	理论与方法	健康统计	业务统计	计算机应用	新药临床	合计
1984	8	13	4	3	0	28
1985	19	16	10	3	0	48
1986	20	8	12	1	0	41
1987	17	12	6	0	0	35
1988	31	15	1	0	0	47
1989	25	12	3	2	0	42
1990	29	18	0	0	0	47
1991	33	4	0	0	0	37
1992	25	11	0	0	0	36
1993	27	5	2	3	0	37
1994	29	6	13	6	0	54
1995	30	3	13	6	0	52
1996	31	3	5	7	0	46
1997	25	5	0	6	0	36
1998	26	3	0	7	1	37
1999	33	4	0	11	5	53
2000	40	2	0	9	13	64
2001	27	9	0	14	1	51
2002	29	16	0	12	0	57
2003	37	11	0	8	0	56
合计	541	176	69	98	20	904

(1)理论与方法的篇数最多,每年 30 篇左右,均占同年原始文献的半数以上。这从一个侧面反映出本期刊稿源和质量的稳定性。

(2)计算机应用的文章在前 10 年只有 12 篇,后 10 年有 86 篇,符合我国国情,并真实写照了本专业在这方面的快速发展。

(3)卫生统计学在新药临床试验中的应用由来已久,但其重要地位之确立显然是由于我国 1998 年颁布《药品临床试验管理规范》(GCP),并推行 GCP 国际统一标准之需要。本期刊于同年第 6 期新辟《新药临床》栏目,及时选登相关论著。

(二)关于作者(一律取第一作者)

(1)按同一作者发表原始文献的篇数分列作者数及其构成比,可以表述作者撰文的集中程度,并据此反映某期刊作者队伍的结构状态。再拟合理论作者数及其构成比[1]，见表3。并列的实际数与理论数二个分布十分贴近，拟合优度有统计学意义（$\chi^2 = 4.188, \nu = 6, P = 0.651$）。参阅本期刊前20期按相同口径统计的结果[1]，后者的实际作者数与理论作者数二个分布明显偏离（$P = 0.001$）。说明本期刊在创办之初尚未形成结构合理的作者队伍，撰文过于集中。而经过20年创业，不但发表了904篇原始文献，而且已形成人数众多、结构合理的作者队伍。这对于期刊的高效持续发展至关重要！

表3 按发表原始文献篇数分列作者数并与理论作者数比较

原始文献 篇 数	作者数		构成比(%)*	
	实 际	理 论	实 际	理 论
1	444	444.0	75.4	75.4
2	75	78.5	12.7	13.3
3	27	28.5	4.6	4.8
4	19	13.9	3.2	2.4
5	11	8.0	1.9	1.3
6	5	5.0	0.8	0.8
7	4	3.4	0.7	0.6
8	1	2.5	0.2	0.4
9	1	1.8	0.2	0.3
10	1	1.4	0.2	0.2
11	0	1.1	0.2	0.2
12	1	0.9	0.2	0.2
合计	589	589.0	100.0	100.0

* 以发表1篇原始文献的作者数444为基数，令原始文献篇数为 X，理论作者数为 $\hat{Y}$，按 $\hat{Y} = 444/X^{2.5}$ 拟合。

表4 按时间段分列的多产作者（前5名）*

排序	1984～1988年		1989～1993年		1994～1998年		1999～2003年	
	作 者	篇数	作 者	篇数	作 者	篇数	作 者	篇数
1	朱国栋	4	范思昌	4	陈 峰	8	张岩波	5
2	陆守曾	4	饶克勤	4	苏炳华	4	郭 静	5
3	胡克震	4	田凤调	3	陈长生	4	高 歌	5
4	陈启光	3	刘韵源	3	项永兵	4	刘 沛	4
5	徐勇勇	3	张罗漫	3	徐勇勇	4	余红梅	4
	章扬熙	3	苏 志	3			陈长生	4
	黄正南	3	陈 峰	3				
			陈建国	3				
			徐勇勇	3				

* 凡与第5名发表原始文献篇数相同的作者均保留

（2）以每 5 年为一时间段,在各时间段发表原始文献篇数最多的前 5 名作者姓名见表 4。对比 4 个时间段,可见多产作者更迭频繁,新人辈出,接替年长作者的势头迅猛,表现出本专业和本期刊的蓬勃生机!

（3）按作者所在地区分列的原始文献篇数见表 5。前 15 名的地区发表784 篇,占总篇数的 86.7%;前 5 名者 455 篇,占 50.3%,可见地区分布颇不均衡。

表 5　按作者所在地区分列的原始文献篇数

地区	篇数	构成比（%）	地区	篇数	构成比（%）
上海	114	12.6	吉林	17	1.9
北京	98	10.8	浙江	16	1.8
江苏	86	9.5	河北	14	1.5
辽宁	80	8.9	广西	14	1.5
广东	77	8.5	云南	13	1.4
陕西	66	7.3	河南	11	1.2
四川	60	6.6	天津	8	0.9
山西	38	4.2	内蒙古	7	0.8
湖北	34	3.8	江西	5	0.6
湖南	27	3.0	贵州	4	0.4
山东	25	2.8	甘肃	3	0.3
黑龙江	24	2.7	新疆	3	0.3
福建	20	2.2	宁夏	2	0.2
安徽	18	2.0	美国	2	0.2
重庆	17	1.9	日本	1	0.1
			合计	904	100.0

（4）按作者所属单位分列的原始文献篇数,取前 31 名(最后 3 名篇数相同),共 551 篇,占总篇数的 61.0%,见表 6。表明原始文献的作者多集中在医学院校和高层科研部门。全部原始文献的作者 589 名分属于 292 个单位,按这些单位的性质分列于表 7。其中只发表过 1 篇原始文献的单位有 203 个,占 69.5%,再参阅表 7 的构成比,可见各类单位的分布相当广泛。综上所示:作者的"集中性"和供稿单位的"广泛性"正是本期刊原始文献稿源的真实现状。

表6 按作者所属单位分列的原始文献篇数(前31名)

名次	单 位	篇数	名次	单 位	篇数
1	第四军医大学	58	16	第一军医大学	12
2	中国医科大学	41	17	大连医科大学	10
3	上海医科大学	40	18	福建医科大学	10
4	华西医科大学	39	19	中国医学科学院	10
5	南通医学院	30	20	白求恩医科大学	9
6	山西医科大学	30	21	第三军医大学	9
7	中山医科大学	27	22	南京铁道医学院	9
8	哈尔滨医科大学	23	23	卫生部统计信息中心	9
9	上海第二医科大学	21	24	徐州医学院	9
10	湖南医科大学	20	25	安徽医科大学	8
11	中国预防医学科学院	19	26	河南医科大学	8
12	同济医科大学	18	27	南京医科大学	8
13	北京医科大学	16	28	重庆医科大学	8
14	第二军医大学	15	29	华北煤炭医学院	7
15	山东医科大学	14	30	军事医学科学院	7
			31	浙江医科大学	7
				合　计	551

表7 按单位性质分列的原始文献供稿单位数

单位性质	单位数	构成比(%)
大中专院校	93	31.9
医院	84	28.8
卫生防疫部门*	54	18.5
科研单位	35	12.0
卫生行政部门	26	8.9
合计	292	100.0

*其中包括3个妇幼保健院(所)

(三)关于引文

(1)按引文数分列的各栏目原始文献篇数见表8,表下部是每篇文章的平均引文数。《论著》和《新药临床》的平均引文数明显多于其他栏目者,而总体平均引文数偏少。

表8 按引文数分列的各栏目原始文献篇数

引文数	论 著	计算机应用	医院统计	新药临床	合 计
0	27	33	49	1	110
1	20	3	1	1	25
2	58	13	6	3	80
3	101	17	5	3	126
4	120	11	2	1	134
5	102	9	2	3	116
6	69	1	0	2	72
7	59	0	0	4	63
8	51	4	0	1	56
9	35	1	0	0	36
10	36	1	0	0	37
11	13	0	0	0	13
12	9	0	0	0	9
13	5	0	0	1	6
14	5	1	0	0	6
15	8	0	0	0	8
16	2	0	0	0	2
17	2	0	0	0	2
18	1	0	0	0	1
23	1	0	0	0	1
33	1	0	0	0	1
合计	725	94	65	20	904
每篇平均引文数	5.5	2.6	0.7	4.8	4.8

(2)原始文献的引文按类别和语种分列的篇数见表9。

表9 按类别和语种分列的原始文献引文篇数

类别	中文	英文	其他语种	合计
期刊	1144	1311	8	2463
书籍	1007	489	6	1502
资料	234	165	3	402
合计	2385	1965	17	4367

（3）原始文献的引文按间隔年限和中、外文分列的篇数见表10（"间隔年限"系指原始文献发表时与所用引文发表时之间的相距年数）。表的下部是引文的平均间隔年限，外文者比中文者平均延后达 5.3 年，可见参阅外文文献的条件亟待改进。

表 10　按间隔年限和中、外文分列的原始文献引文篇数

间隔年限	中文	外文	合计
0	35	9	44
1	216	37	253
2	340	95	435
3	301	120	421
4	289	115	404
5	232	142	374
6	205	139	344
7	137	125	262
8	132	121	253
9	95	98	193
10～14	286	452	738
15～19	53	225	278
20～24	38	122	160
25～	26	182	208
合计	2385	1982	4367
平均间隔年限	6.4	11.7	8.8

载文被引用情况

期刊文献被引用次数反映了该文献的影响力。笔者通过中国期刊网CNKI数字图书馆，对《中国卫生统计》1994～2003 年被引用情况进行了检索，结果列于表 11。可见，本期刊被引用次数呈逐年增加之趋势。

表 11　《中国卫生统计》1994～2003 年被引用情况

年份	被引用次数	年份	被引用次数
1994	236	1999	307
1995	237	2000	361
1996	257	2001	353
1997	275	2002	378
1998	281	2003	396
		合计	3081

前　瞻

参照上述回顾性分析，笔者就以下三个方面提出建议和希望。

(一)栏目

栏目是组成期刊的独立单元，宜根据本专业的学科发展和相关学科的需求，以及某些社会热点问题，有扩有缩，有进有出，有分有合，及时辟出适当的版面来吸纳更迫切、更及时、更受关注的优秀文章供作者与读者交流，以此体现出期刊灵敏的应变能力。目前，如疾病控制，预测、预报、预案，新药临床试验设计等范畴都为卫生统计学施展效能提供了巨大的空间。

(二)作者

作者和读者是期刊生存的两块基石。作者本身也是读者，而且是其中最活跃的部分；同时读者群体又是培养作者的最佳园地。作者的业务水平和人员结构更是期刊提高、延续、发展的根本保证。本期刊已经拥有的核心作者队伍尚须不断壮大和更新；同时，尤其应关心和鼓励下列三类作者：从事非卫生统计学专业的作者，相关基层单位的作者，历来供稿偏少地区的作者。

(三)审稿

应该肯定：本期刊的审稿工作一贯严肃认真和慎选慎定，保证了载文的质量和水平。而对于某些有欠缺的稿件，宜尽量提出具体的修改建议甚至参考文献；即使已经决定不予采用的稿件，也要实事求是地肯定其正确部分并指出症结所在，使投稿者在接受退稿时获得教益和鼓励，激发其再次投稿的兴趣。

近20年来，卫生统计学本身及其在相关领域的应用均有明显进展，使本专业在规范医学研究设计、正确分析医学统计数据、严格检验医学研究成果和提升医学科研水平等方面的价值和效能受到空前的关注。随着研究课题不断深化，采用精确的量化表述已成为研究者的共识，这无疑对卫生统计学之需求更加迫切和广泛。而《中国卫生统计》为此提供了最直接、最实际、最及时、最有效、最开阔的交流平台，并具有一定的导向性。

回顾《中国卫生统计》杂志20年之历程，充实而丰满；展望其未来，前景宽阔，任重道远。

参考文献

[1] 蔡辉,陆守曾.《中国卫生统计》杂志 20 期计量分析.中国卫生统计 1990;7(1):1.

[2] 陈育德.办好杂志,促进卫生统计学科与卫生统计事业的新发展——纪念《中国卫生统计杂志创刊十周年》中国卫生统计 1994;11(5):3.

[3] 郭祖超.欢庆《中国卫生统计》杂志创刊十周年纪念.中国卫生统计 1994;11(5):7.

[4] 孙高,郭继军,任继萍.《中国卫生统计》十年载文分析.中国卫生统计 1994;11(5):36.

（《中国卫生统计》2004 年第二十一卷第五期）

44 从宏观视角认识医学统计学

——构建医学统计学的"三个板块"

如何总结医学统计学这门课程？我曾经尝试过多种办法。但是收到的效果都不甚满意。不满意的原因是将总结看成了复习。但一门课程的总结不应该是复习，应该是从宏观的视角对这门学科作整体的提炼和概括！只有这样，总结才会出新意。所以这次课，在整个教学过程中仍然是一堂"新"的课！

从整体来看，医学统计学这门学科是由以下三个板块构建而成的：基本概念、研究设计和统计分析。三个板块均有其特定的范畴，互不交叉，各个板块均有其独特的核心。以标准差为例：标准差原本是用来描述个体变异的，同时标准差又直接影响抽样误差的大小，这是标准差的基本概念。标准差作为一个统计指标，可以利用它确定个体变量在其从属的总体中的位置，不同的位置出现的概率不同；还可以利用它计算正常值范围和非正常值范围的界限，这属于统计分析的范畴。若要比较一个定量指标在多组间的差别有无统计学意义，一般要求各组个体变异相同或接近，这可以通过方差齐性检验（即检验各组方差或者标准差是否相等）来解决，这是研究设计的内容。

以上讲的是三个板块的独立性方面，这里用"板块"一词是要强调它们的独立性。同时，这门学科又是由三个板块构建起来的，用"构建"一词是要强调这三者之间又有不可分割的联系，这是另一方面。若用"重要、密切"，"非常重要，非常密切"来描述这种联系均显得不够劲，不到位。我认为用"微妙"一词方能反映其中之奥秘。

为了形象地说明这种"微妙"的关系，不妨打个"拉胡琴"的比方。对于拉胡琴来说，右手是出声音，出成果的，相当于统计分析。但这个成果的起源是左手的定音！左手相当于研究设计。演奏好一首乐曲，需要左右手的紧密配合。同样，一篇优秀的研究报告，只有强调研究设计和统计分析的紧密配合，方能相得益彰。两者配合得不好的情形，有以下两种：

第一种情况，左手按琴弦按得很努力，很准确，但右手拉得没有力量或用力不当。尽管定音是好的，而听众却听不出悦耳的乐曲来。即研究设计是好的,但统计分析不到位,没有将依照研究设计得出的信息正确反映出来。

第二种情况,右手的拉功是好的,但左手按弦的功夫不到家,音定不准,演奏出来的音乐将是跑调的,最糟糕的就不是在拉胡琴,而是像在拉锯。

这两种情况,前者比较少见,而后者即研究设计不到位、不正确者却比比皆是。更有甚者是全然没有设计之意识。"没有设计就是一个蹩脚的设计"。统计分析做得很好,看起来相当美观,实际是个误导,而"美观的包装"将使误导更易被人相信。切记:设计没有给予的东西,即琴弦上定音没定好,是绝对拉不出好乐曲的。这两者之间的关系,一个是潜在的,一个是表现出来的,一定要配合默契。

还有一个非常重要的第三板块就是"基本概念"。两只手拉胡琴,"基本概念"就相当于演奏者的两只耳朵。拉胡琴效果的好坏在很大程度上取决于两只耳朵是否具备非常敏锐的辨音能力。耳朵的作用是一边听音,一边向中枢发出信号,再指挥两只手不断调整动作。过去无锡有个瞎子阿炳,拉得一手名曲"二泉映月"。但我们难以设想"聋子"会拉好胡琴。一位技艺高超的胡琴演奏家,演奏进入佳境之时,往往两眼微闭,两耳倾心,可谓如痴如醉!基本概念对于一项研究的重要性恰如两只耳朵对于拉胡琴,是始终起着主导作用的。

医学统计学中的"基本概念"、"研究设计"和"统计分析"三个板块间的关系就好比拉胡琴时的两只耳朵和左右手间的关系。如果能够领悟这个形象的比喻,对统计学中三个板块的认识想必会比较深刻了。一般容易看到的是统计分析的结果,如统计分析的 P 值多大,有没有统计学意义等。但这只是表象,或许仅仅是错觉。其实右手的拉功,在三个方面之间不过是个"打工者",是出力气的,它必须听命于左手的定音,在这个意义上来看,左手起码是个"工程师"。但不论"打工者"还是"工程师",都得听"老板"即两个耳朵的指挥。

所以在对一项研究所得资料进行统计分析时,要牢牢记住首先考察研究设计好不好?有没有疏漏?如果研究设计有问题,统计分析再精确,则所得结论也是不可靠的。而如果在统计学应用过程中,在基本概念上出了差错,那就更是全盘皆错了。

下面分别谈谈这三个板块的核心内容:

第一个板块是基本概念。基本概念的核心是抽样误差。由于有抽样误差的存在,所以任何统计结论均含有不稳定性。可以说,抽样误差是医学统计学的灵魂。若去掉了抽样误差,这门学科也就不必存在了。

抽样是无处不在的。以计算均数为例,得到一个点估计以后,还要给出其相应的标准误。这个标准误对于均数来说是保驾护航的,是用来说明均数点估计的稳定程度的。以假设检验为例,结论是有统计学意义或无统计学意义,结论都是有风险的,只不过这个风险被控制在 $P \leqslant \alpha$ 或 $P \leqslant \beta$ 的范围内。再以回归分析为例,回归直线看起来是准确的,其实它亦有自身的可信区间。也许,有人说总体是稳定的。而从统计学研究的角度来说,总体往往是虚构的,因为事实上能够看得见,摸得着的只会是样本。概言之,由于抽样误差的存在,所以所有的统计学结论均是不稳定的;反过来说,绝对稳定的结论就不是统计学结论。

那么抽样误差是来自哪里呢? 抽样误差的来源是个体变异,且与个体变异呈同步变化;而抽样误差产生的条件是抽样。有了来源,又有了产生的条件,抽样误差必然出现。处理抽样误差的出路有两条:可信区间和假设检验。两者的原理是相同的,但两者提供的信息是不同的。简单的说,可信区间告诉我们的信息是参数在哪里,即参数在某个范围内;而假设检验告诉我们的信息往往是参数不在哪里,若检验结果拒绝了 H_0,即假设检验的结论是告诉我们参数不在 H_0 所定义的总体。

第二个板块是统计分析。我们经过对统计指标的统计分析获得统计学结论。采用什么方法来做统计分析呢? 这里必然涉及到对方法的选择问题。选择统计分析方法的依据有两条:第一条是研究目的;第二条是对研究资料的辨识。所谓"辨"是指分辨,"识"是指认识。分辨要准确,认识要深刻。研究目的是研究者自己定的,当然非常清楚,不需要统计学家操心;而对于资料的辨识,则大有文章可做。研究目的是研究者的意图,即想要做什么? 而对资料的辨识,则告诉研究者能够做什么? 如研究目的欲做回归分析,而资料里却没有自变量,没有自变量显然无法做回归分析。所以统计分析的核心就是对统计资料的辨识。只有正确、深刻地辨识了资料,才能找到最优的统计分析方法,当然还有次优方法,第三优的方法,…,当然也有不能选择的方法。关于这一点,很多同学经常问我这样一个问题:"老师,我不是学统计学专业的,我要求不高,只想知道什么资料用什么方法就可以了"。我实在不知道对于统计分析来说,除了会选方法外还有什么更为关键的难题? 我学了大半辈子了,还只是勉强能够知道什么资料用什么统计方法。这个要求不是不高,而是很高。统计方法的选择绝对不是进电影院看电影"对号入座"那么简单。如果要拿进电影院作比方,那一张票则对应几个座位,一个座位又对应几张票。这又有点类似于医生开处方,对于同一个患者,诊断也一样,不同的医生可以开出药物的剂量不同,种类可能也不同,各有各的道理,不是简单的正确或不正确。

统计分析的核心就是对资料的辨识。辨识得准确到位,就比较容易找到合适的方法。下面从三个方面谈资料的辨识。

对统计资料的辨识之一:资料分类。按照我们的教科书,资料分三类:定量、定性和等级。形成这三类资料是有一个过程的。我做学生的时候只有定量和定性两类。而等级资料是逐渐被认识和接受的。国内正式被人们接受是1984年《中国医学百科全书·医学统计学》分卷的问世。从其历史沿革来看，等级资料这一资料类型最初是介乎定量资料和定性资料之间，过去亦被称为"计数计量资料"。有一本国外的专著将等级资料视为定量和定性的"border land(边缘地带)"，颇为形象。

定量资料常见的有药物剂量(人定的)、血脂(测量的)、期望寿命(估计的)等；定性资料中最典型的是性别，还有原发病和继发病、用药后有无不良反应等。这两类资料是很容易区分开的。那么，如何区分定性与等级，以及定量与等级呢？定性与等级的本质区别在于是否有序，定性资料是无序的，如血型、疾病分类(习惯上可能有某种顺序，但本质上是无序的)等，而等级必然是有序的，如疗效(痊愈、显效、有效、无效、死亡)、心功能分级等。而定量与等级之间的本质区别在于是否可以度量，定量资料是可以度量的，而等级资料的不同等级之间只有高低、强弱、严重程度之分，是不可度量的。比如病人自觉的疼痛感，中医对脉象、舌象的描述等。

对统计资料的辨识之二：相关。关于相关，我想谈以下三个问题：

1. 有关与无关

相关大致可以分五种：无关、低相关、中等相关、高相关、完全相关。其中"无关"是理论上的，实际情况并不存在。完全相关是人为指定的，是函数关系，是确定的，不是统计问题，如1公斤等于2斤。低相关时 r 很小，实际情况是存在的，但在统计学上的意义难以界定，可以忽略不计。中等相关必须做假设检验。而高相关，若 n 不太小，则可以确认。

"有关"其实是一种共变关系。"无关"是一个变量在变，另一个不变。

2. 交叉与并列

这个问题，有时是被忽视的，甚至是被错误理解的。以常见的两类四格表为例：

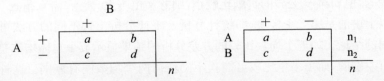

第一个(左侧)是考察两个方法对同一批样品检测结果(分阳性和阴性)相关性的配对四格表，即对同一样本根据两个指标交叉分组。第二个(右侧)是两个率比较的成组四格表，是并列关系。两者感兴趣的问题不同。前者关注

的是相关性,用 ad/bc,即 ad 超越 bc 的优势来刻画;后者关注的是两个率 a/n_1 和 c/n_2 的差异比较。两者的区别具体可概括为 4 点:

(1)研究目的不同。前者考察相关程度,后者考察强度差别。

(2)设计不同。前者是一个样本,后者是两个样本。

(3)排列方式不同。前者交叉,后者并列。

(4)结论的意义不同。前者是相关意义,后者是优效意义。

3. 相关与回归

相关与回归,由于两者的关系非常密切,所以一般将它们放在一起讲解。但应注意两者的区别:

(1)从方向来看,相关是双向的、可逆的,可以是 X 影响 Y,也可以是 Y 影响 X;而回归是单向的、不可逆的,只能是 X 影响 Y,即由 X 估计 Y。

(2)从表达的结果来看,相关系数表达相关的有无、密切程度和方向,是一种相对关系,它没有单位;而回归表达一种数量依存关系,回归系数是有单位的,其单位为"Y 单位/X 单位"。

(3)相关具有相对意义,回归具有绝对量的意义。

对统计资料的辨识之三:多因素问题。多因素研究的核心是选择变量,怎么选,简单地说是"去伪存真"! 可疑因素的筛选有点象破案中对嫌疑对象的排查,除去假的,留下真正起作用的。这里,要注意两个问题:

(1)找原发的。如有篇报道说:有人发现一对夫妻有 9 个相同:同年同月同日生,年龄相同,属相相同,同一个产房生的,出生地相同,同姓同乡。其实这 9 个"同"里面只有 4 个是原发的——同日出生、同产房出生、同姓、同乡,其它 5 个"同"都是由此派生的。再举个医学上的例子,一地方刊物上有篇文章报道"工人的年龄和铅中毒的严重程度有关"。实际上年龄是虚的,应该是工龄;但工龄也有虚的成分,进一步讲应该是"接触铅的时间";更进一步讲,真正直接起作用的是"血铅含量",这才是原发的。

(2)找强势的。找自变量,除了找原发的,还要找强势的,虽然有的自变量是原发的,但如对 y 变异的贡献比较小,则意义也不大。

以上讲的是第二个板块,即统计分析。统计分析中选不同的方法可以得出不同的结论。如五个均数比较的方差分析的结果显示五个总体均数总的来说是有差别的,而用多重比较可能找不到任何两个均数间有差别。这种情况在统计学中并不稀罕。不同的方法均有其理论依据和来源,有各自的原理、公式、工具表,都是正确的。所以不要轻信任何一种方法的结果是唯一正确的,结论是绝对的。当然,对于同一资料,不同方法(都是正确的)分析结果的差别一般也只是在"边缘"(即假设检验的 P 值与检验水准 α 比较接近时)才出现。

第三个板块是研究设计。研究设计是医学统计学和医学其他学科的连接点。也正是因为这样的关系，对所有医学生而言，医学统计学是必修课。也可以说研究设计是其他学科运用医学统计学的起点。研究设计中有很多内容。大致分两部分：第一部分是设计的要素，包括研究因素、对照组、样本含量问题、可比性等；另一部分是各种方法及其相关原理。一般来说，前者是相对稳定的，后者是层出不穷的，不断更新的。研究设计的核心是保持必要的组间均衡性。组间均衡性有三层涵义：

（1）混杂因素在各组间必须均衡一致；

（2）对照组要有可比性，特别要注意同步；

（3）排除研究中的主观性（来自观察者和被观察者）。

我所概括的医学统计学的内容就是这样三个板块，既包括它们的独立性，又包括三者间的构建关系，具有贯通全书和浑然一体的意义。最后，我还要归结到拉胡琴上来。要拉好医学统计学这把"胡琴"，第一，"听力"要敏锐，即对基本概念的理解要深入、透彻；第二，"定音"要准确，即对设计的要素和方法一定要把握准确；第三，"拉功"要到位，即统计分析要充分，能反应出按研究设计所贡献的信息！只有协调好三个板块之间的"微妙"关系，才能演奏出各种"美妙"的乐章。

（为南通医学院 2003 级硕士研究生开设的讲座）

45 对医学统计学应用现状的四点看法

编者按：

近年来，卫生统计学作为一门方法学与应用学科，随着医学科学的迅猛发展和多学科研究工作的开展，日益受到人们的重视和关注。然而在对统计学基本理论和方法的理解上，以及统计学理论的实际应用上依然存在误区。本刊编辑部特约南通大学公共卫生学院的陆守曾教授就目前医学统计学应用的现状发表观点，以期引起更多人的注意，促进我国卫生统计学的发展。

第 1 点看法：研究设计与统计分析密切相关，但前者多处于弱势。这两者原本应是明确的前因后果关系，但在某些论文中，若从结果向前推，检查其设计，往往会发现设计不明确，有的不完善、不完整；还有的字里行间表露出研究者对研究设计并不主动，甚至看不出对研究设计做过认真考虑。这对整个研究是有损失的。我认为导致这种现象的原因主要有两个：

（1）在医学统计学这门学科的发展过程中，研究设计本身就是滞后的：即先出现应用于统计分析的方法，后形成研究设计的观念。如最先提出统计学分析理论和方法的专著是 R. A. Fisher 在 1925 年出版的《研究工作者用的统计方法》，而我所看到的医学研究设计专著是 W. G. Cochran 在 1957 年出版的《试验设计》。这两本书问世的时间相距 30 年之久。

（2）另一个原因是我们的一些教科书、参考书和工具书没有把研究设计放在一个应有的位置。我自己在 20 世纪 50 年代初所学习的多种教材当中也没有涉及到研究设计的内容。

第 2 点看法：基础理论与实际应用密切相关，但前者多处于弱势。这里所说的基础理论是指本学科宏观上的 4 个主要基本概念：个体变异、抽样误差、可信区间和假设检验。由于基础理论未受到足够重视，可能出现两个弊端：一是研究者对统计方法（包括研究设计方法和统计分析方法）的选择不正确或不是最优方法；二是对这些方法利用得不充分、不到位以及连续性、系统性和深入性不够。比如，适宜运用综合分析时，因对基础理论认识的局限，而难以完整地获取多种方法的综合效果。

如果把第 1 点看法和第 2 点看法结合起来,则医学统计学包含 3 个内容:基础理论、研究设计和统计分析,姑且称为 3 个板块。每一个板块各有其独特的领域,其涵义十分明确,而这 3 个版块之间又有着极其密切的关系,在实际应用时必须协调好。打个比方:就像"拉胡琴"。观众首先看到的是演奏者的右手,活动幅度非常大,声音是拉出来的,但是,无论怎么使劲拉,也只能"出声音",声音的高低却不是右手决定的,而是左手决定的。左手给出的声音是潜在的,右手只是将左手规定的声音发扬出来而已。当然,只有两手配合得好,才能演奏出美妙的音乐。我认为研究设计相当于左手的功能,而统计分析相当于右手的功能。如果左手没有定音,右手永远也拉不出想要的声音。研究设计事先没有考虑到的,统计分析是不会得出相应结果的。这正是两者前因后果的关系。那么基础理论的作用又在哪里呢? 在演奏者的耳朵里,也就是听力。演奏者通过听力来及时协调两只手的动作。研究设计类似于左手定调,统计分析类似于右手出声,都必须在基础理论,即耳朵听力的控制下才能配合默契。

第 3 点看法:实际应用的现状和专业人员已达到的学术水平密切相关,但前者多处于弱势。这里所指的实际应用包括整个医药卫生领域,甚至更大范围。有一个现象大家比较熟悉,几十年来不少国内外的有识之士对各种刊物进行过调查,评价本期刊或某些期刊在一定时限内有百分之几的论文应用研究设计或统计分析不恰当,甚至没有进行研究设计和统计分析。据我所看到的材料,不合格率大多在 30%～60%之间。这个数字几十年来几乎没有变化! 如《中华心血管病杂志》第 37 卷第 7 期(2009 年 7 月)载文对本期刊第 35 卷第 12 期～第 36 卷第 11 期共 200 篇论文作了检查,发现其中应用医学统计方法不当者有 49 篇,接近 1/4,而出现各种错误或欠缺者则达 101 篇,占半数。

半个世纪以前,医学统计学尚在初级发展阶段,当时的方法很有限,但这些方法却多被成功运用过,如用三元回归解决由身高和体重估计体表面积,用 12×12 拉丁方对 12 种药进行筛选(通过 144 只猫的实验),用平衡不完全区组处理实验室条件局限的问题等,在当时均属于相当先进的设计和统计方法。近 30 年来,计算工具和方法有长足的进步,医学统计专业人员的学术水平提高得较快,但从宏观上看,实际应用的现状并未得到相应同步提高,两者的差距似有进一步扩大之趋势,当引起我们的关注!

第 4 点看法:医学结论与统计学结论密切相关,但前者多处于弱势。从获得统计学结论到作出医学结论,我个人的原则是:①不能直接将统计学结论当作医学结论,②统计学结论并不等同于医学结论,③统计学结论是量化的,但这个量化的值不可直接用于医学结论。简述为:不直接、不等同、不量化。那么它们之间究竟是什么关系呢? 我的认识:统计学结论只能"渗透"入医学结论。试通过一个比喻来释义。设统计学结论为"盐",它对医学结论的作用为"咸味",二者的联系和区别如下:

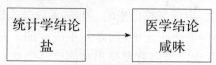

联系:盐越多,咸味越浓;盐越少,咸味越淡。

区别:①可量化　　　①不可量化

　　　②表述:X 克　　②表述:太淡、稍淡、适中、稍咸、太咸

　　　③精确　　　　③不精确

　　　④有共识的界定标准　④一般难有共识的界定标准;即使有,仍含主观因素

上述四点看法为个人初识,敬请指正。

(《中国卫生统计》2010 年 4 月第 27 卷第 2 期)

46 我对培养专业人才的认识

我从事的专业是医学统计学,把覆盖的领域扩大,就是生物统计学。

既然选择教师作为职业,就必须以培养人才为己任,并为之奋斗终生。

如何选才?

我录取研究生有一个原则:诚实。1983 年在面试一位上海医学院的考生时,我们有如下一段话:

问:上医有 4 位本专业的教授、副教授招研究生,又是首批博士授予点,你为什么不在母校报考?

答:我本来想报考本院张照寰教授的研究生,我很崇敬他,但他今年"轮空",没有名额,明年招。

问:你为什么不明年在考呢?

答:我今年已到了报考研究生的最高年龄,明年不能报考了。

问:你认识我吗? 为什么不报考其他名牌学校?

答:我原来不认识你,是张教授推荐我报考的。

这些问题的回答堪称朴实无华,绝无恭维或取悦之嫌,我录取了他。后来遇见张教授,得知确实如此。

一个诚实的人才能好好做学问,好好做人。我很看重这一点。很幸运,我培养的几位都诚实可信。

培养什么?

①培养基础知识和基本能力。导师的学识和能力是有限的,而且有明显的时限性。但经过几十年的历练,总应该在所从事专业的基础知识和实践能力方面有较好的功底。导师就应该在这些方面毫无保留地培养学生。

②培养兴趣。有的学生本来就对这门专业有兴趣,当然很好;有的人却未必,需要导师来培养。我曾接受一名进修生来学习"体育统计学"。初来时,她

并不了解这门学科，更谈不上兴趣，只想"试试看"。有一次她谈到三级跳成绩（三跳总距离）的关键是第二跳的距离：太长，会导致第三跳发挥不佳，影响总距离；太短，也会影响总距离。并提供了一份世界上若干名高水平运动员的资料。我把第二跳距离设定为 X，把三跳总距离设定为 Y，拟合出(X,Y)的二次曲线方程——一条含极大点的抛物线，并求出与 Y 极大点对应的 X 理论值及其相应的区间，这就是理想的第二跳距离。这个实例启发了她对本学科的兴趣。二十余年过去了，她已在美国获得了终身教授资格。

兴趣是可以培养的。一个人对学科有了兴趣，就会自觉地奋力进取，并且每天都做自己喜爱的事情，这正是每一位学者所期盼的。

③培养悟性。不同的人在不同的领域有着差异很大的悟性。本来对所从事的专业就有很好的悟性，这是缘分；经过启发提高了这方面的悟性，也很好；经过引导和努力仍有困难，那就不如放弃。我认为：医学统计学毕竟不可能普遍适合于每位学子，其要求甚至比某些学科更加苛刻，切不可强求。

如何培养？

我的做法分三步：领进门，拉一把，推向前。其中第一步是最关键的。我有一位研究生毕业于某名牌大学数学系，对他来说，"转变观念"是学习医学统计学必须跨过的头道门槛，否则就进不了门。医学统计学属于医学，研究的对象是人，其最大的特点是个体变异和不确定性。这正好与数学的证明、推导、确定、准确、统一等观念相对立。医学统计学是医学研究与统计学概念和方法的结合体，是一门交叉学科。以上就是我给这位刚刚入学的研究生上的第一课的主旨，同时我还要求他选修若干门医学基础课和临床课。他终于顺利地入门了。历经二十余年的不懈努力之后，他已成为把统计学融合于医学，掌握医学统计学达到浑然一体、捭阖自如的成功学者。

"拉一把"的意思是指明方向，给学生创造机会。至于"推向前"，就是要学生自己去做，我从不取代。实际上，在"推向前"的过程中，我会逐渐感到轻松，然后是跟上，再后来是跟不上了，于是我发觉，有的学生已经走在我前面，而我却落在了他的后面，这时，即使想推一把，也已经够不着了。他成熟了，飞腾了，我在下面笑了！

培养专业人才，并不在于数量多少。哪怕只培养出一名，只要确实非常优秀，那么，他将会对本学科的发展作出贡献，甚至在某个领域发挥导向作用，其中也包含我的一份贡献，我的志向只有这么大，知足了。

（《百年通大文化丛书·医学篇》2012 年）

47 郭祖超传

郭祖超(1912—1994)，医学统计学家，军队卫生统计学家，医学教育家。他于20世纪40年代最早在我国系统地介绍医学统计方法，著有《医用数理统计方法》一书，是我国医学统计学的开拓者，为推动中国医学科学的发展作出了重要贡献。20世纪50年代初，为适应中国人民解放军在现代战争中卫生工作的需要，他着手创立军队卫生统计学，是第一位运用现代统计学方法搜集和分析中国人民解放军卫生工作统计资料的组织者、指导者和实施者。他为我国培养了一大批优秀的高级专业人才。

郭祖超，于1912年1月20日生于江苏省青浦县(今上海市青浦县)一个知识分子家庭。其父郭庆镛原是清末秀才，新学兴起后曾担任过中、小学教师，很重视对子女的教育，常告诫子女们："鸡鸣而起，孜孜为利者，妬之徒也。"这句话在郭祖超幼小的心灵中留下了深刻印象。

郭祖超7岁入初小学习，9岁升入青浦商校，11岁读初中，14岁以第一名的成绩录取于著名的江苏省立第一师范学校(后为苏州中学高中师范科)。在第一师范学校他学至17岁，因家境不济而辍学，暂在苏州任小学教师一年。次年复学后，他即以苏州中学高中师范科第二名的成绩被保送至当时的最高学府——中央大学，入教育学院教育心理系。经过四年半工半读的大学生活，郭祖超于1934年以系第一名的优异成绩毕业，并留校任教育统计学助教，时年22岁。

1937年，抗日战争爆发，郭祖超只身随中央大学内迁重庆。他出于爱国热忱，于1939年与同事深入黔、鄂、川腹地进行中、小学教育测验。1943年，经同窗吴襄推荐，郭祖超调中央大学医学院公共卫生科任统计学讲师。在此之前，他曾受业于教育统计学家艾伟教授。在他即将转向医学统计专业时，著名心理学家潘菽教授对他恳切地说："医学上的数据绝大多数是用仪器测量而得的，比较客观，其中蕴藏着深刻的规律性。医学统计是发掘这些规律的有力武器，但目前在这方面仍是一片未开垦的处女地，希望你好自为之。"郭祖超对此铭记在心。从此,他以医学统计学为自己的毕生事业。

1945年,郭祖超升任副教授,时年33岁。抗战胜利后,1946年5月郭祖超随校迁返南京。1947年,由医学院推荐,世界卫生组织资助,郭祖超于9月去美国约翰·霍普金斯大学公共卫生学院进修生物统计,在统计方法、生命统计及寿命表、医院统计、流行病学等方面得到了深造,并加入美国统计学会。

1948年9月,中国人民解放战争正在节节胜利,南京国民政府已惶惶不可终日,这时郭祖超毅然如期归国,并拒绝了前往台湾的劝说。在一些中国共产党地下党员的影响下,郭祖超积极参加了南京解放前夕的护校应变活动,迎接曙光的来临。

1951年,郭祖超升任教授,时年39岁。1953年,医学院改建为中国人民解放军第五军医大学。为适应公共卫生学科须深入军队卫生工作的新形势,郭祖超要求到基层搜集第一手资料。他率领一个11人小组来到当时的沿海前线地区——舟山群岛,成功地进行了两个月的实地调查,为后来建立军队卫生统计学作了初探。1954年2月,郭祖超奉命赴朝鲜参加抗美援朝卫生工作总结。他提出了要对中国人民志愿军的卫生工作统计资料进行全面而系统的汇总,以利我军在现代战争中的卫生建设。这一建议后来被全面实施了。同年8月,第四、五军医大学合校,郭祖超举家随校迁往西安。在第四军医大学的30多年中,郭祖超一直担负着繁重的教学、科研、咨询等任务,并有大量著述问世。

1956年6月17日,郭祖超加入了中国共产党。1960年11月,郭祖超由职工被批准为中国人民解放军军人,并由国防部授予中校军衔。1964年1月晋升为上校。1986年晋升为一级教授,享受正军级待遇。1988年改为文职。

锐意著书立说　拓铺科研大道

郭祖超著述丰硕,每个时期都有代表性作品问世,其中尤以第一、二、三版《医用数理统计方法》一书最为卓著,并在学术界产生了深远影响。

郭祖超于1943年投身医学统计学领域并矢志拓荒之初,所见偌大一所中央大学图书馆中的统计学书籍总共不足10本,且多为外文,临床上常用的正常值也从国外照搬。人们尚未充分认识到运用统计方法对医学数据进行处理分析以揭示其固有规律的必要性。为此,他认为首先应编写一本系统介绍医学统计学方法的教科书,必须从医学实际问题出发,充分运用中国人自己的资料,来阐述统计学的基本原理及思维方法。从此,他终日钻在图书馆里查阅文献和搜集资料,先是手工精抄,然后整理、计算、分析、归类、编写。他借助一把算盘和两本表——对数表和巴罗表这些近乎原始的计算工具,运用相当先进而复杂的统计方法,精确无误地处理了大量统计资料,其中包括多达 12 位有效数字和直至第 6 位小数的开方、小数幂、阶乘等运算。经过夜以继日的不懈努力,他以惊人的毅力和速度,仅用一年多时间完成了一部 27 万字的《医学与生物统计方法》。郭祖超的这本处女作,在中国首次系统地介绍了医学统计学。书中广泛采用中国人自己的资料阐述 t 检验、F 检验、卡方检验、直线回归与相关、多元回归及曲线回归等当代先进的统计学理论和方法,内容详尽,条理清晰,资料翔实,笔触新颖,深入浅出。全书贯穿着一条通过医学实际问题讲述统计方法并归结到解决医学实际问题的主线,将统计分析与医学研究融为一体,初步形成了自己的风格。这种富有独创性的编撰,使广大医药卫生工作者易于阅读,乐于接受。此书于 1948 年 9 月出版,立即受到当时教育部的奖励,并定为“大学用书”。从 20 世纪 40 年代末到 60 年代初期,这本书对于医学统计学在中国医学界的推广、应用、提高,以及对专业队伍的培养,都起到了不可忽视的启蒙作用。嗣后,台湾正中书局于 20 世纪 60 年代初又根据该书原版本翻印,至 1974 年 9 月已发行“台三版”,并由香港和日本的书店向海外总经销。

20 世纪 50 年代末,为适应医学科研工作的发展,郭祖超开始着手对此书全面修订。他充实了该书方差分析的内容,并增加了实验设计、半数致死量以及曲线回归等方面的章节,篇幅扩充到 45 万字,更名为《医用数理统计方法》,由人民卫生出版社于 1963 年 6 月出版。此书博大精深,基本反映了本学科在 20 世纪 60 年代初国内外的水平,并继续保持和强化了第一部专著的独特风格。迄 1965 年 10 月再版时为止,此书累计发行 15000 册(不包括台湾翻版)。就这一学科而言,如此畅销不衰,在中国实属空前。该书被公认为中国医学统计学的代表性专著,并被专业人员视为经典。

20 世纪 70 年代后期,郭祖超看到近 20 年来,国内外在统计方法应用于医学方面有了很大的发展,电子计算机及其软件的进步又大大开阔了医学统计学发展的领域,这些条件都是 20 世纪 60 年代初期无法与之相比的,因此深感全面修订该书已势在必行。为集思广益,兼收各家之长,也有意提携后学,并在一定程度上反映本学科在我国日益壮大的专业队伍的水平,郭祖超于 1979 年初邀请了几位曾长期受业于他的学生来到西安,共同商定编写方案,并订出实施计划。1986 年全书脱稿,新增圆形分布、多元分析、综合分析、调查设计等九章。1988 年 10 月,140 万字的《医用数理统计方法》(第三版),由人民卫生出版社出版了。这是一本具有 20 世纪 80 年代水平的医学统计学巨著。

除此专著之外，郭祖超还发表了大量论著。如1984年发表的《统计资料的再分析》一文，提出"人们的认识是螺旋式上升的。统计资料在前人分析的基础上，经过进一步分析，往往可以提炼出更多的信息来。"再分析"说明认识的逐步深化……"。这一观点引起广泛的反响。在1986年至1989年举行的几次有关专题学术会议上，这方面的论文多达百余篇，并形成了对统计资料再分析的理论和若干种方法以及一大批研究课题。再如，医学上有许多角度性资料和周期性资料难以用一般的线性方法分析。上世纪70年代国外发展了一种"圆形分布"理论，郭祖超不失时机地把它引进来，加以消化、吸收、改造后，首先试用于克山病的发病时间分析和脑电图上升角、主峰角的正常值计算，再报道推广，从而取得了一批科研成果。

郭祖超于不同时期发表过不少这类具有导向性的论文，收到明显的效益，可见他造诣之深，观察力之敏锐和预见之准确。

率先深入基层　创立军队卫生统计学

早在原中央大学医学院方始归属中国人民解放军建制的50年代初期，当时全院不少学科都面临着如何尽快适应为军队正规化建设、为现代战争服务的迫切问题。郭祖超出于爱国热忱和强烈的责任心，率先带领他的同事和学生来到舟山群岛驻军的师、团、营、连各级部队，实地进行有关卫生工作的调查研究，亲自从原始的门诊疾病登记和住院病历中转录、整理出统计资料，并抽样观察其记录过程，以检验准确性。他一再教导学生们："这就是原始数据，是统计资料的来源，这是一切统计分析的基础。原始数据若发生错误，是任何复杂的高级的统计方法所不能弥补的。"他言传身教，一丝不苟，所得资料翔实，分析正确，结论恰当。郭祖超是第一位运用现代统计学方法搜集和处理中国人民解放军卫生工作统计资料的组织者、指导者和实施者。他下决心要建立起科学的军队卫生统计学科，直接为中国人民解放军服务，为正义的战争服务。1954年郭祖超赴朝鲜民主主义共和国时提出，要全面总结中国人民志愿军卫生工作统计资料的计划，后来，由曾同他在舟山群岛驻军中调查并受到他亲手严格训练的一位学生，在1956－1957年参与主持领导下完成了，并编印成一本长达570页的《抗美援朝卫生工作统计资料》（内部出版）。这本资料以翔实的数据、完整的项目、准确的计算和丰富的内容，科学地反映了当时条件下军队卫生工作的特征和规律。这是中国人民解放军的一部珍贵历史文献。可以毫无愧色地说，此书在规模上、数据精度上都明显地超过了美国1984年出版的一本反映侵朝战争时期美军伤病死因的专著。

1956 年,郭祖超参加了《中国人民解放军卫生统计工作教范》的主编工作。在编写过程中,他与其他同志一起深入部队、医院调查研究,搜集资料,在试点的基础上反复修改,使教范力求完善。此教范由中国人民解放军总后勤部卫生部于 1957 年颁布实施,从此全军部队、医院的卫生统计原始登记表格和指标分析方法有了统一的规范,对促进我军卫生工作的正规化、现代化建设起了推进作用。1981 年,中国人民解放军总后勤部卫生部出版了郭祖超主编的《1974 年度全国应征青年体检资料的统计分析》一书。该书真实地反映出十余万青年的体质特征,指出了体检不合格者的主要原因及应征青年的疾病特点,同时也阐明了新兵入伍后防治工作的重点。该书对今后修订应征青年体格检查的标准和预测某些指标将达到的水平,也是极富有科学性的重要参考。

为适应培养正规军医的需要,郭祖超自 20 世纪 50 年代以来编写和组织编写过多种军队卫生统计学教材,供军医大学以及军内其他单位不同层次学员学习之用。他充分运用多年来深入部队基层调查所积累的丰富资料和经验,并参考了各种有关军队卫生统计方面的研究成果,创造性地编纂了军队卫生统计学的对象和任务、军队卫生统计学的发展史、军队卫生勤务中统计调查的组织形式、中国人民解放军人员的健康统计、中国人民解放军在平时与战时军队卫生勤务的统计和报表制度等崭新的内容。为更快地培养专业人员,郭祖超不辞劳苦,主办了多期全军军队卫生统计训练班,并赴各地巡回讲学。由于郭祖超以及其他同志的不懈努力,军队卫生统计已建立起完整的体系和充实的内容,成为军事医学中一门独立的新学科。

精心培养人才　壮大统计学科队伍

郭祖超自幼受到中国知识分子所崇尚的高风亮节的熏陶。他常听老师讲:"得天下之英才而教育之,一乐也。"故直至学成名就后,始终保持着劳动人民朴实无华的品质,毕生安于清苦的教书生涯,以培养后生为己任,乐而不息。

自 1934 年以来,郭祖超已执教 50 余年,其间在医学统计学教学岗位上近 50 年,堪称一代宗师。他用毕生精力辛勤培育的大量专业人才已遍布全国各医学院校、科研机构及其它卫生部门,其中获高级职称者约占我国本专业现有高级职称人数的 1/3。经郭祖超直接培养毕业的研究生已有 20 余名,其中包括中国授予的第一位卫生统计学博士学位研究生。而由郭祖超的学生培养毕业的研究生(包括博士生)人数又早已超过他本人培养的研究生人数了。这一代一代的师资已经形成了一支具有相当规模的阶梯式专业队伍,并在很大程度上影响着我国医学统计学专业人才的结构。

郭祖超培育学生既十分严格，又细致入微。在 20 世纪 50 年代初，他向一位进修生详细地讲解并示范手摇计算机的操作要点，包括手握摇把的位置、姿势、松紧、角度、转动时如何巧用腕力等，细微之处，无所不到。这既是训练专业技术，更是培养治学态度。经过如此科班教育，这位进修生近 40 年来不但自己恪守不逾，而且也以此教导他的学生。

郭祖超选拔人才不拘一格。1949 年，他公开招聘医学统计学助教，于众多的应考者中单单选中了一名小学教师，经过培养很快成为他的得力助手。

他所培养的第一名博士研究生的成长过程，则是这方面又一个生动的实例。1974 年，郭祖超看出中国卫生统计专业师资即将出现严重失缺，拟选择一些青年来补充。当时，这位青年尚在中专一年级学习，郭祖超独具慧眼，在冷静的观察中，发现他虽然年轻稚嫩，且基础薄弱，但却能奋发不息，显示出强烈的上进心和一定的自学能力。郭祖超先热忱地指导他补习基础知识，攻读外语，继而派他去外地参加医学统计学高师班，并谆谆叮嘱他要刻苦学习，坚持不懈。后来这位学生去干校劳动时，郭祖超又要求他抓紧一切可利用的时间，坚持业务学习，并指定其翻译一本英文统计学专著，还规定每隔一段时间就要寄回若干译文，由郭祖超亲自批改后再寄还给他。就这样，一个肯教，一个愿学，这位学生很快得到了提高。不久，他终于考取了郭祖超的硕士研究生，接着又考取了英国伦敦大学统计学研究生，后获该校理学硕士学位，参加了英国皇家统计学会。该生回国后，又考取了郭祖超的博士研究生。1988 年7 月，这位由郭祖超亲自选拔、指引而自学成才的青年被破格提升为副教授。从 1974 年时的一名中专一年级学生，至 1988 年的 14 年间，他跨越了中学、大学、研究生阶段，在国内外获得两个硕士学位和一个博士学位，33 岁就跻身于副教授的行列，如果没有善识良驹的当代伯乐，这匹千里马是不可能如此飞速奔腾的吧！

勤奋谦虚　治学育人

郭祖超一生的志趣在于治学和育人，从 7 岁入学至今年届 8 旬，始终乐此不疲，达到了忘我的境界。他认为：人生的乐趣在于敲开科学的大门，一旦进入科学的殿堂，其乐趣是任何物质享受所无可比拟的。他又主张：知识不是私有的，既曾受之于前人，亦必须授之于后人。有了知识首先要使它利国利民，造福人类。科学应该一代一代传下去，后来者理应居上，才能使科学事业日益发扬光大。正是在这样的思想指导下，他一生致力于著书立说，进行科学实践和传道授业,从不背离。

郭祖超学识渊博,根底深厚,集数学、医学、教育学于一身,并曾赴国外深造,为他的事业成就打下了坚实的基础。而尤为同道和后生敬慕的是他严谨的治学态度和一丝不苟的科学作风。他不仅以此律己,同样也以此育人。如在组织编写《军队卫生统计学》教材时,他根据自己以往撰稿的经验提出了12条要求,从教材的思想性、科学性到图表、符号、公式、文字都有明确的具体规定,有不合格的均予退回重写重抄。他常说:"严谨的科学作风是靠平时养成的。"

郭祖超的工作效率是惊人的,直至年届古稀仍不稍减。他除去承担日常的教学、科研、指导研究生、进修生外,还要完成大量的撰稿、审稿和咨询等工作。仅据1980~1982年3年的统计,郭祖超编审过4部书,审阅了176篇论文,达250万字。有些文稿还要逐字逐句修改,有的则需大段重写,郭祖超总是认真批阅,从不厌烦和敷衍,并如期交还作者或编辑部,从来都不压稿。有的原稿写作草率,他也都予以认真复核,并工整地写出评审意见。

郭祖超对来自各方面的咨询一律给予热情接待,耐心解答。每当有人来咨询,他总是把自己正在进行的工作马上停下来,却又毫无愠色。他认为接受咨询是作为人民教师义不容辞的责任,而且这种研讨又从来都是双方受益的,人家把知识送上门来,正是自己增长学识、汲取营养的极好机会。他在接受咨询时,总是先详尽地向对方探问所涉及到的有关专业的细节,甚至实验的做法、数据如何记录等,直到弄清问题的实质,才开始给予解答。"先当学生,后当先生"是郭祖超的又一座右铭。向他请教过的人无不交口赞誉他谦恭真挚、平易近人的美德。人们说,和郭教授在一起研讨问题,犹如沐浴于温暖的春风之中,真是一种精神上的享受。郭祖超如此做来毫不勉强,与其高尚的品德修养和思想基础是分不开的。

郭祖超在学术上享有很高的声望,但他十分注意发扬学术民主,与别人平等地探讨问题,从不以权威自居。1980年,郭祖超在杂志上发表了《医学研究中角度资料的统计处理——脑电图上升角、主峰角正常值的计算方法》一文,一位读者对此文提出异议。郭祖超在详细阅读了编辑部转来的信后,发现其观点虽有局限性,但也有可借鉴之处,于是在提出正确答复的同时,特致函编辑部:"为了鼓励年轻同志敢想敢说的精神,建议发表。"杂志编辑部遵嘱将来信和复信同时发表,并特撰按语,热情称赞郭祖超的高尚品德。

1979年,郭祖超欣然担任了《中国医学百科全书·医学统计学》分卷的副主编,以支持他早年的一位学生主编此书。他除了亲自撰写若干高难度条目外,并全力协助主编的工作,详细审稿,严格把关,对全书作了逐字逐句的推敲,连一个标点符号也不放过。在多次编委会议上,郭祖超总是以他谦虚谨慎的态度,广证博引的作风,勇于探索的精神,使讨论会既能各抒己见,又达到集中统一。对于有争议的疑难问题,他总是先仔细倾听别人的意见,然后再认真查阅文献,经过深思熟虑之后,才有理、有据、有分寸地提出自己的看法。郭祖超在大家心目中是公认的德高望重的前辈,但他从不以势压人,也绝不随声附和,而总是实事求是,恳切真诚地发表自己的观点,始终以普通一员的身份同编委们平等商讨。由于他的表率作用和主编以及全体编委的共同努力,这个由 11 人组成的编委会,形成一种认真负责、畅所欲言、协商一致、生动活泼的局面,大家相互尊重、取长补短,是一个朝气蓬勃、团结合作、令人向往的集体。就连一家出版社的编审同志也感慨地说:"象你们这样的和谐风气确实是少见的。"

郭祖超的一位已故老同事曾评论他说:"郭教授的成功并非靠天才,而是依靠他的勤奋、认真、坚韧、谦虚。"这是有道理的。

郭祖超自幼家境贫寒,又饱尝过旧社会的世态炎凉,他想报效祖国,却不得其门。1949 年 4 月 23 日南京解放了,郭祖超第一次感到作为一名中国人扬眉吐气的自豪感。他深感这是革命烈火开启了自己的良知。他动情地说:"科学工作者是相信真理的,而真理只有一条——有了共产党,才有新中国。"中华人民共和国成立之初,在党组织的亲切教育和培养下,郭祖超觉悟到个人的力量是渺小的,知识分子只有紧跟共产党才能充分发挥自己的才智,为社会主义建设服务。基于这样的思想,郭祖超精神振奋,工作积极,靠拢组织,进步很快。他的行动,对当时某些尚处于观望彷徨之中的知识分子起了榜样的作用。可以说,郭祖超在这一时期做到了他力所能及的一切,他的性格本偏于内向,却积极参加社会活动,自 1951 年起担任全院工会主席,又在南京市第五区开创了居民生命统计,成为全国的试点之一。1956 年郭祖超加入了中国共产党,当时教授中党员是很少的,他对自己订下五条规则:第一,生活不特殊化,不管到哪里,大家吃什么,我吃什么,大家住哪里,我住哪里;第二,态度诚恳,平易近人,平等待人,不摆教授架子;第三,说话通俗,不咬文嚼字,不说群众听不懂的话;第四,尊重别人,举止大方,先做学生,后做先生;第五,虚心学习别人的长处,特别是学习先进。他对此数十年恪守不逾。郭祖超把自己和党的伟大事业紧密联系在一起,头脑里经常想的就是怎样为党工作得更多更好。他常说:"只要我能为人民做点有益的工作,在医学上起个螺丝钉的作用,这就是我最大的愉快。"有一个时期,郭祖超每月交纳党费 100 元,并将稿费的大部分也交了党费。当时郭祖超已是全国著名的教授,收入也较丰富,但他仍一如既往地过着相当俭朴的生活。

"文化大革命"期间,不少老专家受到迫害,郭祖超也难于幸免。在那乌云遮天的年月,他未曾动摇对党的坚定信念,也没有失去对生活的信心和对事业的执著追求。在那种恶劣的环境下,郭祖超仍写出了《医学统计方法中的若干辩证法问题》的论文,表现出一个真正的科学家顽强的求知欲望和探求真理的勇气!

郭祖超现已年逾8旬,仍以伏枥之志,奋蹄不已。回顾他的一生,似无轰轰烈烈的惊人之举,亦无撼天动地的英雄业绩,只是他以毕生的精力和全部才智奉献给了我国的医学教育和科学事业。人们所熟悉的郭祖超,过去着一领长衫,后来是一套布服,再后来是一身军装,案头上一杯清茶、一枝笔、一叠纸和几本书。他天天按时上班、下班,从不无故迟到早退,白天在学校,晚上在家中,每日三个工作间期,从周一到周末,从年初到岁终,从1934年到1949年,又从1949年直至今日,在他的日历上没有休息日。唯独以规规矩矩、本本分分、踏踏实实、兢兢业业、无虚无华、不卑不亢、严以律己、宽以待人、光明磊落、谦虚谨慎、言行一致、表里如一的品德处世待人。他本是造诣良深,却又虚怀若谷;不图个人安逸,更不追名逐利,但求为人民鞠躬尽瘁。总之,他已做到了所能做的一切而无愧于党、无愧于人民!在他平凡的一生中,对于灯红酒绿、个人名利漠然置之,真正达到了脱俗的境界。所谓"非淡泊无以明志,非宁静无以致远",郭祖超以自己的言行赋予了它崭新的涵义!

(中国科学技术协会编《中国科学技术专家传略·医学编
——预防医学卷(I)》,中国科学技术出版社,1993)

48 师恩永恒　传承无限

我的恩师

1952 年春，我在新学期初识郭祖超先生，并接受了 120 学时的医学统计学课程。同年夏，郭先生率第五军医大学公共卫生科 11 名师生赴舟山群岛，在解放军驻地实习军队卫生工作，而我的任务就是跟随郭先生做各种统计资料的汇总分析。通过半年理论和实践的强化训练之后，我又继续受到郭先生的单独教导达一年之久。在临毕业时，郭先生署名赠我一本他的专著《医学与生物统计方法》。郭先生把我领进医学统计学的科学殿堂，并以他的学识、敬业精神和人格魅力促使我把毕生精力投入到这门专业的教学、科研和实际工作之中。在恩师的指引下，我每天都在做着自己最喜爱的事情，也奠定了一生对事业追求的基础。

半个世纪的导向

1943 年春，郭祖超先生调任中央大学医学院统计学教师之初，深感我国缺乏本学科专著，便立志编著一本系统引进国外当代理论方法而又适应我国国情，并以国内文献资料为实例的教学参考书。从搜集资料开始，他依靠算盘、对数表、巴罗表三件工具进行了大量运算，历时二年半完成了 27 万字的处女作《医学与生物统计方法》。该书于 1948 年正式出版，并被当时的教育部定为"大学用书"。这是我国第一本医学统计学专著，在此后的 15 年里堪为本专业之经典。

上世纪 50 年代末，郭先生开始对该书做全面修订，将其增至 45 万字，并于 1963 年改名《医用数理统计方法》出版。在后来的 25 年里，这本书在本专业和医学领域的研究工作中发挥了十分重要的作用。"文革"后，郭先生立即计划修编本书，并率领他的学生们完成了《医用数理统计方法》第三版（1998），全书涵盖了当时本学科在国内外的基本内容,字数增至140万。

这三部倾注了郭先生毕生精力的巨著,从上世纪40年代开始的半个世纪里,导向着我国医学统计学从启蒙、发展至渐趋成熟。郭先生以他辛勤耕耘的一生见证了这一历史进程!

一生致力培养人才

郭先生常说:我们这个学科要发展,要在医学领域中普及应用,根本出路在培养更多的高素质人才。从上世纪四十年代末至"文革"前,郭先生就培养了一批医学统计学师资,这是我国第二代本专业人才中的重要组成部分。

1975年7月,郭先生赴太原为全国卫生统计师资培训班授课,那时他刚刚经过一次大手术(胆囊和胃切除),人很瘦,每顿只能吃两个小馒头。这是我们在"文革"期间仅有的一次会面。郭先生对当时本专业的人才缺失、教学和科研工作难以开展十分焦虑。同时又高兴地告诉我:他从护校选中一名学生,现在也在这个班里学习,决心从头培养他。这就是徐勇勇教授。

上世纪70年代末,郭先生的工作热情又被重新激发起来。在此后二十余年间,郭先生培养的本专业人才在数量和水平上都超过了20世纪五、六十年代。医学统计学的专业队伍在"十年动乱"之后并未出现明显的断档,郭先生的贡献是同行们所共识的。

提出总结抗美援朝卫生工作统计资料

1954年郭祖超教授访问朝鲜,回国后向总后卫生部提出要对中国人民志愿军卫生工作中积累的大量统计资料进行全面总结。1955年郭先生在西安对我说:这是我军在现代战争中卫生勤务方面的宝贵资料,有重要价值,要总结出来;并说如果做这项工作,争取要我来参加。1956年8月我奉总后卫生部命令赴北京,在"抗美援朝军事医学总结委员会"报到,随后在青岛工作达半年之久。委员会由军委卫生部孙仪之副部长和第二军医大学吴之理校长(曾任志愿军卫生部部长)领导,下设卫勤、统计、流行病、内科、外科、药品共六个组。统计组由第二军医大学薛仲三教授任设计及指导,我任组长,在青岛工作时全组有第二军医大学的陈飞、沈阳军区的任民峯等9人,编纂成《抗美援朝卫生工作统计资料》。全书570页,包括500余张统计表及文字说明,于1957年由总后卫生部内部出版。

大师风范

1979年初，"文革"后我们第一次见面，我向恩师倾诉了运动中的种种遭遇。郭先生却只淡淡地说了两件事：一是他办公室的钥匙被收走了，不能上班，也没有工作可做，却拿着优厚的待遇，深感无奈；二是组织上为了查清自己在美国留学时的一段历史，外调花去二万多元，很是惋惜。对于运动中所受到的冲击和批判，他却只字未提。

1978年郭先生在来信中提出1963年版的《医用数理统计方法》已不能满足需要，必须组织人力全面修订和增补，并草拟了一份提纲。

同年年底接卫生部通知，要编写《中国医学百科全书》，其中包括《医学统计学》分卷，而郭先生新书的作者与分卷的半数编委是重叠的。于是郭先生决定推迟自己的计划，并全力支持由华西医科大学任主编单位的《中国医学百科全书·医学统计学》分卷的编写，该书于1985年3月出版，而郭先生主编的《医用数理统计方法(第三版)》到1988年10月才出版。

仅此两件事，足见郭先生为人处世之风范。

最后的牵挂

1997年10月24～30日，我去西安探望患脑溢血住院的恩师，那时他的脑力已明显衰弱，谈话中饱含着牵挂和期待。回忆内容如下：①你们那时学得比较扎实，还做过不少经典实验。相比之下，现在的年轻人要求迫切，进步也很快，但对基础理论和相关知识的重视不足。②教学内容中实验设计是个薄弱环节。③同行之间的团结合作很重要。④那本书(指《医用数理统计方法》第三版)还要修订。⑤这个专业在医学当中还远远没有普及应用。

这是恩师对我最后的教诲。一年半之后，恩师去了！斯人已矣，音容宛在：师恩永恒，传承无限。

(2012年为纪念郭祖超教授百年诞辰而作)